Practical Guide
for Cancer Research
using Patient-Derived
Experimental Model

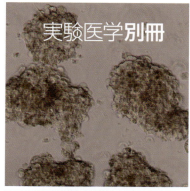

実験医学**別冊**

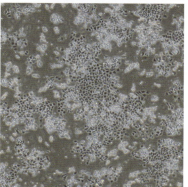

患者由来がんモデルを用いた
がん研究実践ガイド

編／佐々木博己（国立がん研究センター）

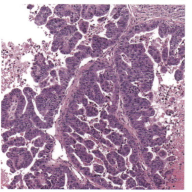

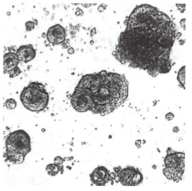

【注意事項】本書の情報について─────────────────────────────
　本書に記載されている内容は，発行時点における最新の情報に基づき，正確を期するよう，執筆者，監修・編者ならびに出版社はそれぞれ最善の努力を払っております．しかし科学・医学・医療の進歩により，定義や概念，技術の操作方法や診療の方針が変更となり，本書をご使用になる時点においては記載された内容が正確かつ完全ではなくなる場合がございます．
　また，本書に記載されている企業名や商品名，URL等の情報が予告なく変更される場合もございますのでご了承ください．

序

　本書のタイトルは「患者由来がんモデルを用いたがん研究実践ガイド」である．不思議なことに，細胞株，CDX（cell-derived xenograft），スフェロイド，オルガノイド，およびPDX/PDOX（patient-derived xenograft/patient-derived orthotopic xenograft）といったがんモデルを総合的に紹介した書籍は，本邦でははじめてらしい．

　がんの本態解明は，ゲノム・トランスクリプトーム解析技術の進展によって，遺伝子の構造や発現の異常を網羅的に捉えられることで，大きく飛躍してきた．さらにプロテオーム，キノーム（リン酸化プロテオーム），エピゲノム，メタボローム，およびグライコプロテオーム解析技術の発展も，がんの本態解明のみならず，層別化や創薬に適用されつつある．これらの解析技術のうちRNAとDNAを対象としたものは，酵素反応で増幅可能なことから1細胞レベルでのプロファイルを取得できるようになった．それによって，がん組織に含まれるがん幹細胞，娘細胞（分化細胞），線維芽細胞，免疫細胞（T細胞，B細胞，制御性T細胞，マクロファージなど）の構成や多様性まで捉えることが可能になった．これらの技術革新は目を見張るような速さで達成されている．

　当然，これを基盤として，想像以上に速く，がんの基礎研究や診断薬・治療薬開発が再び飛躍する可能性はきわめて高い．一方で，このような網羅的解析を行い意義のあるデータを得るためには，可能な限りがんを再現したモデルが求められる．本書は，その研究・開発の根幹となるモデルにつき，その実施方法や入手法を紹介することで，大いに貢献できるものと考える．しかし，がんの微小環境を標的にしたり，がん幹細胞の多様性やDormancy（静止状態で抗がん剤が効かない）を打破したりする薬効評価モデルの構築はまだまだ開発の途上にある．

　読者には，膨大なデータから得られる仮説の立証，新たながんモデルの構築，さらにTR研究を推進していただきたい．本技術に習熟するまでのひとまずの間，本書を参考にしていただければ，幸甚である．

令和元年7月26日

佐々木博己

実験医学別冊

患者由来がんモデルを用いた がん研究実践ガイド

CDX・スフェロイド・オルガノイド・PDX/PDOXを網羅
臨床検体の取り扱い指針から樹立プロトコールと入手法まで

◆ 序 ……………………………………………………………………… 佐々木博己　　3

I　序章

1 はじめに
患者由来がんモデルによるがん研究の今 …………………………… 佐々木博己　　10

2 臨床検体取り扱い標準作業手順書，倫理，法規について
……………………………………………………… 小嶋基寛，落合淳志　　16

column 細胞株，スフェロイド，PDX等および付加情報の
帰属，保管，運用について …………………………… 佐々木博己　　21

II　新規患者由来細胞株・CDX (cell-derived xenograft)

1 モデルとしての細胞株・CDXの特徴・課題・国内外の動向
……………………………………………………………… 佐々木博己　　24

2 腹膜転移がん（胃，膵，卵巣がんなど）細胞株の樹立
……………………………………………………… 千脇史子，佐々木博己　　28

3 患者由来「希少がん」モデルの樹立
希少がんを研究する立場から …………………………………… 近藤　格　　38

4 がん関連線維芽細胞の樹立 ···················· 石井源一郎　42

5 まとめとその他，国内で樹立された患者由来細胞株の情報 ······ 佐々木博己　49

Ⅲ　スフェロイド

1 臨床がんのスフェロイド培養法
その特徴と臨床応用に向けた課題 ····················· 岡本康司　52

2 卵巣がん，大腸がん臨床検体のスフェロイド培養
······················· 山脇　芳，大畑広和，岡本康司　56

3 子宮内膜・体がんの幹細胞（SP細胞）の分離と培養法
······················· 松村友美子，吉田祥子，加藤聖子　62

4 膀胱がん，腎がん臨床検体のスフェロイド培養
······················· 鎌田修平，池田和博，井上　聡　69

5 マイクロデバイス技術がもたらす三次元培養の新展開
······················· 池内真志，宮本義孝，木村雄亮　77

6 三次元培養のための革新的イメージング技術 ······ 今村健志，澤田和明，齋藤　卓　83

7 まとめとその他，国内で樹立されたスフェロイドの情報 ········ 佐々木博己　88

Ⅳ　オルガノイド

1 モデルとしてのオルガノイドの特徴とがんの基礎研究への利用
····················· 筆宝義隆　90

2 臨床応用を見据えたがんオルガノイド培養 ····················· 井上正宏　95

3 婦人科がん患者由来組織検体からのオルガノイド培養
····················· 丸　喜明，筆宝義隆　99

4 膵がんなどのオルガノイド培養 ····················· 関根圭輔，谷口英樹　110

5 乳がんのオルガノイド培養 .... 村山貴彦, 後藤典子　117

6 福島PDO® を用いた抗がん剤の評価 .... 比嘉亜里砂, 高木基樹　124

7 CTOS法を用いたがんオルガノイド培養とパネル作製への応用
.... 近藤純平, 井上正宏　132

8 まとめとその他，国内で樹立されたオルガノイドの情報 .... 佐々木博己　142

V PDX/PDOX

1 PDXモデルの特徴と免疫不全マウス .... 伊藤　守　144

2 患者由来がんモデルの課題と展望
がん研究の観点から .... 近藤　格　149

3 乳がんのPDX作製法 .... 村山貴彦, 後藤典子　154

4 膵がんのPDX作製法 .... 矢田英理香, 和田　聡, 宮城洋平　161

5 胃がんのPDX作製法 .... 飯野由貴, 桑田　健, 小松輝夫, 柳原五吉　169

6 食道がん（扁平上皮がん）のPDX作製法 .... 齋藤伴樹, 大橋真也, 武藤　学　178

7 非上皮性腫瘍（肉腫）のPDX作製法 .... 髙橋真美, 近藤　格, 今井俊夫　185

8 非上皮性腫瘍（GIST，小児がん）のPDX作製法
.... 大津　敬, 北河徳彦, 後藤裕明, 田中祐吉, 宮城洋平　195

9 胃がん・食道がんの同所移植 .... 柳原五吉, 小松輝夫, 飯野由貴, 渡邊　寛　205

10 膵臓がん・十二指腸がんの同所移植 .... 柳原五吉, 小松輝夫, 飯野由貴　214

11 国立がん研究センター研究所FIOCでの
上皮性腫瘍PDXモデルの樹立例
.... 髙橋真美, 今井俊夫　224

12 実験動物中央研究所が保有・維持しているヒト腫瘍株 .... 浦野浩司　230

13 福島 PDX コレクション ································ 土橋　悠，片平清昭　236

14 まとめとその他，国内で樹立された PDX の情報 ·············· 佐々木博己　244

Ⅵ　その他のモデル

1 がんの鶏卵モデル ························ 小松　葵，松本光太郎，玉野井冬彦　246

2 M2 マクロファージとがん転移モデル ··············· 山口貴久，木下　淳，伏田幸夫　255

3 がん細胞とがん関連線維芽細胞の相互作用モデル ··············· 石井源一郎　261

4 がん悪液質モデルの作製と生物学的特性の解析
··· 柳原五吉，小松輝夫，飯野由貴　268

5 ヒト化 NOG-hIL-6 マウスによる腫瘍モデル ··············· 花澤麻美，高橋武司　277

◆ 索引 ··· 287

◆ 執筆者一覧 ··· 292

カバー画像解説

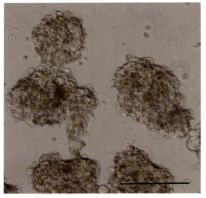

患者由来膀胱がんスフェロイドの顕微鏡観察
本書Ⅲ-4（73ページ）参照

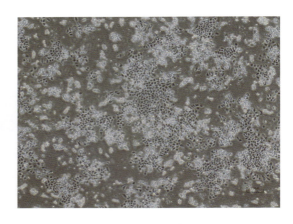

患者腹水由来がん細胞株（4継代目）の顕微鏡観察
本書Ⅱ-2（35ページ）参照

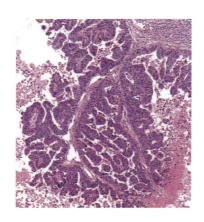

患者由来胃がんPDX（初代）のHE染色
本書Ⅴ-5（175ページ）参照

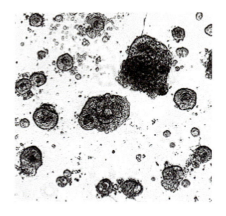

患者由来卵巣がん（粘液性癌）オルガノイドの顕微鏡観察
本書Ⅳ-3（105ページ）参照

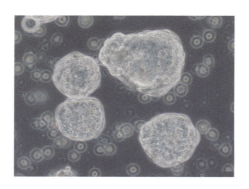

患者由来卵巣がんスフェロイドの顕微鏡観察
本書Ⅲ-2（57ページ）参照

I

序章

Ⅰ 序章

1 はじめに
患者由来がんモデルによるがん研究の今

佐々木博己

はじめに

　今や，オルガノイド（臓器様構造体）は，組織幹細胞から分化を誘導する基礎研究，多能性幹細胞から組織やミニ臓器を形成させる再生医療分野での研究開発，患者組織から作ったiPS細胞から特定の細胞や臓器を作ることによる疾患の分子機構の研究や治療薬の開発など，幅広く応用されている．それを裏付けるように，2019年4月に羊土社から「オルガノイド実験スタンダード」が出版された．がんは，多様な臓器，部位に発生する組織であり，病理学的にも，オミックス的にも，多くのサブタイプに分けられる．そのため，がんの研究は，組織や臓器の研究でもある．本書は，Ⅱ章 新規患者由来細胞株（patient-derived cell lines：PDC）・細胞由来異種移植（cell-derived xenograft：CDX），Ⅲ章 スフェロイド，Ⅳ章 オルガノイド，Ⅴ章 患者由来異種移植（patient-derived xenograft：PDX）/患者由来異種同所移植（patient-derived orthotopic xenograft：PDOX），Ⅵ章 その他のモデル，で構成され，実際にモデルを作ってきた研究者が，その特徴，課題を整理し，がん研究への適用を分かりやすく解説している．さらに，国内外の動向，入手方法，および技術支援に関しても記載し，読者がモデルを共同研究などによって利用できるように工夫した．

新薬開発の流れ

　がん治療薬の開発は発展を続けている．新薬の開発の流れを図1に示した．最近のがんの新薬はほとんどが分子標的薬であり，低分子薬（酵素阻害剤），中分子薬（合成ペプチドや天然物などで主にタンパク質間の相互作用阻害剤），高分子薬（抗体医薬）に分類される．

　低分子薬は，文献，自社の基礎研究，アカデミアとの共同研究によって，標的分子や分子経路を同定し，独自の化合物ライブラリーのスクリーニングからヒット化合物を同定し，標的分子を同定後，in vivo非臨床試験で効果が認められるなどの良質な物性をもつリード化合物に育てる．さらにリード化合物は，自社独自の情報や立体構造などの情報から構造を少し変えることで最適化を行い，非臨床試験に移行する．ゲノム解析で，がんの発生・進展に関与するドライバー遺伝子（活性化変異や2つの遺伝子が融合したがん遺伝子）が見つかると，最適化のみで，非臨床試験に進める．がん抑制遺伝子については，複合体を形成する別の遺伝子を阻害したり，下流の酵素を阻害したりすることで，がん細胞を死滅さ

2〜3年	基礎研究・探索研究

・標的探索，候補化合物のスクリーニングまたはリード化合物候補の合成
・ヒット化合物からリード化合物への育成，リード化合物の最適化

3〜5年	非臨床試験

・*in vitro* / *in vivo* 薬効試験，薬理（作用機序）研究，バイオマーカー探索
・動物を用いた薬物動態・毒性試験，その他の物性試験

3〜7年	臨床試験（治験）（第 I 相試験，第 II 相試験，第 III 相試験）

期間 10〜17 年
（数 100 億円）

・I 相試験は，少数の一般の成人に投与し，安全性を中心に，薬剤の吸収，排泄を確認する試験．
・II 相試験は，比較的少人数（10〜数 10 人）の患者を対象に，使用法（投与量，投与間隔，投与期間）を試し，効果と副作用を調べ，最適な使用法を決める試験．
・III 相試験は，多数の患者（数 100 人）に投与し，既存の薬に比べて，効果が上回るか，副作用が少ないかなどの優れた特徴を見出す試験．

1〜2年	承認申請・製造販売

・日本なら医薬品医療機器総合機構（PMDA）によって，承認審査が実施され，新薬の有効性や安全性が確認されて，製造・販売が許可される．

0.5〜10年	製造販売後調査

・治験では得ることのできない日常診療下での有効性や安全性（副作用）を確認するために行う，調査や試験．

図1 新薬開発の流れ

せる方法（合成致死法）の開発が注目されている．この場合も，標的は絞られているので，最適化のみで，非臨床試験に進める．

　現在，最も研究開発がさかんなのは高分子薬である抗体医薬である．標的が抑制系の受容体なら，オプジーボが話題になっているが，これはがん細胞上の PD-L1 と T 細胞上の PD-1 抑制系を遮断する（免疫チェックポイント阻害）中和抗体である．一方，標的が活性系の受容体なら，アゴニスティック抗体（リガンドのように活性を上げる抗体）の開発になる．また，がん細胞特異的に発現する膜タンパク質を認識する抗体に抗がん剤を結合させた抗体 ADC（antibody-drug conjugate）の開発がある．同様に，がん細胞と T 細胞の相互作用を誘導し，T 細胞を活性化することでがん細胞を殺傷させる二重特異性抗体の開発がある．しばらくは，抗体医薬の開発が花盛りであろう．

　一方，世界的には，タンパク質間の相互作用を阻害する中分子ペプチド医薬の開発もさかんになっている．これは，立体構造の情報から *in silico* でペプチドなどの化合物を合成する手法が基盤であり，陰性コントロール化合物も同時に合成するので，非臨床試験と連動して最適化する流れとなる．本書は，がんの基礎研究のみならずこれらの非臨床試験のためのモデルを紹介する役割も担う．

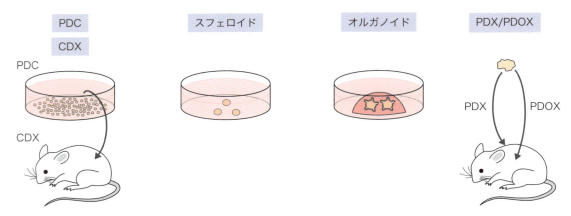

図2　各種患者由来がんモデルの概要

各章各項目の特徴とがん研究への適用

　各モデルの詳細な解説は，各章の概論や各論を参考にしていただくことになるが，序章では比較しやすいように，まとめてみたい（図2）．

　本書のⅡ章 新規患者由来細胞株（patient-derived cell lines：PDC）・細胞由来異種移植（cell-derived xenograft：CDX）では，アジアに多いがん（胃がん，食道扁平上皮がん，肝がん，胆管がん，膵がん）のうち，難治がんであるスキルス胃がんを含む未分化型胃がんと膵がんのPDCの樹立，希少がんPDCの樹立，そしてがん関連線維芽細胞の樹立の方法を中心にオミックス情報の付与状況やその用途について記載していただいた．未分化型胃がんと膵がんの特徴は腹膜転移を起こすことであり，腹腔や腸管膜の中皮細胞層に無数の小さな結節が形成される．それによって，体液を排出するポンプの役割をするミルキースポットとよばれる組織の機能が損なわれ，数リットルにも及ぶ腹水が貯留する．この腹膜転移を抑制することがこれらの難治がんの治療成績を改善することにつながる．今，脚光を浴びている免疫チェックポイント阻害剤は，腹水症例には効きにくい．多くの製薬会社はアジアに多い難治がんの新薬開発に積極的である．日本を中心にした治験の導出に向け，世界最多数のPDCを使った新薬の*in vitro*および*in vivo*非臨床試験が続々と開始されている．一方，線維芽細胞，血管，免疫細胞，神経細胞などで形成されるがんの間質とがん細胞は，微小環境を形成し，その微小環境を標的とする新薬の開発も進んできた．前記の免疫チェックポイント阻害剤もその1つである．しかし，線維芽細胞とがんとの相互作用を標的とした薬剤開発は遅れている．そこで，本章ではがん関連線維芽細胞の株化と性質についても取り上げた．

　Ⅲ章のスフェロイドは，新鮮臨床試料を断片化，酵素処理後，がん細胞を分画し，非接着または低接着プレート上で三次元培養することで形成される球状体（スフェロイド）のことである．その構造は極性をもち，がん幹細胞とその娘がん細胞に分かれる．培養の条件を変えることによって，がん幹細胞の自己複製を強くする（分化を阻害）ことも可能で

ある．したがって，がん幹細胞を標的とした薬剤や分化誘導剤の開発に利用できる．スフェロイドの作製は，一般的に無血清の培地に種々の増殖因子や阻害剤を入れて，がん細胞を培養する．培養法は，がん種によって工夫されている．そのため，大腸がん，卵巣がん，子宮内膜・体がん，泌尿器がんの培養法を紹介していただいた．スフェロイドは細胞株のように継代することが可能であり，免疫不全マウスに移植することもできる．そのため，薬剤のスクリーニングや in vitro および in vivo 非臨床試験に利用することができる．さらに，この章では三次元培養のためのデバイスや，薬効を評価するためのイメージング技術の開発もとり上げた．

　IV章のオルガノイドは，マトリゲルと一緒に培養する点がスフェロイドと異なる点であり，形成される臓器様構造体（オルガノイド）は，外側にがん幹細胞，内側に娘がん細胞を配置する極性構造をもつ．この章では，婦人科がん，膵がん，乳がんなどの培養法を紹介していただいた．細胞株とは対照的に，クローン選択が起こりにくく，患者がん組織の多様性を保持しやすい特徴がある．新鮮患者試料から調製した細胞をマトリゲルに移したときの生存率やシングルセルDNA・RNAシークエンスでの多様性の維持をしっかり評価する必要がある．一方，細胞株，スフェロイド，PDXのように容易に継代することはできない．しかし，新鮮患者組織からがん細胞とがん関連線維芽細胞を同時に調製し，共培養することは可能である．このような特徴をもつため，がんのモデルとしてオルガノイドが最も注目されている．そのため，患者のがん組織から培養したオルガノイドで分子標的薬の効果をあらかじめ評価し，実際に投与するという，Co-clinial研究も進められている．実際に，EGFR阻害剤などの治療で再発した患者に次世代阻害剤を投与して，再発がんを縮退させたという報告もある．福島PDOパネルやCTOSの開発はこのような方向性をもつものである．ただし，免疫治療薬の評価を行うためには，免疫細胞も分画して加える必要があり，小さな組織から生きた細胞を分画するには，前記のがん関連線維芽細胞のようにはいかない．いずれにしても，Co-clinial研究を念頭に，国際的なオルガノイドバンクの構想（Human Cancer Model Initiative：HCMI）が進められている．日本でもアジアに多いがんや希少がんを対象としたものをバンキングできる体制を構築する必要がある．もともと継代するモデルではないので，初代オルガノイドを小分けし，それを配布，2代目を使用するイメージである．

　V章の患者由来異種移植（patient-derived xenograft：PDX）/患者由来異種同所移植（patient-derived orthotopic xenograft：PDOX）は，がん組織，腹水，胸水などの新鮮試料を免疫不全マウス（V-1を参照）の皮下に移植するのがPDXモデル，がんの発生臓器（部位）に移植するのがPDOXモデルである．移植部位の線維芽細胞が転移を促すものとされていたが，エクソソームが関与するとの画期的な報告もある[1,2]．初代PDX/PDOXまでは，ヒトがん組織の中の間質細胞（線維芽細胞，血管，免疫細胞，神経細胞など）が少し残存することもあるが，2世代目からはマウス間質に入れ替わる．このモデルの特徴は，マウスの間質ではあるが，元のがん組織の構造を維持できることにある．そのため，多数の細胞株を使った in vitro 非臨床試験，代表的な感受性細胞株のCDXを使った in vivo 非臨床試験を経て，治験に入る一歩手前で利用されることが多い．しかし，リード化合

物候補や最適化中のリード化合物の評価を，オルガノイドやPDXで行うことも多く，中分子薬の開発が進めば，さらにニーズは高まる．また，PDXは分子標的薬の薬物動態の試験にも活用されている．

Ⅵ章は，がんの鶏卵モデル，M2マクロファージとがん転移モデル，CAFsとがん細胞の相互作用モデル，悪液質モデル，ヒトNOG–IL6マウスなど上記には分類できないものの重要な系で構成されている．がん組織を鶏卵に移植するモデルは，卵の値段が免疫不全マウスの1/100程度であることから安価なPDXモデルとして注目されている．マウスPDXモデルと同様に，*in vivo*非臨床試験での利用が待たれる．現在，免疫不全マウスへの移植でヒトの線維芽細胞や免疫細胞を安定に保持することは，できていない．しかし，NOG–IL6マウスは，がんの転移や腫瘍免疫の抑制に関与するマクロファージを保持することができる．Nat Rev Cancer誌の総説にまとめられているように，さらなる開発を期待したい[3]．

■ おわりに

本書で紹介する主なモデルの特徴を**表**にまとめた．最近，オルガノイド研究の第一人者であるオランダのHans Cleversらによって，遺伝子改変マウス，マウスオルガノイド，iPS

表　本書で紹介する患者由来がんモデルの特徴

項目	特徴	バンク細胞株	臨床分離株	CDX/CDOX	スフェロイド	オルガノイド	PDX/PDOX	患者がん組織（治験）
1	がん細胞の多様性の保持	×	△	×	△	◎	△	◎
2	がん組織の保持（間質を含む構造）	×	×	○	×/△	△/○	○	◎
3	浸潤のモデルの提供	○	○	◎	×/△	○	◎	◎
4	転移のモデル	×	×	△/◎	×	×	△/◎	◎
5	がん幹細胞のモデル	△	△	△	◎	◎	○	◎
6	継代（容易）	◎	◎	○	◎	△	○/△	該当なし
7	非臨床試験のスループット	◎	◎	×	○	○	×	該当なし
8	オミックス（遺伝子情報等に基づく）創薬	○	◎	◎/○	○	○	○	○
9	微小環境標的（CAF–がん細胞）	×	×	○	×/△	△/○	△	◎
10	微小環境標的（TAM–がん細胞）	×	×	△	×/△	×/△	△	◎
11	微小環境標的（腫瘍免疫）	×	×	×	×	×	×	◎
12	要する時間（短い）	◎	◎	△/×	◎	○	△/×	×
13	要するコスト（安い）	◎	◎	△	○	○	△	×
		38/100 (38%)	45/100 (45%)	53/59/100 (53/59%)	38/54/100 (38/54%)	47/57/100 (47/57%)	57/60/100 (57/60%)	77/80 (96%)

◎，○，△，×：10，7，4，0点（項目：1〜10）
（　）：得点率

著者の判断によりスコアリングした．各モデルで有利な項目を強調した．

細胞を含めたがん研究モデルを評価した総説がScience誌に掲載された[4]．細胞株はスループットが高く，化合物スクリーニングや *in vitro* 非臨床試験に有用である．スフェロイドやオルガノイドはがん幹細胞の研究に適している．数世代の継代でがん組織にみられる遺伝的な多様性は保持できなくなるのは，細胞の株化でも，PDX株の樹立でも同じである[5][6]．スフェロイドも継代すれば，多様性はなくなる．オルガノイドは初代培養なので，モデルの中で最も多様性を保持しうる．しかし，がん種ごとに培養条件を最適化する必要があるため，培養条件による選択圧はかかる．シングルセルDNAシークエンスでの多様性を評価して，使うことが必要である．本書で紹介する各患者由来がんモデルには一長一短がある．特に，がん微小環境を反映した *ex vivo* モデル系の開発はまだ不十分である．読者の皆様には，自身の研究内容や薬剤の作用を考えた上で，利用・改良していただきたい．

◆ 文献

1 ）Hoshino A, et al：Nature, 527：329-335, 2015
2 ）Costa-Silva B, et al：Nat Cell Biol, 17：816-826, 2015
3 ）Byrne AT, et al：Nat Rev Cancer, 17：254-268, 2017
4 ）Tuveson D & Clevers H：Science, 364：952-955, 2019
5 ）Ben-David U, et al：Nat Genet, 49：1567-1575, 2017
6 ）Garman B, et al：Cell Rep, 21：1936-1952, 2017

I 序章

2 臨床検体取り扱い標準作業手順書, 倫理, 法規について

小嶋基寛, 落合淳志

はじめに

　近年の技術革新に伴って臨床検体を用いたトランスレーショナルリサーチ研究（TR研究）が飛躍的に活性化している. 技術革新の一つとしてゲノム等オミックス解析技術分野があげられる. さまざまなゲノム, エピゲノム, mRNA, タンパク質, 代謝産物などが網羅的に解析可能となり, データ駆動型研究を基盤としたバイオマーカー探索や創薬標的の同定が試みられている. このような研究の基盤として, 多くの研究施設でバイオバンクが整備され, 多くの研究者が臨床検体や情報にアクセスし, 利用できる環境が整ってきている. また, このような研究における検体の質は研究結果に直結するため, 適切な検体の採取・検体取り扱い・保管などを標準化する必要が生じた. 日本病理学会では2016年, ゲノム研究用病理組織検体取扱い規程を策定し, 臨床検体を用いたゲノム等オミックス解析技術を適切に行うための指針を提示した[1]. このように, 近年, ゲノム等オミックス解析技術分野においては, 技術革新に伴う指針作成, 環境整備が整いつつあると考えている.

　一方で, 技術革新はオミックス解析技術にとどまらない. 患者由来がん細胞を用いたスフェロイドやオルガノイド作製技術の進歩も特筆すべきものがあり, PDXも含めたモデル実験の報告や成果も急増している. バイオバンクなどの基盤を応用すると, これらのモデル実験における検体収集は容易となると想定されるが, モデル実験では組織検体を採取直後に使用することが多く, 検体採取, 採取後の取り扱い, 移送などの作業手順に標準化されていない部分が多い. そのため, 国立がん研究センター先端医療開発センター（EPOC）では, "先端的TR研究に対応する臨床検体の取り扱い指針"を作成し, モデル実験を含む先端的TR研究における臨床検体取り扱いに関して必要最低限の指針を策定した[2]. 本稿においてはその情報をもとに, 患者由来がんモデル実験で用いる臨床検体取り扱いの総論を述べる. "先端的TR研究に対応する臨床検体の取り扱い指針"は国立がん研究センターの研究にかかわる者が, 適正かつ質の高い解析情報を一定の規則に沿い, 安全に提供することに寄与することを目的としている. 本稿がその目標を全国的に達成する一助となれば幸いである.

A　一般的な臨床検査の流れ

検体採取　　　　　　　　　　　　　　　　　　　　　　　　結果報告, 解釈

手順 (Procedural) 試料準備 検体移送 検体取り扱い 検体受け入れ	技術 (Technical & Diagnostic) 検査方法 検査室のプロトコール 分類, 用語, 確実性 報告内容, 時間	情報伝達 (Communication) 報告書配布, フォーマット 明確性, 情報の統合
pre-analytic phase	analytic phase	post-analytic phase

B　患者由来がんモデル実験で決めておくべき手順

手順
(Procedural)
同意取得
患者情報収集
採取準備, 試料採取, 試料準備
検体移送
検体受け入れ
モデル実験の遂行
検体保管, 破棄

図　臨床検査における一般的な手順と患者由来がんモデル実験で決めておく手順

A) 一般的な臨床検査の流れ. 手順を pre-analytic phase, analytic phase, post-analytic phase の段階に分け, 項目を記載することで, 手順が明確となる. B) A を参考に, 患者由来がんモデル実験で決めておくべき手順を抽出した.

臨床検体取り扱いの総論

　　臨床検査における一般的な手順を図 A に示し, 患者由来がんモデル実験で決めておく手順を図 B に示した. 一般的に検体は採取された後に検査室に移送され, 受付, 固定, 包埋といった試料準備などの pre-analytic phase を行い, 実際の検査である analytic phase に進む. 結果として出た情報は post-analytic phase で一定の報告がなされ, 情報の解釈がなされる[3]. この過程のうち患者由来がんモデル実験で事前に決めておくべき手順としては臨床検査における pre-analytic phase と共通する部分が多い. pre-analytic phase の標準化は臨床検査においてもたいへん重要な項目であるが, 患者由来がんモデル実験においても同様であり, 研究開始前にさまざまな分野の情報, 法規に基づいて手順を決める必要がある.

　　患者由来がんモデル実験に必要な pre-analytic phase は臨床検査に必要な項目以外にも, 同意取得や患者情報の収集が必要で, 最新の医学指針に沿うプロトコール（研究計画書）作成と倫理審査委員会での審議を経て実験や研究を行う必要がある. それと並行して, 例えばあらかじめスピッツの用意などの検体採取準備の手順や固定法など試料準備の手順を決めておくことで研究の質的向上も見込める. また, 多くの場合検体を採取する場所とモデル実験を行う場所は異なり, 検体を一定の手順で移送する必要がある. 検体採取は決まった時間に行えない場合も多く, 短い時間に複数の検体が採取される場合もあり, 同一患者

から複数の検体が採取されることもある．検体移送や受け入れが混乱しないよう，手順を事前に定める必要があるのである．移送や実験の際のバイオセーフティに関連する法規を理解し，手順を決めておくことも安全に実験を行うために重要である．個人情報保護の観点から，受け入れた検体は施錠可能な場所で決められた手順で一定期間保管され，決められた方法で破棄される必要がある．このように実験の流れの複数の段階における手順をさまざまな法規に基づいてあらかじめ決定しておくことで，研究者が適正かつ質の高い研究を安全に遂行することが可能となる．それぞれの点について概論する．

同意取得と患者情報収集

　すべての医学研究は倫理規範や倫理指針に沿ったプロトコールを作成し，各施設長の許可もしくは倫理審査委員会の審議を受ける必要がある．プロトコールは"ヘルシンキ宣言"などの倫理規範に従い，研究の目的に応じて"人を対象とする医学系研究に関する倫理指針（文部科学省，厚生労働省）"[4] や"ヒトゲノム・遺伝子解析研究に関する倫理指針（文部科学省，厚生労働省，経済産業省）"[5] などに準拠して作成し，人を対象とする医学系研究に関する倫理指針，第5章インフォームド・コンセント等に従い，同意取得を行う．また，使用する試料・情報はプロトコールに明記し，研究対象者に通知する必要がある．

　PDXなどで実験動物に移植を行う場合は，動物実験計画書を作成し，別途動物実験委員会に諮る必要がある．動物実験計画書は"研究機関等における動物実験等の実施に関する基本指針（文部科学省）"[6] もしくは"厚生労働省の所管する実施機関における動物実験等の実施に関する基本指針（厚生労働省）"[7] に準拠し，動物の愛護及び管理に関する法律（環境省）における特に3R（代替法の利用：Replacement，使用数の削減：Reduction，苦痛の軽減：Refinement）に配慮した計画を作成する必要がある[8]．

採取準備，試料採取，試料準備

　当然のことながら，試料採取用具，検体容器はあらかじめ準備しておく．固定やヘパリン処理などを行う場合は，あらかじめ準備しておくと採取場所で試料準備が可能となる．実験室や保管庫まで，氷上や凍結して移送する場合は適した密閉容器を準備する．試料採取の際に研究者が同席すると患者情報や検体の質に関する情報が得やすい．また，BRISQ（Biospecimen Reporting For Improved Study Quality）を参照し，確認事項チェックリストを作成，記載し保管することで検体の情報を共有することが可能となる（表）[9]．

検体移送，検体受け入れ，モデル実験の遂行

　検体採取者と検体利用者が異なる場合や別の施設で実験を行う場合などは，特に検体の移送，検体の受け入れについて手順を決めておく必要がある．検体の依頼用紙や受けとり

表　試料採取時の報告項目チェックリスト

項目	例
検体の質	組織検体，血液検体，体液等
採取部位	採取臓器（肝臓等），採血部位（前腕等）
患者の病状	比較対象であるか，対象疾患患者であるか
臨床診断	閉経前乳がん患者等
病理診断	Her2陰性乳管がん等
採取法	穿刺吸引，採血等
採取時の対応	氷上等
長期保存法	ホルマリン固定，凍結等
固定液の質	10％中性緩衝ホルマリン等
保存温度	－80℃等
保存日，解析日	
移送時の温度	－80℃等
質の評価と選択	壊死が50％未満等

試料採取時の報告項目例を記載した．これらの項目のうち，各々の実験で必要な項目を症例ごとに記載，保管しておくことで研究の質的向上が見込まれる（文献9を元に作成）．

確認書を作成し，検体のコンタミネーションや紛失を防ぐ必要がある．移送には密閉可能な容器を用い，バイオハザードに十分配慮する必要がある．他施設に移送する際は，匿名化した後に移送する．感染性のあるものは，感染性物質の輸送規則に関するガイダンスに従い移送する．病原体を含む可能性が少ない患者検体は，全く漏れない包装容器で輸送され，検体内容が明記される場合は危険物規則に該当はしないが，生体試料の輸送を専門とする業者が存在し，温度管理なども委託できるため，そのような業者に委託することを勧める[10]．モデル実験は実験室バイオセーフティ指針（WHO）に従い，最低バイオセーフティレベル2（BSL2）以上の実践が可能な実験室で，実験室管理者がバイオセーフティ管理を行っている環境で実施する必要がある[11]．患者由来がんモデル実験においてはバイオセーフティに関する情報が乏しい場合もあるが，検体採取・収集を行う患者の肝炎ウイルス抗体などの臨床情報を検索しておくことは重要であり，感染症を有する患者を対象とするかはあらかじめ決めておく必要がある．また，実験者は実験室の安全ないし操作に関するマニュアルを理解し，曝露リスクに関する研修と訓練を行う必要がある．

検体保管，破棄

検体と臨床情報の保管場所と保存期間はあらかじめ決定しプロトコールに記載しておく．残検体の保管は施錠可能な場所の保管庫にて行う．二次利用の可能性がある場合はプロトコールにその旨記載しておく．決められた保存期間の後，オートクレーブなどで処理を行

い破棄する．試料や臨床情報を破棄する場合にも，特定の個人を識別することができない
ようにするための措置を行う．

おわりに

　患者由来がんモデル実験を行うためには，複数の異なる法規に従った環境を施設で構築す
る必要があり，患者由来がんモデル実験にかかわる複数の部門が協力する必要がある．各
部門において，実験者と実験管理者が自らの専門に近い分野の法規に精通して各施設の手
順やマニュアルを整備し，施設内で共有しておく必要がある．今回紹介した推奨や法規を
参照していただき一定の規則に則って研究を行うことは，実験者が安全に質の高い情報を
集積することに貢献することは間違いがない．各施設で異なる部門の人間が，立場を越え
て知恵を出し合い，適切な手順を確立，共有することで，質の高い患者由来がんモデル実
験が活発に行われることを祈念している．

◆ 文献

1 ）日本病理学会：ゲノム研究用病理組織検体取扱い規程．2016．http://pathology.or.jp/genome/kitei.html（2019年5月閲覧）
2 ）国立がん研究センター・先端医療開発センター：先端的TR研究に対応する臨床検体の取り扱い指針．2017．https://www.ncc.go.jp/jp/epoc/topics/2017/02/translational_research.pdf（2019年5月閲覧）
3 ）Zarbo RJ：Arch Pathol Lab Med, 124：1004-1010, 2000
4 ）文部科学省，厚生労働省：人を対象とする医学系研究に関する倫理指針．2014．https://www.mhlw.go.jp/file/06-Seisakujouhou-10600000-Daijinkanboukouseikagakuka/0000153339.pdf（2019年5月閲覧）
5 ）文部科学省，厚生労働省，経済産業省：ヒトゲノム・遺伝子解析研究に関する倫理指針．2001．https://www.mhlw.go.jp/file/06-Seisakujouhou-10600000-Daijinkanboukouseikagakuka/sisin1.pdf（2019年5月閲覧）
6 ）文部科学省：研究機関等における動物実験等の実施に関する基本指針．2006．http://www.mext.go.jp/b_menu/hakusho/nc/06060904.htm（2019年5月閲覧）
7 ）厚生労働省：厚生労働省の所管する実施機関における動物実験等の実施に関する基本指針の一部改正について．2015．https://www.mhlw.go.jp/file/06-Seisakujouhou-10600000-Daijinkanboukouseikagakuka/honbun.pdf（2019年5月閲覧）
8 ）環境省：動物の愛護及び管理に関する法律．1973．https://www.env.go.jp/press/files/jp/24298.pdf（2019年5月閲覧）
9 ）Moore HM, et al：Cancer Cytopathol, 119：92-101, 2011
10）世界保健機関：感染性物質の輸送規則に関するガイダンス2013-2014版．2012．https://www.niid.go.jp/niid/images/biosafe/who/WHOguidance_transport13-14.pdf（2019年5月閲覧）
11）バイオメディカルサイエンス研究会：実験室バイオセーフティ指針（WHO第3版）．https://www.who.int/csr/resources/publications/biosafety/Biosafety3_j.pdf（2019年5月閲覧）

column

細胞株，スフェロイド，PDX等および付加情報の帰属，保管，運用について

佐々木博己

　特許について，発明者が数億～数100億円の対価を求める報道は，マスメディアによくとり上げられる．

　また，海外の研究施設での成果を日本に無断でもち込む事件も時々報道される．いずれも，裁判所案件となる．じつは，継代が容易で，大量にストック可能な細胞株，スフェロイド，およびPDXは大きな価値を生み出すバイオアセット（生物財産）でもあり，取り扱いには注意すべきである．そのため，読者やそのような生物財産の創出にかかわる研究者は所属する施設の「成果有体物取扱規程」，またはそれに準ずる規程を知っておく必要がある．

　一般的に，**「成果有体物」の範囲は，学術的・財産的価値その他の価値のある有体物**をいう．論文，講演記録その他の著作物等に関するものは該当しない．例えば，材料，試料（試薬，化合物，新材料，実験動物，細胞株，微生物株，ウイルス株，核酸，タンパク質等の生体成分，生体組織およびそれらの誘導体等），配列情報（遺伝子，タンパク質等），データベース，コンピュータープログラム，音声，画像，試作品，実験装置等，およびデータ等を記録した電子記録媒体または紙媒体等である．

　研究者が職務上得られた成果有体物は，原則，所属施設に帰属する．外部機関との共同研究で得られた成果有体物は，外部機関との協議により帰属を決定するが，同様である．さらに，研究者は，成果有体物をその特性に応じて適切に維持，保管する義務がある．**外部機関へ提供する場合，または外部機関から成果有体物を受け入れる場合には所属施設へ届出なければならない**．また，研究者は，異動，または離職後，成果有体物を所属施設の承認を得ずに，持ち出してはならない．一方，当該研究者が異動先の研究等に支障が生じないよう配慮される（届出れば，持ち出しても良い）．施設によっては，持ち出しを認めない場合もある．

　また，アカデミアで創出した成果有体物を提供する際，提供先がアカデミアと企業では，取り決めや契約が異なる場合も多い．例えば，内外部アカデミアの研究者へは**研究目的，期間，成果の取扱等を明記した有体物移動合意書（Material Transfer Agreement：MTA）**のもと原則無償で提供されるが，自由に使えたり，他の研究者へ再提供したりはできない．企業へは，施設間の共同研究契約または有償MTAで提供される．外部のアカデミアへの提供に関して，双方の施設間の承認を義務化されていない場合でも，上記MTAは責任研究者間で締結するべきである．さらに重要な点は，倫理審査委員会に提出した研究計画書と説明同意文書の内容で，他の施設との共同研究での使用やMTA締結下での提供が可能かどうか，確認することである．上記に限らず，成果有体物の取り扱いには慎重を期す必要がある．判断に悩むことがあれば，産学連携室や知財戦略室に相談されることをおすすめする．

II

新規患者由来細胞株・
CDX（cell-derived xenograft）

Ⅱ　新規患者由来細胞株・CDX（cell-derived xenograft）

1 モデルとしての細胞株・CDXの特徴・課題・国内外の動向

佐々木博己

はじめに

　本章では新規患者由来細胞株（patient-derived cell lines）・CDX（cell-derived xeno-graft）を用いたがん研究を扱う．古くからがんの細胞株は患者検体から個々の研究者が樹立し，公的細胞バンクに寄贈され，継代により大量に培養され，1株2〜5万円で配布されている．そして，目的の遺伝子cDNA，siRNA，またはshRNAを導入することによって，その機能を解析する研究や薬剤の効果を確かめる研究をはじめ，細胞生物学，生化学のほとんどすべての分野の研究で利用されている．近年，がんのゲノムやトランスクリプトームなどのオミックス解析が進展し，治療薬の開発がさかんになった．そのため，患者検体により近い状態が求められ，これまで使われてきたバンク由来細胞株（bank-derived cell lines）以外に，新たに樹立された継代数の少ない細胞株のニーズが高まっている．

　患者由来細胞株（patient-derived cell lines）は，臨床分離株ともよばれ，公的細胞バンクから入手できる細胞株と区別される．CDXとは，これらの細胞株を免疫不全マウスに移植し，形成される腫瘍のことであり，*in vivo*の研究や薬効評価に使用される．本稿では，より患者検体の状態に近い細胞株のニーズを満たす患者由来細胞株やCDXの特徴や現状について概説する．

細胞株のモデルとしての背景・国内外の動向

　国内の公的細胞バンクである理化学研究所の細胞バンクや医薬基盤・健康・栄養研究所のJCRB細胞バンクは，長年に渡って国内の研究者にがん細胞のみならず不死化細胞，ES細胞，iPS細胞などを提供してきた．アメリカのバージニア州にあるATCC（American Type Culture Collection）は，非営利企業として運営される生物材料リソースセンターであり，3,600坪の貯蔵・実験施設に加え，1,300坪の研究・事務施設のスペースを保有している．がんを中心にした細胞株パネル，不死化細胞，のほかゲノム編集済細胞株を提供している．がん細胞株に関して，CCLE（がん細胞株百科事典）データベースには，これらの公的細胞バンクから入手できる約1,500株の情報が公開されている（表）．その情報量は膨大で，主ながん関連遺伝子の変異，トランスクリプトーム情報，通常の抗がん剤や分子標的薬のIC50，さらに最近では，網羅的なshRNA導入やゲノム編集によるがん遺伝子依存性の情報も付与

表　The Cancer Cell Line Encyclopedia（CCLE）のがん細胞株の内訳

がん種（英語）	がん種（日本語）	数
Adrenal cancer	副腎がん	1
Bile duct cancer	胆管がん	23
Bladder cancer	膀胱がん	39
Brain cancer	脳腫瘍	102
Breast cancer	乳がん	82
Colon cancer	大腸がん	81
Esophageal cancer	食道がん	36
Gallbladder cancer	胆道がん	4
Gastric cancer	胃がん	44
Head and Neck cancer	頭部頸部がん	67
Kidney cancer	腎がん	55
Leukemia	白血病	133
Liposarcoma	脂肪肉腫	6
Liver cancer	肝がん	27
Lung cancer	肺がん	261
Lymphoma	リンパ腫	109
Melanoma	メラノーマ	0
Mesothelioma	中皮腫	17
Myeloma	骨髄腫	31
Neuroblastoma	神経芽細胞種	46
Neuroendocrine cancer	神経内分泌がん	0
Ovarian cancer	卵巣がん	68
Pancreatic cancer	膵がん	57
Prostate cancer	前立腺がん	10
Retinoblastoma	網膜芽細胞種	0
Sarcoma	肉腫	44
Skin cancer	皮膚がん	110
Small intestine cancer	小腸がん	1
Thyroid cancer	甲状腺がん	19
Uterin cervical cancer	子宮頸部がん	17
Uterin endometrial cancer	子宮内膜がん	33
		1,523

世界共通のがん

東アジアに多い，または日本で増加しているがん

されている[1].

　大手製薬会社は，500〜1,000種のがん細胞株を購入し，新薬の開発に利用している．世界的に多く発生する乳がん，大腸がん，肺がんは，各82，81，261株が登録されており，CCLEの情報は大いに活用されていることであろう．

バンク由来細胞株の課題

　しかし，アジアに多いがん（食道扁平上皮がん，胃がん，肝・胆・膵がんなど）のラインアップは充分ではない．また，病理組織型が不明なものも多い．例えば，胃がんは44株ある．このがんは分化型と未分化型の2種に大別される．びまん性に増殖する未分化型は，ピロリ菌感染のない胃粘膜峡部から直接発生し，男女差，民族差は小さいとされており，その特徴的な再発形式は腹膜播種である．この未分化型胃がんは11株，さらに分化型は4株に過ぎない．また，肉腫は100種を超えるため，それぞれが希少がんといえる．神経内分泌がん，網膜芽細胞種，副腎がんなどの小児・希少がんを含め，ラインアップの拡充が切望される．

　また，これまで継代がくり返されてきたため，増殖に関する人工的な選択が起こり，本来もっていた特定の信号伝達経路への依存性などの特徴が損なわれている懸念がある．例えば，卵巣がんは68株ある．卵巣がんは，主に漿液性腺がん（40%），粘液性腺がん（13%），類内膜腺がん（18%），および明細胞腺がん（24%）に分類され，高頻度な漿液性がんや抗がん剤が効きにくい明細胞がんは，新薬開発で注目される．しかし，卵巣がん細胞株47株について，ゲノムやトランスクリプトーム情報から分類してみると，わずか数株のみが漿液性がんと認定された[2].すなわち，形質が変化した可能性が高い．

　そのため，製薬会社のみならずアカデミア研究者は，継代数の少ない臨床分離株（patient-derived cell lines：PDC）を新薬開発に利用することを望んでいる．この7年間に，種々のがんの主に原発病変の全エキソンシークエンスやCNV（copy number variation）解析を基にした遺伝子構造異常のリストが公開されている．しかし，ドライバー候補遺伝子変異頻度は数%以下のものも多く，該当する遺伝子異常をもつ細胞株（内在性変異株）を既存のバンクから探そうとしても，見つからないことが多い．その際，同種のがん細胞株で遺伝子改変を行って機能を調べようとすると，その細胞に同一分子経路内の別の遺伝子に異常がもともとあれば，改変遺伝子の機能は打ち消される．また，仮に機能が出たとしても，強制的なものであり，患者のがんでの機能を示していることにはならない．

患者由来細胞株とCDXの特徴

　そもそも，患者の細胞株があれば，手間な遺伝子導入株の分離を行う必要はなく，siRNA導入やゲノム編集のみでがん遺伝子としての働きや依存性を簡単に知ることができる．当然，検体あたり50〜300程度見つかる変異遺伝子の網羅的機能解析も可能である．このよ

うにゲノム解析対象試料から直接樹立されたPDCはきわめて有用である．国立がん研究センターでは，上記の理由に加え，転移性のアジアがんオミックス解析を可能にするため，がん患者腹水から新たな細胞株の樹立を行ってきた．2010年から開始し，未分化型胃がん患者64例から亜株を含め117細胞株（NCC Stomach Cancer：NSCシリーズ，17例21既存株と合わせると138株を保有）の樹立に成功した．同様に，膵がん55例57株，卵巣がん11例12株，および胃−食道接合部がん，胆管がん，中皮腫，脂肪肉腫，各1例1株の樹立に成功している．

　また，免疫不全マウスへの移植（cell-derived xenograft：CDX）後の，病理組織も確認しており，胃がんPDCのCDXでは，分化型由来は腺管構造をとり（V-5参照），未分化型胃がんPDCのCDXでは，がん間質中に散発的にがん細胞が現れることが確認されている．また，膵がんPDCのCDXでは，患者の各病理組織型（低分化，中分化，高分化）の割合を反映したCDXが形成される．PDCとそのCDXモデルが，実際に新薬の開発に有用かどうかの評価は，今後のin vitroおよびin vivoの非臨床試験から治験の結果を待たざるを得ない．しかし，がんのタイプごとに細胞株のラインアップを充実させることや転移病変から株化すること，さらにオミックス情報を付与することは，将来，東アジアに多いがんや希少がんの革新的な診療法の開発にとって必須である．

おわりに

　がん細胞はがん間質に依存して増殖する．一方，株化細胞はウシ血清や研究者が最適化したカクテルで自己増殖した集団である．そのため，がん間質依存的ながん細胞をex vivoで増やしたわけではなく，がん細胞の遺伝的および形質的な腫瘍内不均一性を維持したものでもない．これが課題である．われわれの経験では，腹水症例の20％程度は腹膜中皮細胞依存的ながん細胞が初代培養される．そのような細胞は，継代できず，株化されなかった．一方，腹水中のがん細胞の大多数でみられるメジャーな遺伝子異常は，株化細胞でも保持されていた．したがって，厳密には腹水または原発のゲノム解析も合わせて行うことが必要である．

◆ 文献
1）Ghandi M, et al：Nature, 569：503-508, 2019
2）Domcke S, et al：Nat Commun, 4：2126, 2013

Ⅱ 新規患者由来細胞株・CDX (cell-derived xenograft)

2 腹膜転移がん（胃, 膵, 卵巣がんなど）細胞株の樹立

千脇史子，佐々木博己

はじめに

国立がん研究センター研究所基盤的臨床開発研究コアセンター（Fundamental Innovative Oncology Core Center：FIOC）では2010年より，細胞株，スフェロイド株およびPDX株の樹立プロジェクトが進行している．特に胃がん，膵がん，および卵巣がんについて，患者腹水から樹立を行っており，これまでに腹膜再発胃がん患者62例から亜株を含め114細胞株（NCC stomach cancer：NSCシリーズ）を樹立した（既存株17例21株を合わせると79例135株を保有）．これにより転移性がん細胞やがん間質の多いスキルス胃がん細胞のオミックス解析を可能とした．53例由来のNSC代表株については，Affymetrix GeneChip U133 v2（マイクロアレイ），SNPアレイ，NCC oncopanel v4（約100遺伝子のクリニカルシークエンス），2DICAL（プロテオーム）の基本情報を付加した．さらに対照血液が存在する46例について全エクソーム，および全ゲノムの解析も終了している．同様に，腹膜再発膵がん54例73株（NPCシリーズ）の樹立，CDXの構築に成功している．双方とも，世界1位の保有数と情報量を有する．このような背景と早期開発を担う先端医療開発センター（Exploratory Oncology Research & Clinical Trial Center：EPOC）への治験導出体制の整備により，国内外の製薬会社との，標的探索，薬物・抗体スクリーニング，MOA解析，非臨床POC取得などの共同研究が進行している．さらに，治験に近い薬物に限らず，コンパニオン診断薬の開発も並行して行っている．本稿では，患者腹水からの細胞株樹立について概説する．

準 備

1. 試薬

□ 溶血緩衝液（オートクレーブ不可）

A）8.3% NH_4Cl

B）170 mM Tris-HCl（pH 7.65）

A（45 mL）＋B（50 mL）＋D.W.（405 mL）

（0.22 μmフィルターにて濾過後，4℃保存．使用直前に室温へ戻す）

□ PBS（－）

□ 牛胎仔血清（FBS）[*1]：非働化処理（56℃ 30分間）後に使用
□ 培養液：使用時に FBS（最終濃度10％）と抗生物質を添加
　①RPMI-1640（メーカーは問わない）
　②DMEM（high glucose，メーカーは問わない）
□ 抗生物質
　①，②のいずれかを使用．
　①抗生物質−抗真菌剤（サーモフィッシャーサイエンティフィック
　　社，#15240-062）
　②Zell Shield（Minerva BioLabs 社，#13-0050）：マイコプラズマ
　　感染予防試薬[*2]
□ 0.05 % Trypsin-EGTA 溶液
□ 0.4 % トリパンブルー溶液
□ 細胞凍結液：セルバンカー（タカラバイオ社）など
□ マイコプラズマ除去剤：MC-210（ケー・エー・シー社，
　#KM881012）など

2. 道具

□ 消毒用エタノール（スプレーボトルが便利）
□ ディスポーザブル　50 mL 遠心管
□ ディスポーザブル　パスツールピペット
□ ディスポーザブル　各種ピペット
□ ディスポーザブル　ボトル：500 ～ 1,000 mL
□ 血球計算盤
□ 培養用コラーゲンコートディッシュもしくはフラスコ
□ クライオチューブ
□ 凍結専用容器：BICELL（日本フリーザー社）
□ クリーンベンチもしくは安全キャビネット
□ CO_2 インキュベーター
□ 遠心機：50 mL 遠心管を使用できるもの
□ 倒立顕微鏡

プロトコール

1. 腹水からの細胞回収

1）腹水の受取

❶ 個人情報の取り扱いに注意する．各施設の規程[*3]に従い匿名化などの対応をする．

[*1] 当研究室では，FBSの劣化とコンタミネーション（以下コンタミ）を防ぐため，非働化処理後に 50 mL ずつ分注し−20℃で保存している．培養液を調製するごとに1本ずつ溶解し添加している．

[*2] これのみで一般的な抗生物質の添加は不要．しかしコストが高いので，検体数が多い場合には不向き．研究資金にゆとりがあれば使用を推奨する．

[*3] 当施設では，患者ID，氏名などの個人情報は院外への持ち出し禁止（病院→研究所間でも禁止）となっている．臨床検体の受け渡しには，独自の検体番号を付け，患者情報と検体番号のサンプル台帳を作成し，病院側で保管している．

II 2 腹膜転移がん（胃，膵，卵巣がんなど）細胞株の樹立

❷ 受取後すぐに処理を開始できない場合は，数時間であれば室温保管．やむをえず翌日以降の処理になる場合は，4℃で保管する．

2）細胞の回収

❶ 腹水を採取したサンプルバッグの表面を消毒用アルコールで清拭した後，クリーンベンチ内に入れ，プラスチックボトルへ腹水を移す．

❷ 複数本の50 mL遠心管[*4]へ腹水を分注し，500×g，3分間，室温で遠心分離して，上清を廃棄[*5]し細胞を回収する（以後の遠心分離は，すべて500×g，3分間，室温）．

❸ 腹水量が多い場合は，一度遠心分離した後上清を廃棄し，同じ遠心管内へ再度腹水を加えて遠心分離する作業を数回くり返す．

3）溶血処理

❶ 回収した細胞の沈殿に混在する赤血球が微量の場合は，溶血処理は省略し4）へ進む．

❷ 血性腹水（赤血球の混入が多い）の場合は，溶血緩衝液を数mLずつ加えて沈殿を回収し，さらに追加の溶血緩衝液で洗いながら，最終的に1〜数本の50 mL遠心管に集める．

❸ 最終液量が，沈殿の10倍以上になるよう溶血緩衝液を追加する．穏やかに転倒混和し室温で10〜20分間静置後，遠心分離し，上清を廃棄する．赤血球の混入が特に多い場合は，5分間静置→遠心分離→溶血緩衝液処理をくり返す．溶血緩衝液の長時間処理は細胞に悪影響なので，30分間以内とする．

4）PBS（−）での洗浄と細胞数のカウント

❶ 沈殿をタッピングしてよくほぐし，PBS（−）を10〜50 mL（沈殿量により調節[*6]）加え穏やかにピペッティングして細胞懸濁液を作製する．

❷ 0.4％トリパンブルー溶液と細胞懸濁液を等量混合し，血球計算盤へ10 μL注入して細胞数をカウントする[*7]．処理腹水中の総細胞数を算出する．

5）細胞懸濁液を初代培養用，保存用に分配する

❶ 初代培養用

10 cmディッシュ1枚あたり1〜5×10^6/10 mL[*8]で播種するため，細胞懸濁液の必要量を別の遠心管に分注し遠心分離する．カビなどのコンタミに備えて，ディッシュ複数枚分を準備する．

❷ 凍結保存用

回収細胞数が多い場合は，コンタミや再培養に備えて保存をす

[*4] （重要）細胞が管壁に接着するのを防ぎ細胞の回収率を上げるため，低接着の遠心管が好ましい．低接着の遠心管がない場合は，FBS入りの培養液で遠心管内を事前にすいでおくと細胞接着をある程度防げる．

[*5] 低接着遠心管を使用した場合，デカンテーションにより上清を除去すると沈殿が一緒に流れてしまうので行わないこと．当研究室では，クリーンベンチにサクションポンプを設置し，滅菌パスツールを使用して上清や培養液などを吸引除去している．廃液ボトルには，あらかじめ殺菌消毒剤（ピューラックスなど）を適量入れておき廃棄する．

[*6] 細胞の沈殿量が50 μL程度ならばまずは10 mL程度加えてカウントする．多ければさらに希釈してカウントする．

[*7] 自動セルカウンター（バイオ・ラッド ラボラトリーズ社など）があると便利．

[*8] 初回の播種は細胞数が多い方がよい．少ないと早々に全滅してしまうので様子を見ながら播種数の調整をする．

る．細胞懸濁液の沈殿をタッピングしてほぐした後，適当量のセルバンカーで再浮遊させ穏やかにピペッティングし，クライオチューブへ分注する．冷蔵しておいたBICELLへクライオチューブを入れ，－80℃で一晩凍結させる．翌日，液体窒素タンクがある場合は液体窒素タンクへクライオチューブを移す．ない場合は，ラックへクライオチューブを移し－80℃で保管する．

6）注意点

❶ 新鮮材料の取り扱い：バイオハザードの危険性

新鮮な人体材料を取り扱う際には，提供者のウイルスなど病原体感染の情報（検査成績）をあらかじめ知る必要がある．また，未知の病原体が潜在する可能性も排除できないので，ヒトに由来する組織・細胞などはすべて，潜在的にバイオハザードの危険性をもっていると認識する．

❷ 細胞培養時のバイオハザード防止対策

・新鮮材料の取り扱いは，安全キャビネットを使用する．前面ドアを操作のために必要最小限に開け，直接，飛沫が上半身に飛ばないようにする．原則として，すべての器具は使い捨てとする．

・マスク，手袋，防護メガネ，白衣（実験着）などを着用する．危険度により使用後は，オートクレーブや殺菌消毒剤などで滅菌後に廃棄する．

2. 腹水細胞からのがん細胞初代培養法

1）回収した腹水細胞をディッシュに播種する

❶ 1.5）❶で分注した細胞懸濁液を遠心分離する．沈殿をタッピングしてほぐした後，適当量の10% FBS-RPMI1640培養液を加え，穏やかにピペッティングして均一な細胞懸濁液を作製する．

❷ 10 cmディッシュに10% FBS-RPMI1640培養液*9をあらかじめ必要量入れておき，細胞懸濁液を適当量加える（1～5×10^6/10 mL程度）．ディッシュを縦横十字方向に揺らして細胞を均一にする*10．

2）細胞の観察

❶ 播種した翌日に細胞を観察する．細胞が多すぎた場合は，浮遊細胞を新しいディッシュに移して培養を継続し，元のディッシュへは新しい培養液を加える．1週間程度培養する．

❷ 培養開始数日後から徐々に線維芽細胞や中皮細胞（図1）などが増殖する．がん細胞は，これら細胞などの間に接着または浮遊状態で増殖する（図2）．がん細胞が浮遊性の場合は，培養液ごと浮遊細胞を新しいディッシュへ移して培養し観察する．接着性の

*9 培養液は，検体間のクロスコンタミを防ぐために，検体ごとに別ボトルを使用するのが望ましい．検体ごとに培養液を分けられない場合は，必要量をあらかじめ50 mL遠心管などへ分注してから使用すればクロスコンタミのリスクを軽減できる．

*10 回して撹拌すると細胞が中心に寄ってしまう．

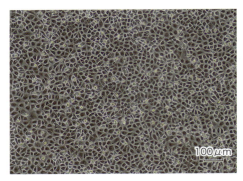

図1 増殖した中皮細胞
腹水細胞を培養すると敷石状に中皮細胞の増殖がみられる検体もある．

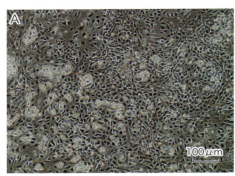 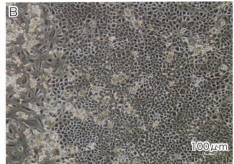

図2 接着性と浮遊性のがん細胞
A）中皮細胞などの間に接着性に増殖．B）中皮細胞の上に浮遊性に増殖．

場合は，コロニーを形成するか，もしくは散在性に増殖するかを観察する．

❸ 1週間程度の培養後，血球系細胞を除去するために，培養液を10% FBS-DMEM培養液へ交換する．浮遊性のがん細胞が混在している場合は，回収した培養液を遠心分離した沈殿に，10% FBS-DMEM培養液を加えピペッティングの後，元のディッシュへ戻し，数週間培養する（週1回程度培養液を交換する*11）．その後10% FBS-RPMI1640培養液に戻し，培養を継続する．

❹ コロニーが観察された場合，コロニーが数mmになるまで培養を維持する（図3）．複数個観察された場合も各コロニーが数mmになるまで培養を継続する．培養液を交換する際に，PBS（−）での洗浄後，0.05% Trypsin-EGTA溶液を添加し，顕微鏡で観察しながら線維芽細胞などの余分な細胞を除去する*12．線維芽細胞や中皮細胞などがん細胞以外の細胞が剥離してきたら*13，PBS（−）をディッシュの壁に沿って穏やかに加えて剥離した細胞を除去する（図4）．その後，10% FBS-RPMI1640培養液を加えて培養を継続する．がん細胞も一緒に剥離している場合は，

*11 細胞自体が環境を整えようとするので，頻回に培養液交換はしない方がよい．

*12 ディッシュを叩いたりせず，溶液を揺らして剥がす．Trypsin-EGTA溶液を37℃で加温しておくと剥がれやすい．

*13 通常はがん細胞よりも線維芽細胞や中皮細胞の方が早く剥離する．およそ1〜2分間程度．

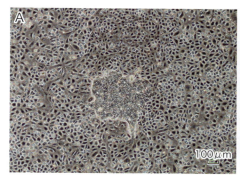 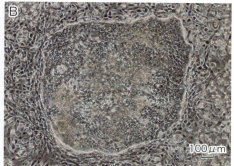

図3 中皮細胞の間に形成されたコロニー
A) 培養開始後15日で観察されたコロニー．B) さらに14日培養して増殖したコロニー．

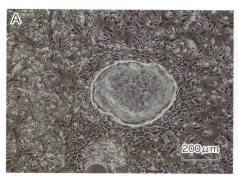 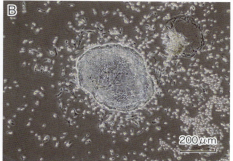

図4 Trypsin処理で余分な細胞を除去
A) Trypsin処理前．B) Trypsin処理後．

廃棄せずに新しいディッシュに移し培養する．一度では除去しきれないので，培養液交換の度に除去処理をくり返し，がん細胞を純化する．

❺ コロニーがディッシュ全体の3〜4割程度まで占めたら，線維芽細胞除去後に再度0.05％ Trypsin-EGTA溶液で処理し，剥離した全細胞を新しいディッシュ1枚に播種し直す．その後，がん細胞が80％コンフルエントになるまで週1回程度培養液を交換し培養を継続する．

❻ 散在性のがん細胞の場合は，がん細胞がディッシュ全体の4〜5割程度を占めるまで培養を維持する．その後，線維芽細胞などの余分な細胞の除去をしながら，がん細胞を純化する．

3) 継代

❶ がん細胞が80％コンフルエントとなった状態で継代する．初回の継代はディッシュ2枚へ分け，1枚を継代用，もう1枚を凍結

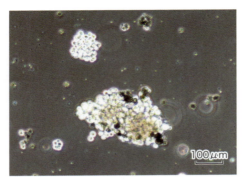

図5 スフェロイド様増殖の浮遊系細胞

保存用とする．2回目以降の継代は，細胞の増殖を見ながら，2～3枚[*14]程度へ分け，必ず1枚はその継代ごとに凍結保存しておくと，万が一コンタミした場合に細胞を起こし直すことができる．

❷ 培養中のどこかのタイミング[*15]で，マイコプラズマ除去剤を添加して1～2週間ほど培養しマイコプラズマを除去する．がん細胞が5～6継代目まで安定に増殖したら，ほぼ株化できたといえる．この時点で細胞株の最初のストックとして複数本を凍結保存する．またマイコプラズマ感染をPCRなどで確認する[*16]．

❸ 浮遊系細胞の場合は，培養液5 mLを分注した新しいディッシュへ，培養上清（浮遊系細胞）5 mLを継ぎ足して継代する（2倍希釈）．十分な増殖を確認できた後に継代していき，2継代目以降で増殖が速まってきたら，希釈倍率を徐々に上げていく．

❹ 浮遊系細胞の中には，図5のようにスフェロイド様増殖するものがある．無理にスフェロイドを崩そうとせず，穏やかにピペッティングし，スフェロイドのまま継代する．

4）保管

具体的な凍結方法については，1.5)❷を参照のこと．当研究室では，5本中3本を液体窒素タンクで保管し，残り2本は日常の実験に使用するものとして－80℃で保管している．また保管場所は，フリーザー故障などに備えて，複数カ所へ分けて保管することを推奨する．

*14 播種した細胞数が少なすぎると増殖せず死滅することが多いので注意する．

*15 目安は2，3継代目の培養液交換時など．

*16 当研究室は，Mycoplasma Detection Set（タカラバイオ社），MycoAlert Mycoplasma Detecton Kit（ロンザ社）を使用している．

実験例

1．株化例

患者腹水由来細胞を樹立した例を図6に示す．よく観察すると2種類の細胞が混在してい

ることがわかるが，どちらかの細胞を選択的に増やすことはせず，そのままの状態で培養し樹立する．

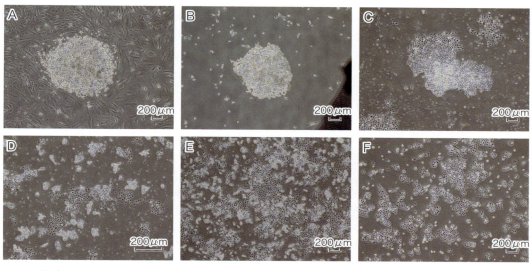

図6 膵がん腹水の株化例
A) 培養49日，10 cmディッシュにコロニー確認．B) Trypsin-EDTA処理による線維芽細胞等除去後．C) 培養116日（2継代目）．D) 培養後156日（3継代目）．E) 培養後164日（4継代目）．F) 培養後171日（5継代目）．→ NPC-30C

2. マウス腹腔内移植（i.p.）によるCDX例（腹膜播種マウスモデル[1)～3)]）

患者腹水由来の樹立細胞株をマウスに腹腔内移植した例を図7に示す．SCIDマウスとは，T細胞およびB細胞が欠損した免疫不全マウスであり，細胞株の移植にはよく利用される．結節は，組織標本にしてHE染色，必要に応じて免疫染色などで評価する．

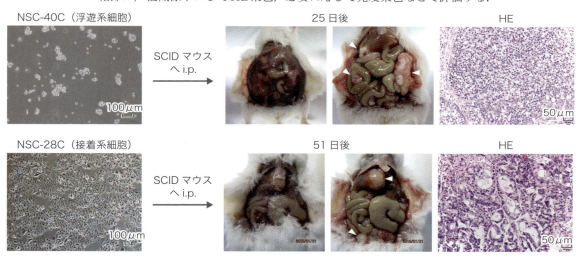

図7 胃がん細胞株のマウス腹腔内移植
細胞株 $1～5×10^6$ をi.p.すると1～2カ月程度で血性腹水を貯留し，多数の結節（▷）を形成する．

入手法

当研究所 FIOC で樹立した患者腹水由来細胞株を表に示す．これらの株は，内外部アカデミアの研究者へは，研究目的，期間，成果の取扱などを明記した有体物移動合意書（Material Transfer Agreement：MTA）のもと，原則無償で提供され（MTA の雛形は読者から問い合わせがあれば提供），MTA に明記された実験に使用できる[4)5)]．企業へは，施設間の共同研究契約または有償 MTA で提供している．本書に記載したプロトコールに関する問い合わせがあれば，できるだけ対応する．

表　樹立細胞株リスト

	親株数
胃がん細胞株（NSC シリーズ）	62
膵がん細胞株（NPC シリーズ）	54
卵巣がん細胞株（NOVC シリーズ）	9
食道がん細胞株（NEC）	1
食道胃接合部がん細胞株（NEGJC）	1
胆のうがん細胞株（NGBC）	1
腹膜中皮腫細胞株（NPM）	1
脂肪肉腫細胞株（NLS シリーズ）	2
乳がん細胞株（NBC シリーズ）	2
腎がん細胞株（NKC）	1

⚠ トラブルへの対応

■カビなどが生えてしまう

→培養室，CO_2 インキュベーターの掃除をこまめに行う．グローブ，白衣を必ず着用する．消毒用アルコールを常用するよう心がける．培養室使用後の UV ランプ点灯を徹底する．また細胞観察を頻回に行うとコンタミのリスクが高くなるので最低限に抑える．埃などによるコンタミを少しでも避けるため，著者は，樹立中の細胞はなるべく周囲に人がいないときに操作している．

■クロスコンタミネーション

→検体ごとに培養液ビンを分ける．培養液ビンなどへのピペット挿入は1度きりとする．ボトルのキャップは外したままにしない．クリーンベンチ内へは，一度には同一検体のディッシュしか入れない．

■継代後，増殖しない

→市販の細胞株と違い，初代培養細胞は増殖が非常に遅いので，基本は増殖しないものとして扱う．細胞数の播種が少なすぎると増殖せず死滅する場合が多いので，播種数は多

すぎると感じるぐらいでよい．中皮細胞などが一面に増殖しても継代せず，そのまま培養を維持する．目的はがん細胞なので，がん細胞が増殖してくるまでひたすら待つのがコツ．同じディッシュで数カ月間培養を維持するので，コンタミには極力注意する．

■FBSのロットチェック

→FBSは，ロットにより細胞の増殖がかなり左右される．購入前には，必ずロットチェック用のFBSを入手する．通常使用している細胞株の増殖曲線を作成し，現在使用のロットと同等以上のものを選択して購入する．著者は，ロットチェックの際，増殖が遅く培養がやや難しい細胞株を使用している．ロットチェックは手間なので，FBSの購入は同一ロットをまとめて購入している．

■株化後は，早期に細胞認証試験と微生物検査を行う

→樹立した細胞株がクロスコンタミしていないかを早めに確認する．プロメガ社で細胞認証試験の受託解析を行っている．また微生物検査は，実験動物中央研究所ICLASモニタリングセンターで検査でき，証明書の発行もある．

■定期的にマイコプラズマの感染を確認する

→マイコプラズマ感染は実験結果に影響するので，細胞株を新たに実験に使用する場合は，事前に感染確認をすること．また培養継続中に感染する可能性もあるので，定期的な確認が必要である．

細胞株を生物学研究に使用するガイドラインは，RJ Geraghtyら[6]が詳細に述べているので参考にされたい．

◆ 文献

1） Fujita T, et al：Cancer Sci, 104：214-222, 2013
2） Fujita T, et al：PLoS One, 10：e0130808, 2015
3） Suzuki M, et al：PLoS One, 10：e0123407, 2015
4） Yamanoi K, et al：Carcinogenesis, 36：509-520, 2015
5） Ogiwara H, et al：Cancer Cell, 35：177-190.e8, 2019
6） Geraghty RJ, et al：Br J Cancer, 111：1021-1046, 2014

II 新規患者由来細胞株・CDX (cell-derived xenograft)

3 患者由来「希少がん」モデルの樹立

希少がんを研究する立場から

近藤 格

希少がんとは：希少ながんは希少ではない

発生率が極端に低い悪性腫瘍のことを希少がんと定義している．希少がんの定義は国や地域によって異なるのだが，本邦では年間10万人あたりの発症数が6例未満の悪性腫瘍が，希少がんと定義されている．

希少がんは，その定義からしてユニークである．悪性腫瘍はその発生する臓器や組織あるいは分子生物学的な背景，または臨床的な症状にしたがって定義されるのが普通である．一方，希少がんは患者の数によって定義される悪性腫瘍であり，希少がん一般に共通する病理学的な特徴，分子背景，臨床症状が存在しない．そして，希少がんと定義される悪性腫瘍は多く，希少がんとみなされている悪性腫瘍は186種類もある[1]．それぞれの希少がんの症例数は少ないのだが，種類が多いために，希少ながんを患う方は意外に多い．例えば，新規に診断されるがん症例のうち，ヨーロッパでは約22%[1]，本邦では約15%[2] が希少がんを患っている．すなわち，その名称とは裏腹に，全体としては希少ながんは希少ではない．「希少がんの研究」というと，重箱の隅をつつくようなイメージをもたれるかもしれないが，じつはそうではない．希少がんの研究は，症例が多いことから社会的に重要である．希少がん研究の学術的なおもしろさは，「希少がんはなぜ希少なのか」という問いに集約される．がんの多様性，複雑性，不均一性，そして分子背景に基づく臨床症状がこの問いの答えの背景にあるはずで，そのことに思いを巡らせるといろいろな課題が浮かんでくる．

希少がんを研究するということ

さて，希少がんを研究するとはどういうことなのだろうか．研究対象とする悪性腫瘍の症例数が少なければ，希少がんを研究していることになるのだろうか．逆に，数多くある希少がんの中のどれか一つをとり上げて研究すれば，希少がんを研究することになるのだろうか．そうではなく，希少ながん全般に共通する重要な課題を見つけ，その解決に向けて取り組むことが，希少がんを研究することではないかと考えている．それでは，発症数が少ないということだけが共通項の200種類近くある悪性腫瘍に共通した課題，それも基礎研究として取り組むことができる課題とは何だろうか．

希少ながんに共通した重要な課題：
患者由来「希少がん」モデルの不在

　希少がんの治療法の開発は遅れがちであり，症例数の多いがんに比べて希少がんの予後は不良である[3]．症例数が少ないことは，いろいろなレベルで治療法の開発や研究を難しくする．まず，肺がんや大腸がんと比べて市場規模が著しく小さいため，製薬企業は希少がんのための抗がん剤を開発するインセンティブをもち難い．さらに，臨床試験においては短期間で必要な症例数をリクルートすることがとりわけ難しい．また，サンプルが入手し難いので，ほとんどの希少がんにおいて前臨床試験のために必要ながんモデル（細胞株や実験動物）を入手することができない．がんモデルが存在しないと臨床試験も基礎研究も実施し難く，そのような難しいテーマをあえて選択する研究者も少ない．そして，研究者が少ないのでがんモデルが開発されず，と悪循環に陥っている．

　患者由来「希少がん」モデルを開発し普及させることで前臨床試験を実施しやすくし基礎研究および治療法の開発に貢献する，というのが，希少がん全般にわたる重要な課題の一つである．

国立がん研究センターの取り組み：
患者由来「希少がん」モデルの樹立

　国立がん研究センターは本邦最大規模のがん専門病院を有しており，肉腫など希少がんの症例が比較的集積している．国立がん研究センターには2014年に希少がんセンターが設立され，診療科の連携および病院と研究所の連携が強化された．以前より国立がん研究センターではバイオバンクが整備され，臨床検体を用いた遺伝子やタンパク質の異常の解析が網羅的に行われてきた．臨床検体を用いた網羅的な解析によって，重要な臨床事象に関連する異常を示す遺伝子やタンパク質が多数同定されてきた．そのような遺伝子・タンパク質の中にはバイオマーカーの候補となりうるものが存在し，臨床応用に向かって検証実験が行われている．バイオバンクのおかげで，希少がんにおいても臨床検体を用いた研究はあるところまでは進む．しかし，希少がんの場合は遺伝子やタンパク質の機能を調べるためのがんモデルが入手できないため，臨床的な事象に相関する遺伝子・タンパク質が見つかったところで研究が止まってしまう，というのが問題である．

　希少がんの代表例が肉腫である．間葉系に発生する悪性腫瘍をまとめて「肉腫」と称しているので，由来する組織によってさまざまな肉腫が存在する．具体的には，肉腫は50種類以上に分類され，それぞれが独特な臨床像および分子像をもつ[4]．約3分の1の肉腫に融合遺伝子が認められるが，特徴的な遺伝子異常がみつかっていない肉腫は多い．そして，骨肉腫やユーイング肉腫のような一部の例外を除き，ほとんどの肉腫について実験動物はおろか細胞株すら一般には入手することができない[5]．

　希少がん研究分野では2014年から患者由来「肉腫」モデルの構築に取り組んでいる．中

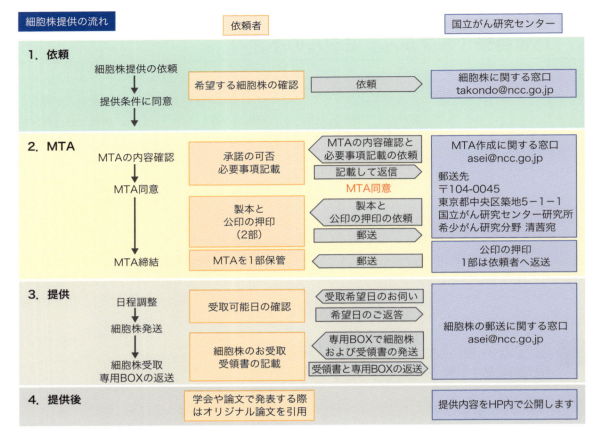

図　細胞株提供のワークフロー

央病院・骨軟部腫瘍科から毎週のように肉腫の手術検体を提供していただき，初代培養や実験動物への移植を試みてきた．2019年7月現在までに約300症例の腫瘍組織を用いて樹立を試み，細胞株30株以上，PDX（patient-derived xenograft）40株以上の樹立に成功した．樹立した肉腫細胞株は論文で発表し，リクエストに応えて無償で提供している．提供可能な肉腫細胞株については国立がん研究センター研究所・希少がん研究分野のホームページを，細胞株の入手法については図を，提供の条件については表を，それぞれ参照されたい．希少がんのモデル開発は単一の研究室では難しいことから，細胞株の国際プロジェクトに参加するなどして，希少がんの研究環境の向上に貢献しようとしている．さらに，抗がん剤の開発を行う製薬企業に肉腫PDXを供給し，実験動物を扱う企業と共同研究で世界中の研究者が肉腫PDXを活用できる仕組みを構築しようとしている．最近では，国立がん研究センターだけでなく，国内の他の医療機関からも腫瘍組織を受け入れ，患者由来「肉腫」モデルの樹立をはじめた．ルーチンにがんモデルを作製するのと並行して，患者由来「肉腫」モデルを効率よく樹立するための技術開発や，樹立した細胞株を用いた治療法開発の研究を行っている．

表　細胞株の提供の条件

条件内容
1．国立がん研究センターと施設間のMTAを締結していただきます．
2．輸送費実費を御負担ください．
3．大学や公的研究機関に所属される研究者には無償で御提供します．抗がん剤の開発など，事業に関係した使用にも御提供します．その場合は御相談ください．
4．論文などで成果を発表される場合，細胞株の樹立者のオーサーシップは不要です．しかし，細胞株の樹立を報告した私どもの論文をMaterials and Methodsなど適切な場所で引用してください．
5．細胞株の提供を初めて依頼される方の場合，差しさわりのない範囲で研究の内容についてお聞かせいただくことがあります．細胞株の性格によって御研究に不適切であると判断した場合は，御提供をお断りすることがあります．
6．細胞株を樹立した腫瘍組織を移植して樹立したゼノグラフト（PDX）もあります．PDXは有限な試料なので，その提供条件については御問合せください．

おわりに

　　患者由来「希少がん」モデルの構築は，あらゆる希少がんにとって重要である．希少でサンプルが得難いがんのモデルを構築し普及させる方法を確立したい．本邦では医療均霑化が進んでおり，特定の一施設だけの希少がん症例では明らかにサンプルが不足する．必要とされるモデルの多様性〔細胞株，オルガノイド，PDX（同所性，異所性）など〕を考慮すると，がんモデルの研究は多施設にわたり国際的にそして学際的に進める必要があるだろう．そのための活動の一環として，講演会「患者由来がんモデル」を毎年開催し，情報交換の場を設けさせていただいている（https://www2.aeplan.co.jp/pdcm2019/）．このような社会的な活動を国際的に広げ，患者由来がんモデルの課題をいろいろな分野の方と共有し，研究基盤の活用を促進していきたい．

◆ 文献

1）Gatta G, et al：Eur J Cancer, 47：2493-2511, 2011
2）Tamaki T, et al：Cancer Epidemiol, 38：490-495, 2014
3）Gatta G, et al：Lancet Oncol, 18：1022-1039, 2017
4）Taylor BS, et al：Nat Rev Cancer, 11：541-557, 2011
5）Hattori E, et al：Cells, 8：doi:10.3390/cells8020157, 2019

II 新規患者由来細胞株・CDX (cell-derived xenograft)

4 がん関連線維芽細胞の樹立

石井源一郎

はじめに

　がん組織では，がん細胞の周りに線維芽細胞，炎症細胞（リンパ球，単球/マクロファージ），血管構成細胞，などの間質細胞が多数存在する．これら間質細胞は，がん細胞の増殖・生存能，浸潤能，転移能といった悪性像に，さらにはさまざまな薬物治療に対する反応性に決定的な影響を与える細胞集団である．すなわち，がんの悪性像や治療反応性は，がん細胞自身が有する遺伝的，生物学的因子（内因性因子）だけでなく，間質細胞により影響を受ける因子（外因性因子）にも規定されているのである．このような線維芽細胞は，CAFs（cancer associated fibroblasts）ともよばれており，間質細胞の中で最も多量に存在する細胞の一集団である．多くの試験管内モデル，動物実験モデルは，CAFsがさまざまなメカニズムで腫瘍の進展あるいは薬剤耐性に促進的にはたらくことを示している[1]~[5]．しかしこれらは，少数症例のCAFsを用いた結果であり，普遍性に欠けることが知られている．CAFsの性状は症例ごとに大きく異なっており，CAFsの生物像をも含めたがん生物学の研究には，多症例のCAFsを用いた検討が必要とされる．

　CAFsの使用法には，各種がん細胞との*in vitro*共培養方法，あるいは免疫不全マウスにがん細胞と共移植する，などがある．*in vitro*の共培養法に関しては，さまざまな工夫をすることにより，研究者の独自性を発揮することも可能である．なお，実験に用いるCAFsは，使用するがん細胞と同じ臓器由来の細胞を用いることが必須とされる．例えば，肺がん細胞を用いる場合は，肺がん組織より分離培養したCAFsを，大腸がん細胞を用いる場合は，大腸がん組織より分離したCAFsを用いる．

　CAFsの安定した培養法および維持法はCAFsの質を保つために重要である．また，CAFsの表現型は，がんの種類あるいは症例ごとに大きく異なっていることが知られている．可能ならば，最低でも5検体以上のCAFsを樹立して研究することを薦めたい．なお，患者検体を用いるため，必ずIRBの承認を受けてから実験を開始する．

準　備

□ 実験用はさみ（解剖はさみ，乾熱滅菌済み）
□ ピンセット（乾熱滅菌済み）
□ α-MEM（Minimum essential medium Eagle, alpha modi-

fication）（CAFs培養用）

- □ Penicillin-Streptomycin溶液（最終濃度1%）
- □ Trypsin-EDTA溶液
- □ FBS（最終濃度10%）
- □ CO_2インキュベーター
- □ 安全キャビネット
- □ 遠心機
- □ プラスチックピペット

⫶⫶⫶ プロトコール ⫶⫶⫶

1. CAFsの樹立法

1）切除検体より，がん組織，非がん組織を切り出す

❶ 50 mLチューブにおよそ25 mL程度のα-MEMを入れておく（2本準備する．それぞれ，がん組織用，非がん組織用）．

❷ 切除検体からがん組織を1 cm×1 cm×2 mm程度切り出し，50 mLチューブ内の培養液に浸す．コントロールとして，非がん部組織も同様の大きさで切り出し，別の50 mLチューブ内に浸す*1.

2）がん組織，非がん組織の細切

❶ 10 cmディッシュにα-MEMを10 mL添加する（2枚のディッシュを用意する．それぞれ，がん組織用，非がん組織用）．

❷ 安全キャビネット内にて，ピンセットを用いて，α-MEMに浸してあったがん組織，非がん組織を10 cmディッシュに移す．

❸ 10 cmディッシュの中で，実験用はさみを用いて，組織を2 mm程度のブロックに細切する（およそ10片程度を作製）．

3）培養法（初期）

❶ 10 cmディッシュにα-MEMを2 mL入れる．その後，ディッシュを前後左右に10回程度揺らすことにより，α-MEMがディッシュ全体に広がるようにする．培養液がディッシュ全体に広がっているのを確認する．

❷ 2）にて細切した組織細片を10 cmディッシュに均等に静置する（図1A）．α-MEMが2 mLと少量のため，組織細片は浮遊せず，ディッシュにある程度付着した状態となる（ここは重要）．

❸ CO_2インキュベーター内に静置する．なお，われわれの分野では，通常の培養用CO_2インキュベーターとは異なるインキュベー

*1　消化管，特に大腸がんなどから検体を採取する場合は，50 mLチューブにPBS+1% Penicillin-Streptomycinと切り出した組織をいれ，数回チューブを振盪し，新しい溶液に入れ替える．この作業を数回くり替えす．本操作はコンタミネーションを避けるための手技である．

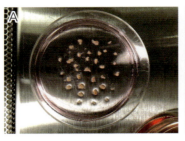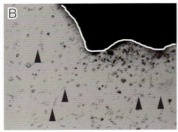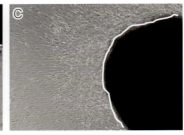

図1　がん関連線維芽細胞（CAFs）の樹立
A）細切した組織を 10 cm ディッシュに静置した写真．培地は 2 mL 程度であり，組織がディッシュに直接付着している．
B）静置後 1 週間の顕微鏡画像．組織片（白枠）の周りに，多数の単核球，および紡錘形細胞が認められる．矢印が紡錘形細胞である．C）組織片の周囲に，無数の線維芽細胞が増殖している．

ターにて培養を行っている[*2]．

4）培養法（中期）

❶ 翌日，α-MEM を新鮮な培地に変換する．

❷ 2 日ごとに，新鮮な α-MEM 培地に変換する．組織が付着していたら培地を 3 mL に増やす．症例により異なるが，おおよそ 1〜2 週間のうちに，組織切片周囲に紡錘形の細胞が増殖してくるのを確認できる（図1B）．ある程度増殖が確認できた時点で（図1C），組織切片を除去し，10 mL の α-MEM 培地で 1 回洗浄する．その後，10 mL の α-MEM 培地を添加し，さらに 1 日培養を続ける（2 日以上は放置しない）．

5）培養法（後期）および保存法

❶ Trypsin-EDTA を 1 mL 添加し，室温で 3〜5 分間静置して紡錘形細胞をはがす．これらを集め，6 cm ディッシュにて培養する．6 cm ディッシュがセミコンフルエントになった時点で，10 cm ディッシュへまき直す．

❷ 10 cm ディッシュにて細胞がコンフルエントになった時点で回収し，5 枚の 10 cm ディッシュに細胞を播種する．適宜細胞を凍結チューブに入れ，−80℃の deep freezer あるいは液体窒素内にて保管する[*3]．なお，この時点を passage 1 とする．

2. 実験使用前の準備

通常の CAFs およびコントロール線維芽細胞は，紡錘形の形を呈しているが，その形態は症例により異なっている（図2）．したがって，症例ごとに写真を撮っておくことが望ましい．

❶ 実験に用いる前には，フローサイトメトリーあるいは蛍光免疫染色などにて，上皮系マーカー（ケラチンなど），平滑筋マーカー

[*2] 稀ではあるが，コンタミネーションを起こすことも考慮すること．

[*3] 初代培養細胞のため，原則 PCR などにより，マイコプラズマのチェックを行ってから保存，使用すること．

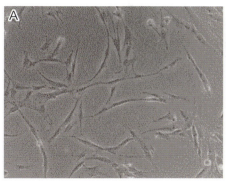 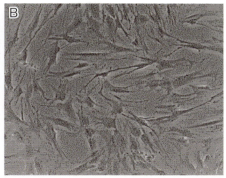

図2 樹立したCAFsの顕微鏡像（症例により，形態が異なる）
A）比較的細長い形態を有するCAFs．B）星芒形の形態を有するCAFs．

（desmin），神経細胞マーカー（S-100，GFAP），中皮細胞マーカー（calretinin），血管内皮細胞マーカー（CD31，CD34），血球系細胞マーカー（CD45，CD68など）の発現を測定することにより，他種細胞が混在していないことを確認する[*4][*5]．

3. CAFsの継代および保管

1）継代

通常，10 cmディッシュにコンフルエントになった時点で，CAFsの総数は$2×10^6$程度である．しかし，症例により形態が異なり，コンフルエント時の細胞数も異なるため，必ず症例ごとのCAFsの性状（形態，増殖速度，コンフルエント時の総細胞数）を把握しておく必要がある．一つひとつの細胞が大きい症例では，コンフルエントの細胞数が$1×10^6$以下のこともある．

❶ 10 mLのPBSにて洗浄後，Trypsin-EDTAを1 mL添加する．細胞がすべて剥がれたのを確認後，9 mLのα-MEMを添加し，50 mLチューブに回収する．

❷ 1,500 rpmで2分間遠心分離後，ペレットを1 mLのα-MEMで懸濁する（必要に応じて，細胞数のカウント）．α-MEM 9 mLを添加後，再度懸濁する．

❸ 10 cmディッシュに7 mLの新鮮なα-MEMを添加する．上記の細胞懸濁液を3 mL，10 cmディッシュに加え，前後左右に緩やかに揺らすことにより，均一な細胞溶液にする．おおよそ，3〜4日でコンフルエントに達するはずである．

2）保管

通常の培養細胞の保管と全く同様に行う．なお，通常のCAFs（非

*4 培養初期は，組織球あるいはがん細胞などもディッシュ内に混在しているが，数回のTrypsin処理により，組織球，マクロファージなどはとり除かれる（組織球，マクロファージは通常のTrypsin-EDTA法では剥がれない）．また，がん細胞は通常の培養法では増殖をすることが難しく，10 cmディッシュ内にてCAFsがコンフルエントになった時点では，がん細胞の混入の影響はほとんど考えなくて良い．

*5 平滑筋マーカーとしてSMA（smooth muscle actin）が有名であるが，本分子は，活性化型CAFsでは高頻度に陽性となる．したがって，平滑筋の混在確認にはSMAを用いてはいけない．また，単球マーカーCD14もしばしばCAFsの一部が陽性を示す．おそらく，単球由来のCAFsも混在しているものと考えるが，これらを除く必要はない．そもそもCAFsはヘテロな細胞集団であることを認識して実験に用いるべきである．

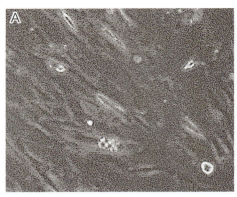 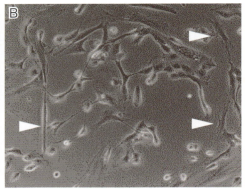

図3 増殖が停止したCAFsの形態
A）胞体が広くなり，不整形を呈する細胞が多くを占めている．B）細胞質が高度に延長した形態を呈する細胞が混在（▷）．

がん部由来の線維芽細胞も含む）を長期間継代し培養を続けると，細胞老化を起こし，増殖が低下して実験に使用ができなくなる（図3）．老化した細胞は，形態が紡錘形の均一な形態を呈さず，細胞質が延長したり，細胞自体が丸くなったりする．これらは，継代数が少ない細胞と比較して生物像が異なることも知られているため，通常の実験に用いてはいけない．われわれの分野では，継代数が10未満の細胞を用いている．なお，こうした形態変化を観察した場合，あるいは増殖が通常に比べて明らかに低下した場合は，即座に当該細胞を破棄し，継代数が少ない細胞を用いる．継代数が少ない細胞は貴重なため，実験中に余ったからといって破棄せず，保管することに努める．

保存細胞が少ない場合は，寿命の延長をすることも可能である．具体的には，hTERT遺伝子およびCDK4mut遺伝子を遺伝子導入してやることにより，寿命の延長が可能である．詳細な方法に関しては，Hashimoto H, et al：J Cancer Res Clin Oncol, 143：1409-1419, 2017を参考にされたい．

実験例

普通に行えば，ほぼ100％の確率でCAFsおよびコントロール線維芽細胞を樹立することが可能である．しかし，大腸がんなどの症例においては，採取時の洗浄が不十分であるとコンタミネーションを起こすことがある．培養過程でコンタミネーションを起こす可能性がある場合は，検体採取時に，抗生物質入りの溶液で数回洗浄することを推奨する．

自験例では，膵の非がん部組織由来線維芽細胞の樹立が困難であった．一般に，CAFsの

樹立には問題はないが，臓器により，非がん部からのコントロール細胞が採取できない可能性には留意しておきたい．

利用法，技術支援の方法，入手法

1. 利用法

in vitro，in vivo のアッセイにおいて，さまざまな使用法が考えられる．

・CAFs の培養上清を採取することにより，CAFs が産生する液性因子が，がん細胞の増殖あるいは浸潤に与える影響を検討することができる．

・CAFs とがん細胞を共培養することにより，がん細胞の増殖あるいは薬剤感受性に及ぼす影響を検討することも可能である．この際，がん細胞を GFP，CAFs を RFP などの別々の蛍光でラベリングしておくことにより，がん細胞と CAFs を分けて解析することができる．

・CAFs 含有オルガノイドを作製することも可能となる．自験例では，肺腺がん細胞株 PC-9 細胞は，がん細胞のみではきれいなスフェアを形成できなかった．しかし，CAFs との混合培養により，スフェアを形成することが可能となり，がん細胞の増殖に与える影響を検討することが可能となった．

・がん細胞と CAFs を，免疫不全マウスに共移植することにより，がん細胞の生着に及ぼす影響を検討することができる．留意すべき点として，マウス生体内では，共移植したヒト CAFs は，やがてマウス CAFs に置換されることがあげられる．われわれの経験では，2 週間程度であるならば，マウスにて生着したゼノグラフト内にヒト CAFs は残存していたが，1 カ月後の腫瘍内ではほとんど残存していなかった．したがって，長期にわたる in vivo の実験を行う場合には，結果の解釈に注意が必要である．

2. 技術支援

技術支援に関しては，問い合わせにより対応を行う．困難な技術などは一切必要とされないため，容易に研究を開始することが可能である．一方で，さまざまな使用法が考えられうるため，各研究者のアイディアが必要とされる．CAFs に対して，標的とする遺伝子の過剰発現，ノックダウンも容易に行うことができる．レンチウイルスベクターを用いた際の感染効率もうまくいけば 70〜80％に達するため，sorting などの手間は必要とされない．

3. 入手法

内外部のアカデミア研究者に対しては，共同研究の一貫として提供している．企業とは，施設間の共同研究契約が必須であり，有償 MTA では提供していない．

トラブルへの対応

■**培養過程でコンタミネーションを起こす**
　→上述したが，検体採取時に，抗生物質入りPBSで数回洗浄する．

■**CAFsが生えてこないあるいは形態的に別の細胞が生えてくる**
　→稀に，中皮細胞などが生えてくることがある．こうしたケースが続く場合は，奨膜を除いて組織を細切することを薦める．なお，症例により線維芽細胞が全く生えてこないことがあるが，その症例の特性と考える．

■**CAFsの増殖が遅い**
　→マイコプラズマのチェックを行う．継代数が少ない細胞に切り替える．あるいは寿命の延長を行う．血清のロット，メーカーによる違いを詳細に検討したことはないが，おそらくそれらが増殖性に与える影響（顕著な増殖性の違い）はほとんどないと思われる．

◆ 文献
1) Orimo A & Weinberg RA：Cancer Biol Ther, 6：618-619, 2007
2) Straussman R, et al：Nature, 487：500-504, 2012
3) Yoshida T, et al：Clin Cancer Res, 21：642-651, 2015
4) Ishii G, et al：Adv Drug Deliv Rev, 99：186-196, 2016
5) Sugimoto H, et al：Cancer Biol Ther, 5：1640-1646, 2006

Ⅱ 新規患者由来細胞株・CDX (cell-derived xenograft)

5 まとめとその他，国内で樹立された患者由来細胞株の情報

佐々木博己

　本稿では，Ⅱ章で紹介した患者由来細胞株の樹立数，特徴，問い合わせ先をまとめ，さらに国内の他の研究者（施設）で樹立されたものの情報を加えた（表）．細胞株の樹立を行っている研究者はまだいらっしゃるが，比較的最近の情報を追記した．

表　本書で紹介された，または国内で樹立された主な患者由来細胞株の情報

項目	がん種と解説（文献含む）	特徴	問い合わせ先
Ⅱ章-2	腹膜再発性がん：胃がん（65例117株），膵がん（57例76株），卵巣がん（11例12株），および胃-食道接合部がん，胆管がん，中皮腫，脂肪肉腫，乳がん，腎がん（計11株） 食道扁平上皮がん亜株：52種の食道扁平上皮がん細胞株のうち，腫瘍形成能が低い12株のなかから，8株について増強した亜株を樹立	胃がんと膵がん細胞株は免疫不全マウスの移植腫瘍（CDX）モデルも構築されており，胃がん大多数は低分化型腺がん，膵がんは低，中，高分化型に分かれる．食道扁平上皮がんを含めて，ゲノム，トランスクリプトーム情報も付与されている．	著者 （国立がん研究センター研究所）
Ⅱ章-3	非常に多様な肉腫について，約300例から40種を超える細胞株とCDXを樹立	希少なものから，若年性のものを含む．	著者 （国立がん研究センター研究所）
Ⅱ章-4	食道，胃，大腸など消化器や肺由来の線維芽細胞，各がん由来のがん関連線維芽細胞株	線維芽細胞は，部位ごとに特徴的な遺伝子発現プロファイルと生物学的特性をもつ．	著者 （国立がん研究センター EPOC）
Ⅴ章-5	胃がん患者外科切除検体からPDXを樹立，さらにプレート培養で分化型（10例10株），低分化型（20例20株，腹水由来7株含む）の細胞株を樹立	同一症例で，PDX，細胞株，CDXの3点セットを提供可能である．分化型胃がん由来の細胞株は公的バンクでも10株もない．	著者 （国立がん研究センター EPOC）
その他	胆のうがん細胞株（20種ほど） Arai Y, et al : Hepatology, 59 : 1427-1434, 2014 PMID : 24122810	胃がん，食道扁平上皮がん，肝がん，膵がんと同様に，東アジアに多い難治がんで新薬開発で注目されている．	責任著者 （東京大学医科学研究所）
その他	胃，食道，肺，子宮などの正常組織由来不死化細胞株 卵巣がん（組織型情報のある数10株）	正常組織由来不死化細胞株はがんの発生，進展の基礎研究に有用である．卵巣がんで病理組織型が明確な細胞株は公的バンクでも少ない．	国立がん研究センター FIOCのHP

注：樹立数は，本書の記載をさらに更新したものも含まれる．特徴は，著者の所見を含む．

III

スフェロイド

Ⅲ　スフェロイド

1 臨床がんのスフェロイド培養法
その特徴と臨床応用に向けた課題

岡本康司

はじめに

　臨床がんは，さまざまな非がん細胞や細胞間組織が構成するがん微小環境の中で，三次元的な広がりを保ちつつ増殖する．このようながん本来の環境中で，細胞間の相互作用，低酸素や低栄養状態などの培養条件が，がん増殖の制御に重要な影響を与えると考えられる．しかしながら，通常がん細胞の培養に用いられる血清培地下の二次元培養では，がん本来の培養条件を再現することは難しいと考えられ，そこで観察されるがん細胞のふるまいは必ずしも臨床がんとは同じであるとは限らない．このような背景の元に，がん本来の特性を *in vitro* で保つことを目的として，さまざまな三次元培養法が開発されてきた[1]．その代表的な培養法としては，オルガノイド培養法（Ⅳ章）があげられるが，ここでは別の臨床がん三次元培養法であるスフェロイド培養法について解説する．

スフェロイド培養法の種類

　スフェロイド培養法は，細胞を低接着プレート上で浮遊培養し細胞間接着を促すことにより，スフェロイド（球状体）としての増殖を促進する方法であるが，臨床検体の培養法としてはいくつかの変法がある[2)3)]．大別すると，臨床検体の有する組織構成をできるだけ損なわずに培養をめざす方法論と，酵素処理を行うことにより細胞の継代培養をめざすやり方がある．Ⅳ-7で解説されるCTOS法においてもスフェロイド形成を伴う培養が行われるが，方向性としては前者に近く，細胞の極性，接着性などを保存した形での培養が行われる．一方，後者においては，酵素処理により細胞をかなりの程度分離し，一般細胞株に近い形での継代培養を行うが，細胞株のもつ研究上の利便性を備えている．本稿においては，後者の継代培養可能なスフェロイド培養について，われわれの研究室の知見を交えて紹介したい．

スフェロイド培養の背景・歴史

　スフェロイド培養法は当初，正常神経幹細胞および胚細胞の培養法として確立された．これらは，スフェロイド培養が幹細胞性をもった細胞の生存増殖に適していたからであり，実

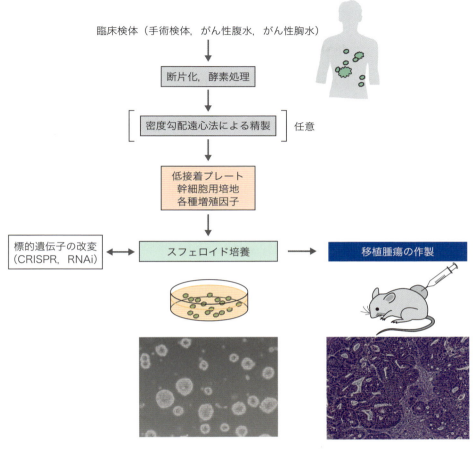

図　臨床検体由来スフェロイドを用いた研究の流れ

際スフェロイド培養に用いられる培地はES培養に用いられる培地を改変したものである．これらの培養法によりグリオーマ幹細胞の*in vitro*培養系が樹立されたが，その後他の固形がん腫にも転用され，これらのがん腫でのがん幹細胞の解析に使われている．すなわち，スフェロイド培養法は，幹細胞性を有した細胞の増殖に適した培養法として成立，発展してきた培養法であり，発表された論文もがん幹細胞の解析を目的としてなされた研究が多い．

培養法の実際についてはⅢ-2を参照いただきたいが，一般に樹立したスフェロイドの免疫不全マウスへの移植により，元の腫瘍と同様の病理像を呈する腫瘍の再構成が可能である（図）．これらの事実は，スフェロイド培養で保存されたがん幹細胞により腫瘍組織の再構成が可能であることを示唆している．以下，個々のがん腫におけるスフェロイド培養の現状について解説する．

臨床がん検体由来のスフェロイド培養

1. グリオーマ

　当初，正常神経細胞由来のスフェロイド培養は，マウスおよびヒト検体（Neurosphere）で報告されたが[4]，免疫不全マウスに移植することにより臨床がんと同様の移動能，分化能を示した．さらに表面マーカーの解析により，CD133が幹細胞に特異的なマーカーとして同定された[5]．その後，ヒトグリオーマ由来がん幹細胞のスフェロイド培養が，2003年にDirksのグループより報告された[6]．樹立されたスフェロイドにおいては，正常細胞と同じくCD133陽性細胞が，自己複製能，増殖能，分化能などの幹細胞性を有する細胞群として同定されたが，その後の研究により，CD133陰性細胞群も幹細胞性を示すことが報告されており，CD133の幹細胞マーカーとしての重要性は明らかではない．このようにして樹立されたグリオーマ由来スフェロイドは，従来型の細胞株よりも，元の腫瘍の遺伝子型，遺伝子発現プロファイル，生物学的特性をよりよく反映することが報告されている[6]．

2. 乳がん

　Neurosphereの報告に続き，同様の培養法を用いたヒト正常乳腺組織からのスフェロイド形成（Mammosphere）が，2003年に報告されたが[7]，樹立された細胞は，自己複製能，分化能などの幹細胞としての特性を有していた．その後，同様のプロトコールを用い，2005年に長期培養が可能な乳がん由来のスフェロイド形成が報告されたが，樹立された乳がんスフェロイドは，CD44などの幹細胞マーカーを発現し，腫瘍形成能を示していた[8]．その後，乳がん由来のスフェロイドは，乳がん幹細胞の解析や，乳がんの組織多様性，シグナル経路の解析[9]，抗がん剤探索などの研究に用いられている．

3. 大腸がん

　ヒト大腸がん由来のスフェロイドは，最初は幹細胞マーカーCD133を指標として樹立された．樹立された大腸がんスフェロイドは，免疫不全マウスへの移植実験により，元の腫瘍と類似の病理像を呈する腫瘍を再構成したが[10]，これらのスフェロイドを用いて，がん幹細胞特性，治療抵抗性，転移能などの解析がなされている．われわれのグループでは，ヒト大腸がん由来スフェロイドの形成に関する条件検討を行い，Rhoキナーゼ（ROCK）阻害剤により，スフェロイド形成能が顕著に促進されること，それらの効果がCD44などの幹細胞マーカーの誘導を介していることを報告している[11]．

4. 卵巣がん

　臨床がんからの卵巣がんスフェロイドの最初の報告は，腹水中のがん細胞の培養によるものであった[12]．腹水中において転移卵巣がんは，スフェロイド様の凝集体を形成することが報告されており，スフェロイド培養は，腹水中での増殖状態を模倣していることが示唆されている．培養スフェロイドの解析より，卵巣がん幹細胞マーカーの候補として，CD44，CD133，ALDHなどが報告されている．われわれのグループでは，主にがん腹水中の卵巣

がん細胞由来のスフェロイド培養を行っており，これまでの研究で，これらの細胞の培養をROCK阻害剤が促進すること，ALDHの発現が幹細胞マーカーとしてのみならず，がん幹細胞の増殖にも機能的にも重要であることを示している[13]．

5. その他のがん

上にあげたがん腫に加えて，前立腺がん由来のスフェロイド培養が報告されている．また，他のいくつかの泌尿器がん，婦人科がんからのスフェロイド培養も可能であり（Ⅲ-3，4を参照），かなりの種類のがん腫において，スフェロイド培養法は応用可能であることが示唆される．

おわりに

以上述べてきたように，スフェロイド培養法は腺がんを中心としたさまざまな種類の臨床がんの培養法として応用可能であり，これらの免疫不全マウスへの移植腫瘍作製により，オリジナル腫瘍の再構築モデルへの展開や，CRISPR技術との組合わせで腫瘍の遺伝学的解析も可能であると期待される．一方，培養の成功頻度はがん腫によりさまざまであり，より一般的な方法論として普及させるためには，培養方法のさらなる改善が望まれる．また，がん腫の悪性度により培養の成功確率が左右されることも多く，一般に正常検体からのスフェロイド培養は難しいとされる．この点は，正常検体や良性腫瘍からも培養が可能なオルガノイドに比べて克服すべき今後の課題といえる．今後は，がん幹細胞を優先して培養しうる特性を生かして，がん幹細胞を標的とした治療法構築などに向けた研究に生かすのも一つの方向性ではないかと考えられる．

◆ 文献

1 ）Pampaloni F, et al：Nat Rev Mol Cell Biol, 8：839-845, 2007
2 ）Weiswald LB, et al：Neoplasia, 17：1-15, 2015
3 ）Ishiguro T, et al：Cancer Sci, 108：283-289, 2017
4 ）Reynolds BA & Weiss S：Science, 255：1707-1710, 1992
5 ）Uchida N, et al：Proc Natl Acad Sci U S A, 97：14720-14725, 2000
6 ）Singh SK, et al：Cancer Res, 63：5821-5828, 2003
7 ）Dontu G, et al：Genes Dev, 17：1253-1270, 2003
8 ）Ponti D, et al：Cancer Res, 65：5506-5511, 2005
9 ）Tominaga K, et al：Oncogene, 36：1276-1286, 2017
10）Ricci-Vitiani L, et al：Nature, 445：111-115, 2007
11）Ohata H, et al：Cancer Res, 72：5101-5110, 2012
12）Bapat SA, et al：Cancer Res, 65：3025-3029, 2005
13）Ishiguro T, et al：Cancer Res, 76：150-160, 2016

Ⅲ スフェロイド

2 卵巣がん，大腸がん臨床検体のスフェロイド培養

山脇　芳，大畑広和，岡本康司

はじめに

　近年，多くのがん腫において，再発・転移・治療抵抗性の本態となるがん幹細胞（cancer stem cell：CSC）の存在が示唆されており，がん幹細胞をターゲットとする治療が新たながん治療戦略の一つとして注目されている．がん幹細胞を *in vitro* で濃縮して培養することができれば，がん幹細胞の特性を詳細に解析することが容易となる[1]．われわれの研究室ではこれまでに，がん幹細胞が無血清，非接着培地において球状体（＝スフェロイド）を形成し増殖する性質を利用して，患者由来卵巣がんおよび大腸がんスフェロイドの三次元安定培養法を確立している．この系によって培養される球状形態を呈したスフェロイドは，造腫瘍能・幹細胞マーカー発現・分化能を有していることを確認しており，がん幹細胞特性をもつ細胞集団であることが示されている[2]～[5]．このようにして樹立されたスフェロイドは，多くの場合半永久的な増殖，継代が可能であると考えられ，これらの細胞を用いた研究において，実験の再現性が担保できる．本稿では，卵巣がんスフェロイドを中心に，臨床検体からの初代培養および継代培養法について解説する．

準　備

□ **CSC 基本培地**[*1][*2]
  A）GlutaMAX™ 含有 DMEM/F-12培地（#10565018）　　　500 mL
  B）StemPro® hESC サプリメント（#A1000601）　　　　10 mL
  C）25% ウシ血清アルブミン（BSA）（#A1000801）　　　39.6 mL
  D）100 μg/mL FGF-Basic（AA10-155）REC HU（#PHG0021）44 μL
  E）10,000 U/mL Penicillin-Streptomycin（#15140-122）　5 mL
  F）55 mM 2-メルカプトエタノール（#21985-023）　　　1 mL

□ **超低接着表面ディッシュ**（コーニングインターナショナル社，#3471 など）

□ **Y-27632**（富士フイルム和光純薬社，#3471）10 mM[*3]

□ **Insulin**（ロシュ・ダイアグノスティックス社，#11376497001）10 mg/mL[*4]

□ **Accumax**（Innovative Cell Technologies社，#AM105）あるいはAccutase（サーモフィッシャーサイエンティフィック社，

[*1] すべて，サーモフィッシャーサイエンティフィック社．

[*2] A〜Fを室温に戻した後，B〜FをAの容器に入れて転倒混和する．50 mLチューブに分注し，−20℃で保存する．使用するときは，37℃で加温して溶解してから使用する．溶解後に残った培地は短期間なら4℃で保存可能であるが，後日再使用する場合，1/550の分量で還元剤であるFを添加する．

[*3] 滅菌水で溶解し10 mMに調整したY-27632（分子量338.27）を1.5 mLチューブに分注し，−20℃で保存する．溶解後は4℃で保存し再凍結は行わない．

- #A11105-01）
- □ STEM-CELLBANKER GMP grade（日本全薬工業社，#CB045）
- □ 2 mL クライオジェニックバイアル（コーニングインターナショナル社，#431386）
- □ HistoDenz（シグマ アルドリッチ社，#D2158）30% HistoDenz/PBS[*5]
- □ Collagenase D（ロシュ・ダイアグノスティックス社，#11088858001）1 mg/mL
- □ DNase I（ロシュ・ダイアグノスティックス社，#11284932001）1 μg/mL
- □ ACK lysing buffer（サーモフィッシャーサイエンティフィック社，#A10492-01）

[*4] 滅菌水で溶解し10 mg/mLに調整し，1.5 mLチューブに分注し－20℃で保存する．溶解後は4℃で保存し再凍結は行わない．

[*5] PBSで溶解し，30% Histo-Denz/PBSを作製する．溶解後にフィルターシステム（コーニングインターナショナル社，#430767）を用いて滅菌し，4℃で保存する．

プロトコール

1. 患者由来スフェロイド細胞の培養法

1) CSC培地の調製[*6][*7]

事前に調製し凍結保存しておいたCSC基本培地を37℃に加温して溶解する．使用前にROCK阻害剤であるY-27632を20 μMになるように添加する．

2) 細胞の播種[*8]

10 cm 超低接着表面ディッシュにCSC培地10～12 mLを入れる．次に，500～1,000 μLのCSC培地で懸濁した，単離されたスフェロイド細胞をディッシュに播種する．通常は播種後数日で小さなスフェロイドとして認められるようになり，以後は球状に増殖する（図1）．

[*6] 卵巣がんスフェロイド培養ではさらにInsulinを10 μg/mLになるように添加する．

[*7] 10 mMのY-27632，10 mg/mLのInsulinを培地1 mLに対してそれぞれ2 μL，1 μLの量で添加する．

[*8] 播種に適当な細胞数は種類によって異なるが，一般に10 cmディッシュでおおむね1×10^5～1×10^6 cells程度である．初代培養直後の細胞は，播種する細胞密度が低いと生存率に影響することがあるので注意する．

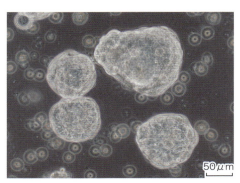

図1 卵巣がんスフェロイド細胞

3) 培地交換[*9][*10]

❶ ディッシュを傾けた状態で30秒間〜1分間ほど静置し，スフェロイドを傾けた底部に沈殿させる．

❷ 培地上清3〜4 mL（全体量の1/3程度）をピペットでゆっくりと吸引して除去する．

❸ 除去した培地の1割増程度の新しいCSC培地を添加する．

4) 継代培養[*11]

❶ スフェロイド細胞をすべて50 mL遠心チューブに回収する．10 mLのPBS（−）でプレートを洗浄してすべての細胞をチューブに回収する．遠心分離（1,200 rpm，3分間）してスフェロイドを回収し，上清を除去する．

❷ 10 mLのPBS（−）によりスフェロイドを懸濁，遠心分離後上清を除去する．

❸ AccumaxもしくはAccutaseを1 mL加えて2〜3回軽くピペッティングをした後，37℃で10分間保温する．

❹ フィルター付き1,000 μLチップの先に，フィルターなし200 μLチップを装着し，15〜20回程度ピペッティングする．十分な細胞単離が必要な際には，再度37℃保温とピペッティングをくり返す．

❺ PBS〔−〕で10 mLに希釈し，遠心分離する．上清を除去し，1 mLのCSC培地で懸濁する．細胞数を計測し，培養を開始する（〜1×10^5 cells/mL）．

5) 凍結保存[*12]

❶ 凍結保存の際は4）の操作で回収した細胞を〜1×10^6 cells/mLの密度で500〜1,000 μLのSTEM-CELLBANKER中で懸濁する．懸濁液をクライオジェニックバイアルに移し，−80℃，続いて液体窒素中で保存する．

❷ 凍結細胞を使用する際には，37℃で1分間ほど加温し溶解させた後，遠心分離し，上清を除去する．1 mLのCSC培地で底部の細胞を懸濁しプレートに播種する．

2. 卵巣がん患者腹水からのがん細胞回収および初代培養法[2)4)]

1) 腹水の受取[*13]

手術もしくは腹腔内穿刺により採取されたがん性腹水を用いる．腹水細胞診の結果が陰性および疑陰性の症例からの培養成功率は一般に低い．採取された腹水はすみやかに培養処理に使われるが，輸

[*9] 培地交換は3日に1回程度行う．

[*10] コンタミネーションに十分注意して操作を行う．

[*11] 通常，細胞の播種から7〜12日後に継代を行う．

[*12] 凍結融解操作後の生存率に問題がある症例もあり，その場合は，細胞密度をより高くした状態で培養を開始する．

[*13] 培養に用いる腹水量が多い方が樹立成績もよい傾向にある．

送などの事情によりやむをえない場合には4℃で保存し24時間以内に培養を開始する.

2) 細胞の回収*14

① 50 mLチューブに分注した腹水を1,200 rpm, 10分間遠心分離を行い, 上清を除去する.

② 沈殿した細胞を2 mLのCSC培地で懸濁して回収する.

3) 密度勾配遠心法による腹水中がん細胞の単離回収（任意）

① 15 mLチューブにあらかじめ2 mLのCSC培地を入れておく.

② 2) で回収した細胞懸濁液を30% HistoDenz/PBS 8 mLと混和し, 10 mLとする.

③ 準備しておいたチューブの2 mL CSC培地の下に, 細胞-Histodenz懸濁液10 mLを, ピペッターを用いて, 混和しないようにゆっくりと流し込むようにいれる（計12 mLとなる）.

④ 遠心分離（1,500 rpm, 20分間）を行うと, 中間層にがん細胞を含む白濁した細胞層を観察できる. 一方, 赤血球などの密度の大きい細胞はチューブの底部に沈殿する（図2）.

⑤ 最上部の上清を500 μL除去し, その下層にあるがん細胞を含む層を2 mL程度分取し新しい15 mLチューブに回収する.

4) 超低接着プレートへの細胞播種

① 密度勾配遠心によって単離回収した細胞懸濁液に5〜10倍量のPBS（−）を加えて洗浄し, 遠心分離（1,200 rpm, 5分間）して細胞を沈殿させる.

② 上清を除去し, 細胞をCSC培地で懸濁し, 超低接着ディッシュに播種して培養を行う. 細胞数に応じて使用するディッシュを選択する.

*14 腹水を4℃で保存した場合や時間が経過した場合に, 腹水中の成分がゼラチン様に固化して析出してしまうことがある. その場合, 析出物は目の荒いセルストレイナーなどを用いて除去する.

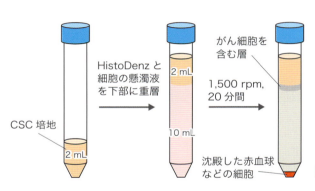

図2 密度勾配遠心法によるがん細胞の単離回収

5）初代培養

　細胞播種後，半日以内にディッシュを観察する．マクロファージなどの血球系細胞がディッシュへ接着していることがあり，その際には浮遊している細胞のみを回収し，新しいディッシュに再度播種を行う．培地交換は2〜3日に1回行うが，初回の継代は細胞数が十分増えてから行う．また，最初の数回の継代では完全に細胞を単離せず，より穏便な操作で継代培養を行う．われわれのグループでは，5回以上の継代後もスフェロイド細胞が形成され，細胞増殖により十分な細胞数が確保できた時点で樹立成功としている．また，できるだけ早い時点で凍結保存を行う（**1.5**）を参照）．

3. 大腸がん手術検体からのがん細胞回収および初代培養法[3) 5)]

　大腸がん手術検体からの回収および初代培養法の概略について記載した．上述したように，大腸がんスフェロイドの継代培養における基本的操作は，卵巣がんスフェロイドの培養法とほぼ同じである．

❶ 手術により採取された大腸がん組織は，カミソリ刃などを用いて破砕する．

❷ 50 mL遠心チューブに破砕した大腸がん組織を回収し，1 mg/mL Collagenase D，1 μg/mL DNase I を加えて，37℃で30〜90分間振盪する．

❸ 酵素処理後に組織が残った場合は，70〜100 μmセルストレイナーを用いて除去する．また，血液の混入が多い場合，ACK lysing buffer を用いて赤血球を除去する．

❹ 1,200 rpmで5分間遠心分離を行い，上清を除去後，再度10 mL PBS（−）により洗浄する．

❺ 細胞をCSC培地で懸濁し，超低接着ディッシュに播種して培養を行う．

■ 入手法

　内部アカデミアの研究者とは，研究目的，期間，成果の取り扱いなどを明記した有体物移動合意書（Material Transfer Agreement：MTA）のもと，原則無償で提供している．企業とは，施設間の共同研究契約または有償MTAで提供している．

トラブルへの対応

■**継代培養後にスフェロイドが形成されない場合**

→スフェロイドによっては，継代培養における酵素処理や物理的操作によって細胞生存率が低くなってしまう場合がある．その場合には，酵素処理時間を短縮し，ピペッティングによる分離操作も少なくする．また，播種するディッシュのスケールを小さくし，細胞密度を高く保つことで生存率の上昇が時折観察される．

■**スフェロイド細胞が単離されない場合**

→フローサイトメトリー解析やシングルセル発現解析，細胞数の計測が必要な実験などではスフェロイドを完全に単離する必要があるが，症例によってはうまく単離されないことがある．その場合，酵素処理とピペッティング操作の回数を増やすことや，1回の酵素処理時間を長くすることでうまく分離される場合が多い．一方，このような処理後にはトリパンブルー染色などにより，細胞の生存率が低下していないことを確認する必要がある．

◆ 文献

1）Ishiguro T, et al：Cancer Sci, 108：283-289, 2017
2）Ishiguro T, et al：Cancer Res, 76：150-160, 2016
3）Ohata H, et al：Cancer Res, 72：5101-5110, 2012
4）山脇 芳，岡本康司：月刊細胞，49：108-111，2017
5）大畑広和，岡本康司：月刊細胞，49：320-323，2017

Ⅲ　スフェロイド

3　子宮内膜・体がんの幹細胞（SP細胞）の分離と培養法

松村友美子，吉田祥子，加藤聖子

はじめに

　近年，胎児組織と同様に，皮膚・筋肉・血液・神経などさまざまな成体組織にも自己複製能と多分化能をもつ幹細胞の存在が報告され，がん組織の中にも，自己複製能と多分化能をもつCSC（cancer stem cell）の存在が報告されている．このCSCを含むがん細胞の細胞集団は，含まない細胞集団に比べ，悪性度が高く，腫瘍抵抗性や転移能に関与すると考えられている．

　いくつかの組織やがんでは，幹細胞マーカーが報告されているが，われわれはマーカーが不明な組織およびがん組織の幹細胞を同定する手段として，DNA結合色素Hoechst33342で細胞を染色し，UVで励起させた際，450/600 nmの波長を暗く発現している細胞集団SP（side population）細胞を分離する方法を用いた．このSP細胞はさまざまな組織やがん組織で幹細胞として機能することが報告されている．本稿では，われわれが行ってきた子宮内膜上皮および子宮体がんの幹細胞の同定と培養法を紹介する．

準　備

1. 組織・細胞

□ 子宮内膜組織

　子宮筋腫の診断で摘出した子宮から内膜を採取した．施設内倫理委員会の承認および患者から術前のインフォームド・コンセントを得ている．

□ 子宮体がん細胞株Hec-1

　蔵本らにより，ヒト子宮体がんの検体組織から樹立された[1]．

□ AGM（aorta-gonad-mesonephros）

　交配後10.5日のマウス胚由来間質細胞[2]（京都大学中畑龍俊教授より提供を受けた）をマイトマイシンC処理により細胞分裂を止めた後，フィーダーとして使用する．

62　患者由来がんモデルを用いたがん研究実践ガイド

2. 培養器具

- [ ] 金属製ストレーナー　32 μm 径
- [ ] 24マルチウェルプレート（2 cm²）（AGCテクノグラス社，#3820）
- [ ] マトリゲルコートディッシュ（60 mm）（コーリングインターナショナル社，#354601）
- [ ] コラーゲンコートプレート（24ウェル，60 mm）（AGCテクノグラス社，#4820-010）
- [ ] セルカルチャーインサート（0.4 μm）（コーニングインターナショナル社，#353095）
- [ ] セルストレーナー 40 μm（コーニングインターナショナル社，#352340）

3. 試薬類

- [ ] Hank's balanced salt solution（シグマ アルドリッチ社，#H6648）
- [ ] HEPES（シグマ アルドリッチ社，#H0887）
- [ ] ペニシリン-ストレプトマイシン（シグマ アルドリッチ社，#P4333）
- [ ] コラゲナーゼ A（ロシュ ・ ダイアグノスティックス社，#10103578001）
- [ ] トリプシン-EDTA（メルク社，#SM-2003-C）
- [ ] マイトマイシンC（メルク社，#475820）
- [ ] マトリゲル基底膜マトリックス High Concentration（コーニングインターナショナル社，#354248）

4. 培地

- [ ] DMEM（ナカライテスク社，#08456）
- [ ] Gly-His-Lys（シグマ アルドリッチ社，#G7387）
- [ ] L-グルタミン（シグマ アルドリッチ社，#G7513）
- [ ] インスリン（シグマ アルドリッチ社，#I9278）
- [ ] FCS（fetal calf serum，Hyclone）（GEヘルスケア社）
- [ ] MF（mesenchymal stem cell maintenance medium）培地（東洋紡社，#TMMFM-001）
- [ ] IL-6（Interleukin-6）（メルク社，#GF338）
- [ ] SCF（stem cell factor）（メルク社，#GF021）
- [ ] TPO（thrombopoietin）（メルク社，#GF347）

5. SP 細胞分離

- [ ] Hoechst33342 dye（サーモフィッシャーサイエンティフィック社，#62249）
- [ ] propidium iodide（サーモフィッシャーサイエンティフィック社，

#BMS500PI)
- verapamil（シグマ アルドリッチ社，#V4629）
- BD FACS Verse フローサイトメーター（日本ベクトン・ディッキンソン社）
- BD FACS Aria セルソーター（日本ベクトン・ディッキンソン社）

プロトコール

1. ヒト正常子宮内膜SP細胞の分離と培養

1) ヒト子宮内膜上皮細胞の分離・培養

2001年のSeliら[3]，2004年のChanら[4]の報告を元に，酵素処理と機械的操作を行う．

❶ 子宮内膜組織を掻爬し，細かく賽の目に切断する．

❷ HEPES（25 mM），ペニシリン（200 U/mL），ストレプトマイシン（200 μg/mL），コラゲナーゼ（1 mg/mL，15 U/mL）を添加したHanks' balanced salt solutionにて37℃，30分間撹拌する．

❸ 分散した子宮内膜を金属製ストレーナー（32 μm径）を通して濾過し，ストレーナーに残った細胞（Upper分画：ほとんどがCD9陽性CD13陰性上皮細胞）と通り抜けた細胞（Lower分画：CD9陽性CD13陰性の上皮細胞とCD9陰性CD13陽性の間質細胞が混じる）の2サンプルに分離する（図1，2）．

❹ 20 mg/mL Gly-His-Lys，2 mM グルタミン，80 IU インスリン，10% FCSを添加したDMEMで培養する[*1]．

*1 細胞播種密度が低いと，生着・増殖しにくいため，やや高めの播種密度を設定するとよい（＞5×10^4 cells/cm^2）．

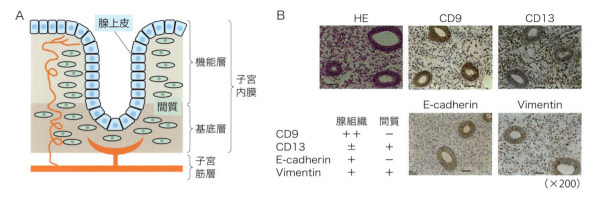

図1　正常なヒト子宮内膜におけるCD9とCD13の発現
CD13とVimentinは腺組織と間質の両方に認められるが，CD9とE-cadherinは腺組織のみに発現がみられる．（Bは文献6より転載）

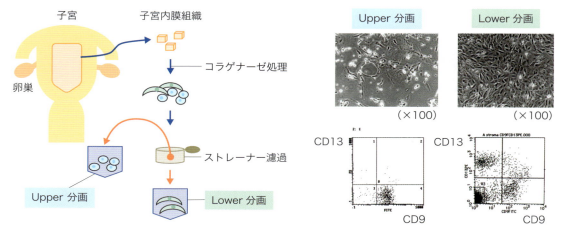

図2 コラゲナーゼ処理，濾過後のヒト子宮内膜細胞（培養7日目）
32 μm径ストレーナーに残った細胞（Upper分画）と通り抜けた細胞（Lower分画）．Upper分画はCD9を発現する腺様細胞で占められていることが確認できる．（右は文献6より引用）

2) SP細胞の分離

❶ 24〜48時間維持培養した細胞を，0.25％トリプシン-1 mM EDTAを添加，37℃で3〜5分間静置して剥離し，洗浄して2％FCSを含むDMEM培地に10^6 cells/mLになるよう浮遊させる．

❷ 2.5 μg/mL Hoechst33342 dye単独あるいは50 μM verapamilと組合わせて，37℃，90分間染色する[*2]．

❸ 死細胞をラベルするために，1 μg/mL propidium iodideで対比染色する．

❹ 350 nm UV lightで励起した後，二波長解析（blue：424〜444 nm，red：675 nm）によりBD FACS Verseフローサイトメーターで解析する．

❺ BD FACS AriaセルソーターでSP細胞とnon-SP細胞を分取する（図3）．

3) SP細胞の培養

❶ セルソーターで分取したSP細胞とnon-SP細胞を，100 ng/mL IL-6（Interleukin-6），100 ng/mL SCF（stem cell factor），10 ng/mL TPO（thrombopoietin），10％FCSを含むDMEM培地あるいは10％FCSを加えたMF培地に浮遊させ，24マルチウェルプレート（300〜500 cells/cm^2）に播種する．

❷ 培地を週ごとに交換し，2〜4週間培養する．

❸ 長期維持する場合は，10 μg/mLマイトマイシンCで処理したフィーダー細胞の上に移す[*3]．われわれはAGM（aorta-go-

[*2] 細胞浮遊液10 mLあたりにHoechst 33342（1 mg/1 mL）を25 μLずつ添加し，最終濃度2.5 μg/mLとする．37℃のウォーターバスにて撹拌しながら染色後，cold PBS（2％FCSを含む）で反応を止める．

[*3] マイトマイシンCを10 μg/mLになるように培地に加え，2時間の処理を行い，フィーダー細胞として用いる．

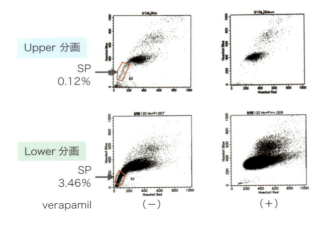

図3 ヒト子宮内膜のSP細胞
Upper分画とLower分画の細胞をHoechst 33342で染色してフローサイトメトリーで解析すると，Hoechstに対して低染色性を呈するSP細胞集団を観察することができる．(文献6より引用)

nad-mesonephros) 間質細胞を用いた．培地は造血幹細胞用培地を使用し[5]，週ごとに交換する．

❹ 分化を確認したいときは，SP細胞をマトリゲルコートディッシュに再播種し，一部をHE (hematoxylin/eosin) 染色する．培養にはMF培地あるいは10% FCSを加えたDMEM培地を使用する．

2. 子宮体がん細胞株 Hec-1 の SP 細胞の分離と培養

1) Hec-1 細胞を培養

❶ 子宮体がん細胞株Hec-1細胞を，トリプシン-EDTAで剥離し，洗浄して2%FCS含むDMEM培地に10^6 cells/mLになるよう浮遊させる．

❷ 2.5 µg/mL Hoechst33342 dye 単独あるいは50 µM verapamil と組合わせて，37℃，90分間染色する[*2]．

❸ 死細胞をラベルするために，1 µg/mL propidium iodide で対比染色する．

❹ 350 nm UV light で励起した後，二波長解析 (blue：424〜444 nm, red：675 nm) によりBD FACS VerseあるいはBD FACS Ariaで解析する (図4)．propidium iodide 陽性死細胞を解析から除外する．

2) SP 細胞の分離

1.2) と同じ．

3) Hec-1 SP 細胞，non-SP 細胞の培養

❶ SP細胞とnon-SP細胞を分離し，10% FCSを含むMF培地に浮遊させ，コラーゲンコート24ウェルプレートに播種する．

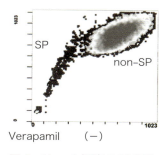
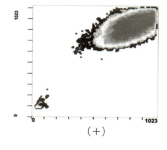

図4 Hec-1細胞のSP細胞
Hec-1細胞をHoechst 33342で染色してフローサイトメトリーで解析し，SP細胞が存在することを確認した．SP細胞の出現比率：0.63±0.55%（n=10）（文献7より転載）

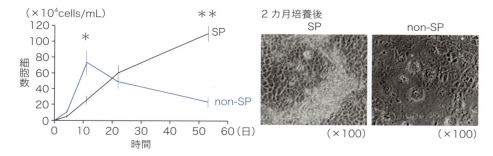

図5 SP細胞の増殖
Hec-1細胞のSP，non-SP細胞をコラーゲンコートプレート，MF培地で2カ月間培養．SP細胞のみが増殖し，non-SP細胞は増えずに細胞老化していく．（文献7より引用）

❷ 2〜4週間培養した後，コラーゲンコートプレート（60 mm）に移す．

❸ 継代培養し，細胞の様子を観察する（図5）．

4）三次元培養

❶ Hec-1 SP細胞あるいはnon-SP細胞 $1×10^5$ cells をマトリゲルに内包させ，セルカルチャーインサートに播種する．MF培地あるいは一般的な増殖培地（10% FCSを含むDMEM）で培養する．

❷ 免疫染色などの解析をする場合は，培養後にそれぞれのマトリゲルサンプルを4%パラホルムアルデヒド処理により固定する．

実験結果

　本稿の方法により，われわれは正常子宮内膜にSP細胞が存在し，長期増殖能や腺上皮，間質への分化能をもつ前駆細胞の特徴をもつこと，子宮体がん細胞株化細胞からSP細胞を分離し，その生物学的特性を解析し，分化マーカー発現低下，長期増殖能，自己複製能，運動能亢進，造腫瘍能亢進，多分化能獲得など幹細胞様の性質をもつことを明らかにしている[6)7)]．

入手法

　ヒト検体の入手については，学内倫理委員会の承認を得ており，また患者から術前のインフォームド・コンセントを得ている．細胞の提供は，倫理の制約のため現時点では共同研究により供与可能である．Hec-1細胞は，医薬基盤・健康・栄養研究所JCRB細胞バンクから購入できる．

 トラブルへの対応

■増殖能や分化能などの解析でSP細胞が増えない
　→正常子宮内膜：分離直後はフィーダー細胞が必要，コロニー状に増えるまで3カ月ぐらいかかる．コロニー形成後の継代ではコラーゲンコートプレートで増える．
　→子宮体がん細胞：フィーダー細胞は要らないが，コラーゲンコートプレートが必要である．

おわりに

　子宮内膜は妊娠の成立と維持に必須の組織であり，その構造・機能は月経周期に伴い，ホルモンに応答して増殖・分化・脱落をくり返し変化する．この再生能力の豊富な子宮内膜上皮のニッチについてはいまだ研究途中であるが，現在われわれは正常子宮内膜上皮および子宮体がんのスフェロイド，オルガノイド培養を進展させ，子宮内膜を起源とする疾患の発症メカニズムの解明や，子宮体がん幹細胞の解析，有効な治療法を探求するための有用な技術として期待して研究を行っている．

◆ 文献

1) Kuramoto H, et al：Am J Obstet Gynecol, 114：1012-1019, 1972
2) Matsuoka S, et al：Blood, 98：6-12, 2001
3) Seli E, et al：Fertil Steril, 75：1172-1176, 2001
4) Chan RW, et al：Biol Reprod, 70：1738-1750, 2004
5) Ueda T, et al：J Clin Invest, 105：1013-1021, 2000
6) Kato K, et al：Hum Reprod, 22：1214-1223, 2007
7) Kato K, et al：Am J Pathol, 176：381-392, 2010

III スフェロイド

4 膀胱がん，腎がん臨床検体のスフェロイド培養

鎌田修平，池田和博，井上　聡

はじめに

　近年の幹細胞培養技術の進歩の中で，特殊な添加物を加えた無血清培地を用いて非接着状態で培養することが幹細胞性の維持に役立つことがわかってきた．特にがんにおいては，がん幹細胞様細胞を選択的に生存させる手法として，細胞外マトリクスゲルに包埋して培養するオルガノイド培養法[1][2]と，超低接着培養皿を用いて浮遊培養を行うスフェロイド培養法[4][5]が近年開発され，がん研究において広く用いられるようになってきた．

　われわれの研究室では，それらの知見に則り，FBS（fetal bovine serum）などの血清成分を含まない幹細胞培養用培養液であるSTEMPRO（サーモフィッシャーサイエンティフィック社）に，ROCK阻害薬Y-27632（富士フイルム和光純薬社）をはじめとしたいくつかの特殊な試薬を添加し，超低接着培養皿（Ultra-low attachment culture dishes，コーニングインターナショナル社）を用いて，がん幹細胞様細胞のスフェロイド培養に取り組んでいる．

　本稿では，膀胱がんと腎がんのスフェロイド培養法を用いた，がん幹細胞様細胞を豊富に含むがん細胞集塊の培養技術について，われわれの研究室で実際に行っている方法を述べる．オルガノイド培養法と比較して，スフェロイド培養法ではより幹細胞様細胞の性質に富んだ細胞を選択的に生存させる可能性があり[6]，特に腫瘍の幹細胞性に着目した解析に適していると考えられる．また，細胞実験においてはゲルの溶解操作を要さない簡潔さがあり，ゲルを使用しない分，比較的低コストであるという利点もある．一方，がん細胞集団内の不均一性の解析や細胞外基質との相互作用を解析する場合などにおいて，実際のがん組織内における細胞構成とスフェロイド内の細胞構成に相違がある可能性[6]には注意を要する．

準　備

- □ 検体処理用ハサミ
- □ 検体処理用皿
- □ アルミホイル
- □ 50 mL遠心管
- □ 10 mL細胞培養用ピペット

- [ ] 100 μm Cell strainer（コーニングインターナショナル社，#352360）
- [ ] 1 mg/mL Collagenase D（ロシュ・ダイアグノスティックス社，#11088866001）
- [ ] 1 μg/mL DNase I（シグマ アルドリッチ社，#10104159001）
- [ ] HBSS（−）〔$CaCl_2$（−），$MgCl_2$（−）〕（サーモフィッシャーサイエンティフィック社，#14170112）
- [ ] HBSS（＋）〔$CaCl_2$（＋），$MgCl_2$（＋）〕（サーモフィッシャーサイエンティフィック社，#24020117）
- [ ] Accutase（サーモフィッシャーサイエンティフィック社，#A1110501）
- [ ] STEM-CELL BANKER GMP grade（日本全薬工業社，#CB045）
- [ ] Dissociation buffer

  AにB，C，Dを加える．

  A）1×HBSS（＋）

  B）10 mM HEPES（pH 7.55）

  C）100 U/mL Penicillin，100 μg/mL Streptomycin（ナカライテスク社，#26253-84）

  D）5 μg/mL Fungizone（Amphotericin B）（サーモフィッシャーサイエンティフィック社，#15290-026）
- [ ] 培養液

  AにB，C，D，Eを加える．

  A）DMEM/F-12 GlutaMAX・STEMPRO hESC complete medium（サーモフィッシャーサイエンティフィック社，#A1000701）

  B）20 μM Y-27632（富士フイルム和光純薬社，#030-24021）

  C）55 mM 2-mercaptoethanol（サーモフィッシャーサイエンティフィック社，#21985023）

  D）100 μg/mL bFGF（サーモフィッシャーサイエンティフィック社，#PHG0264）

  E）100 U/mL Penicillin, 100 μg/mL Streptomycin
- [ ] 培養皿

  Ultra-low attachment dish/plate（コーニングインターナショナル社，#3261・#3471）

プロトコール

1. 検体の採取と移送 [*1] [*2] [*3]

❶ 手術室で検体を処理し，腫瘍を一部切除する．1〜3 cm角程度の検体があるとよい．

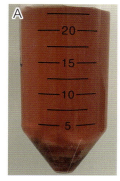
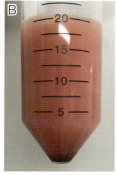

図1　細断・コラゲナーゼ処理前後の検体の写真
A）細断処理前．B）コラゲナーゼ処理後．

❷ あらかじめ20 mLのHBSS（−）を分注しておいた50 mL遠心管に検体を入れる．

❸ 4℃で検体を搬送する．

2. 検体の処理*4*5*6

❶ 検体の入っている遠心管を70％アルコールで清拭した後，バイオハザード用安全キャビネット内に入れ，培養液を除去した後，清潔な培養皿に検体を出す．

❷ 滅菌されたハサミを用いて，培養皿の上で検体をペースト状になるまで細断する．

❸ 十分に細かくなったらDissociation buffer 5 mLで50 mL遠心管に回収する．

❹ ハサミに付着した分も含めて，再度Dissociation buffer 5 mLで追加回収し，1 mg/mL Collagenaseを1 mL，1 μg/mL DNase Iを13 μL添加した上で37℃において30〜60分間激しく横振盪する（図1）．

❺ 新しい50 mL遠心管を用意し，100 μm Cell strainerで濾過し，Dissociation bufferでさらにチューブとフィルターを洗浄し，付着している細胞も回収するようにする．

❻ 1,200 rpm，5分間室温で遠心分離し，上清を捨てる．

❼ PBSで洗浄し，1,200 rpm，2分間室温で遠心分離した後，上清を捨てる．

❽ 5〜10 mLの培養液で懸濁した後に6 cmもしくは10 cm超低接着培養皿に播種し，37℃，5％ CO_2 のインキュベーターで培養を開始する．

*1 検体処理の際には，手術操作による侵襲が少なく，がん細胞の生存性が高いと思われる部位を可能な限り選択する．特にTUR（transurethral resection）手術によって得られる検体においては留意する．

*2 われわれの施設ではHBSS（−）に浸漬して4℃に保存した検体を翌日処理して樹立された例もあるが，なるべく2〜3時間以内に処理を行う方がよい．

*3 検体を扱う際には，個人情報などの取り扱いをはじめ，倫理規定を遵守すること．

*4 培養開始からスフェロイド形成までに要する時間は検体によって異なるが，早いものでは培養開始数日から，赤血球などの夾雑物が多い場合は，2週間程度してからスフェロイドを形成してくる場合もある．

*5 1〜3 cm角の検体に対して10〜20分間かけて細断しているが，この段階でしっかりと細かくした方が最終的な細胞の収量が増える．

*6 ヒト由来の検体であるため，十分な感染対策を講じる必要がある．使用した実験器具などの扱いについても同様に留意する．

3. 培地交換

培養中は2〜3日おきに培地交換を行う．浮遊培養であり細胞が接着していないため，軽く培養皿を傾け，スフェロイドを吸わないように液面の上方からゆっくりと培養液を吸うようにして培養液全体の1/3程度を目安に培地交換を行う．

例）10 cm培養皿（10 mL）の場合：培養液3 mLを除去し，新たに3.5 mL程度を追加する[*7].

培養液を全量交換する必要性がある場合は，15 mL遠心管に細胞とともにすべて回収した後，1,200 rpm，1分間室温で遠心分離し，上清を除去した後に新しい培養液で懸濁し，新しい培養皿に播種する．

4. 継代操作[*8]

培養中はおおむね1〜2週間に1回程度，継代操作を行う．細胞増殖の速度に応じて頻度を調整する．継代操作を加えることで細胞が過度なダメージを受けることがあるため，ある程度の細胞密度を保って継代操作を行うようにする．

例）6 cm培養皿2枚から6 cm培養皿3〜4枚に継代する．

❶ 細胞を10 mL遠心管に回収し，1,200 rpm，1分間室温で遠心分離し，上清を捨てる．

❷ 細胞分離用試薬Accutaseを500（〜1,000）μL入れ，37℃で培養する．

❸ 5分後ピペッティングを10回行う．

❹ 37℃で5分間培養する．

❺ 5分後ピペッティングを10回行う．

❻ 37℃で5分間培養する．

❼ 5分後ピペッティングを10回行う（図2）．

❽ 10 mLのPBSを加え，室温で1,200 rpm，2分間遠心し，上清を捨てる．

❾ 新しい培養液5 mL（6 cm培養皿）〜10 mL（10 cm培養皿）で回収し，新しい培養皿に播種する．

[*7] 蒸発による液量減少を防ぐために少し多めに戻す．

[*8] 実験に使用する細胞数や，スフェロイドがどれくらいの時間でほぐれるかも細胞によってバラつきがあるため，Accutase処理の時間は適宜調整するとよい．

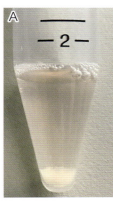
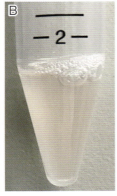
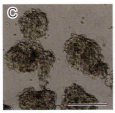
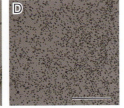

スケールバー：200μm

図2　Accutaseによる細胞の単離
A) Accutase処理前．6 cm皿1枚分のスフェロイドを1,200 rpm，1分間遠心分離．B) Accutase処理15分後．スフェロイドが1細胞に分散し，細胞塊が視認できなくなる．C) Accutase処理前．膀胱がんのスフェロイド．D) Accutase処理15分後．スフェロイドが1細胞に分散している．

5. 凍結保存

❶ 細胞を10 mL遠心管に回収し，1,200 rpm，1分間室温で遠心分離し，上清を捨てる．

❷ 細胞分離用試薬Accutaseを500（〜1,000）μL入れ，37℃で培養する．

❸ 5分間経過したらピペッティングを10回行う．

❹ 37℃で5分間培養する．

❺ 5分間経過したらピペッティングを10回行う．

❻ 37℃で5分間培養する．

❼ 5分間経過したらピペッティングを10回行う．

❽ 10 mLのPBSを加え，室温で1,200 rpm，2分間遠心し，上清を捨てる．

❾ 再度10 mLのPBSを加え，室温で1,200 rpm，2分間遠心し，上清を捨てる．

❿ STEM CELL BANKER GMP grade 500 μLで回収し，細胞保存用凍結チューブ・細胞凍結用容器を用いて−80℃で保存する．

補足事項

1. 二次元培養への移行

　　三次元スフェロイド培養法によって作製された膀胱がん・腎がん細胞集塊は，多くの場合において，FBS（fetal bovine serum）などの血清成分を加えて接着培養皿の上で二次元培養を行うことができる．ただし，二次元培養において継代操作をくり返すと，細胞の増殖速度の違いなどによって細胞の構成割合が変化する可能性があるため，注意を要する．

2. 腎がん検体の処理における留意事項

　　腎がんにおいて最も頻度の高い組織型である淡明細胞がん（clear cell carcinoma）は脂肪を多く含む組織で構成されているため，コラゲナーゼ処理後に遠心分離をすると上清が黄白色に混濁することがある（図3）．このような場合は，播種前にPBSで2〜3回洗浄するとよい．

入手法

　　われわれの研究室ではこれまでに腎がん数十例，膀胱がん数例のスフェロイドを作製している．倫理の制約のため，共同研究による供与は可能である．

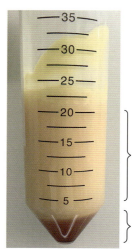

図3　脂肪の多い腎がん検体 コラゲナーゼ処理・遠心後
腎がん組織には脂肪成分が多く含まれている場合があり，コラゲナーゼ処理・遠心後に上清が黄白色に混濁することがある．

トラブルへの対応

■スフェロイドを形成しない

→がん細胞の性質に依存する部分もあるためスフェロイドを形成しない場合もありうる．一般的に培養液以外のコラゲナーゼなどの前処理に用いた試薬成分が残存しているとスフェロイド形成能が低下する傾向がみられるため，検体の処理を適切に行うことで改善することがある．

→細胞密度を薄くし過ぎるとスフェロイドを形成しづらくなることがあるため，小さい培養皿に移すなどして細胞密度を上げる．

■細胞の増殖が悪くなった

→三次元培養を行うと最初の2週間から1カ月程度は細胞増殖がみられるものの，その後増殖が遅くなるか停止することも多い．数週間から6カ月以上してから再度増殖に転じる場合もあるため，適宜継代操作を加えながら培養を続ける．

→継代の頻度が適切でない可能性があるため，頻度を調整する．継代操作は細胞にとっては負担になるため，短期間に継代をくり返し過ぎることは避けた方がよい．また，形成されるスフェロイドの大きさは細胞により異なるが，内部が黒くなっている状態では死細胞が増えていると考えられるため，継代操作を加える．

■細菌のコンタミネーションが起こりやすい

→特に泌尿器がんにおいては，手術検体そのものが最初から細菌に汚染されている場合がある．検体処理時に不潔にならないように十分注意することは大切である．

→三次元培養においては培養期間が半年以上の長期にわたることがしばしばあるが，増殖が著しく遅く継代操作できない場合でも，数カ月に一度は培養皿をあたらしいものに替える．

→細胞密度を下げ過ぎないようにする．

おわりに

　　スフェロイド培養法によって作製された細胞集塊を用いることで，症例ごとの臨床的因子・治療経過を踏まえた解析が可能になってきた．従来の接着培養皿の上で二次元的に培養される細胞株を用いていた時代では困難であった，個別化医療のための1つのツールとして使用できる可能性がある．また，患者由来細胞集塊はこれまでの二次元培養細胞株と遺伝子発現プロファイルが異なり，新しいがんの分子メカニズムの解明にも役立つツールとなり得ると考えられる．まだ発展途上の技術であり，今後も細かい改良が行われると考えられる．本稿はスフェロイド培養を行うための基本的な情報について詳細に記載しており，本分野の発展に資すれば幸いである．

◆ 文献

1 ） Drost J, et al：Nat Protoc, 11：347-358, 2016
2 ） Lee SH, et al：Cell, 173：515-528.e17, 2018
3 ） Lawson DA & Witte ON：J Clin Invest, 117：2044-2050, 2007
4 ） Ohata H, et al：Cancer Res, 72：5101-5110, 2012
5 ） Ishiguro T, et al：Cancer Res, 76：150-160, 2016
6 ） Zhao H, et al：Int J Oncol, 54：893-904, 2019
7 ） Namekawa T, et al：Int J Cancer：doi:10.1002/ijc.32505, 2019
8 ） Shiba S, et al：Endocrinology：doi:10.1210/en.2019-00362, 2019
9 ） Namekawa T, et al：Cells, 8：doi:10.3390/cells8010074, 2019

Ⅲ スフェロイド

5 マイクロデバイス技術がもたらす三次元培養の新展開

池内真志，宮本義孝，木村雄亮

はじめに

　近年，倫理的側面からの動物実験縮減のトレンドに後押しされ，動物実験を代替する細胞培養系への期待が製薬会社・アカデミア・医療機関いずれにおいても一層高まりを見せている状況である．そこで，細胞の機能や細胞集団としての特性を，より生体内での状態に近づけるために，スクリーニング用腫瘍モデルや，再生医療用細胞製品を中心として，従来の二次元培養ではなく，三次元培養への切り替えが進んでいる．三次元培養法には，細胞の足場となる高分子などの材料を用いて三次元化する手法と，これを用いずに，細胞の自己凝集能を利用して直径100 µm〜数mmの細胞塊を形成させる手法とがある．腫瘍に由来する細胞の多くは凝集能力が高いため，スクリーニング用腫瘍モデルとしては，後者の方法による細胞塊が用いられることが主流となりつつある．それに伴い，従来の培養皿やフラスコに代わる，細胞塊の作製に特化した新たな培養器材も多く上市されてきた．本稿では，三次元培養を進展させるマイクロデバイスを紹介する．

細胞塊培養デバイス「TASCL」

　われわれは専門である三次元微細加工技術を応用して，新たな細胞塊培養デバイス（Tapered Stencil for Cluster Culture：TASCL）を開発した（図1）[1]．TASCLは，シリコンゴム系エラストマ素材のシート上に，500 µm四方の貫通孔を多数有し，貫通孔の壁面は底部に向かって滑らかに傾斜している．TASCLの素材であるシリコンゴムは自着性を有するため，通常の培養皿や，温度応答性培養皿，カルチャーインサート，マトリゲルなどに接着剤を用いることなく貼付できる点が大きな特徴である．特に，スクリーニングなどで長期間のモニタリングを行う際には，培養液の連続的交換が可能なカルチャーインサートとの組合わせが適している．

　TASCL上に細胞を播種すると，細胞は斜面上を貫通孔の底面に向かって沈降する．TASCLの上面には平坦な部分が全くないため，播種した細胞は均等に各孔に分配される．TASCLの表面は親水化被膜でコーティングされているため，細胞の接着は抑制される．そのため，沈降した細胞群は自ら凝集しはじめ，最終的に各孔に1個の球状の細胞塊を形成する．このようにして，一回の播種操作で，1 cm四方あたり400個という，大量の均一なサイズの細

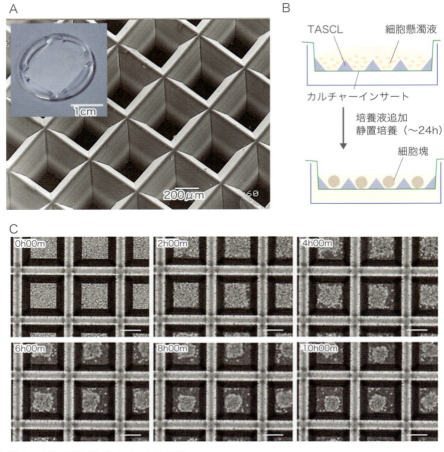

図1　細胞塊培養デバイスTASCL
A）TASCLのマイクロウェルの拡大像．開口部は1辺500 μmの正方形．外径は6ウェル用カルチャーインサートに収まるサイズ．B）TASCLをカルチャーインサートに貼付して使用する手順．C）TASCL上での細胞塊形成の経時観察像（0〜10時間）．ヒトiPS細胞を用いて，各マイクロウェルに1,000個の細胞を播種した．スケールバーは200 μm．

胞塊が形成できる．これまでに，HepG2細胞や初代肝細胞を用いて，所定のサイズの細胞塊を大量に生産することができることを示している[2) 3)]．

TASCLを用いた細胞塊培養の手順

カルチャーインサートに貼付したTASCLを用いた細胞塊培養の標準的な手順を示す．

準　備

- □ TASCL（シムスバイオ社，#TASCL1000ウェル）
- □ 細胞
- □ 培養液（必要に応じて緩衝液）

プロトコール

❶ 細胞懸濁液の調製

マイクロウェル1個あたりの細胞数×1,020孔の細胞を培養液0.5 mLに懸濁する.

❷ TASCLのリンス[*1]

培養液（あるいは緩衝液）0.5 mL程度をTASCLの上に滴下し，各マイクロウェル内に行き渡らせた後，吸引除去する.

❸ 細胞播種

❶で調製した細胞懸濁液をTASCLの上にまんべんなく滴下する.

❹ 培養液追加[*2]

インサートの外側に培養液2.0〜2.5 mLを加える.

❺ 培養液交換[*3]

通常は，インサートの外側の培養液のみ全量交換すればよい.

❻ 細胞塊回収[*4]

TASCL上に十分量（1 mL程度）の培養液を加え，ピペッティングにより，細胞塊を浮遊させて回収する.

[*1] 本工程は，次の細胞播種工程における細胞分布の均一性を高めるが，省いてもよい.

[*2] 外側の培養液の液面が，TASCL上の培養液の液面と同じ高さ以上になるよう注意．外側の液面が低いと，TASCL上の培養液がサイホン効果により流出する恐れがある.

[*3] TASCL上の培養液は，多孔質膜を介して，徐々に新しい培養液と交換される.

[*4] ピペッティングだけで回収できない場合は，TASCLの端をピンセットなどで把持して，多孔質膜から剥がし，再度ピペッティングする.

細胞塊自動培養システム「PASCL」

TASCLを用いることで細胞塊の大量生産が可能となった．しかし，細胞塊の培養領域を高密度化するほど，人手により個々の細胞塊を独立に操作することは困難になる．例えばスクリーニング実験において，反応がみられた特定の細胞塊を解析工程へ移動する必要が生じた場合，1 mm以下の間隔で高密度に配置された細胞塊集団の中から特定の細胞塊のみを分取することは，きわめて煩雑な作業である．人手によるピペット操作をロボットアームなどで直接的に代替する試みもあるが，装置が大型化し，導入・保守費用も高額になる点が問題である.

このような課題を解決する手法として，われわれは「圧力駆動スフェロイド培養チップ（Pneumatically Actuated Spheroid Culture Lab on Chip：PASCL）」を開発した．人手による操作との互換性を省き，すべての操作を流体力によって行うという設計思想により，手の平サイズのマイクロ流路チップ内で細胞塊の大量生産，試薬交換，観察，回収を行う新概念のマイクロ流体デバイスである（図2）[4) 5)]．PASCLは，独立に圧力制御が可能な複数の圧力チャンバ上に柔軟な薄膜が張られた構造を有する．圧力チャンバに負圧を加えることで，薄膜は圧力チャンバ内に引き寄せられて窪み，1辺約500 μm四方のマイクロウェルを形成する．空気圧を制御することで完全な平坦面から丸底まで調整可能である．薄膜上にはマイクロ流路層が積層されており，流路に細胞懸濁液を流すことで細胞を播種する．薄

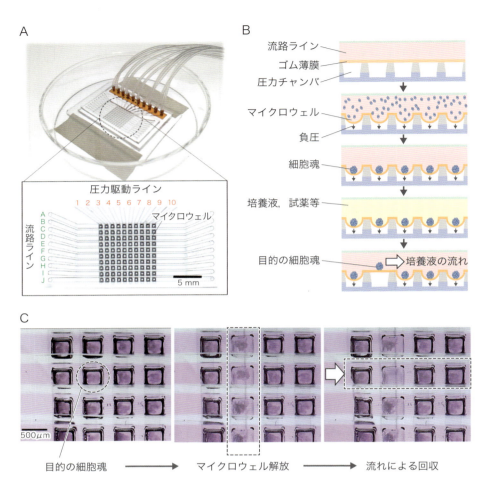

図2　細胞塊自動培養システム PASCL

A) PASCLのプロトタイプ．1 cm四方に100個の独立操作可能なマイクロウェルを配置．B) PASCLを用いた細胞塊の培養と回収の模式図．C) PASCL上で培養した細胞塊の選択的回収の様子．空気圧制御により，マイクロウェルを平坦な状態にまで上昇させた後，直行する方向の流路にのみ流れを与えて，単一の細胞塊を回収する．

　膜には細胞非接着処理が施してあるため，各マイクロウェル内の細胞は自発的に細胞塊を形成する．細胞塊形成後，各流路に異なる試薬を導入して，スクリーニングや分化誘導実験を行うことができる．また，特定の圧力チャンバを大気圧に開放することで，マイクロウェルを形成している薄膜を平坦に戻し，流路に回収液を流すことで，大量の細胞塊の中から，任意の細胞塊を選択的に回収することができる．また，複数の細胞塊を集積して，さらに大きな細胞塊を形成させる用途にも応用できる．

遺伝子発現解析システム

　TASCL あるいは PASCL 上で生産した細胞塊をマイクロ流路の下流で連続的に解析するシステムも開発している．その一例として，qRT-PCR を用いた，遺伝子発現解析デバイスを紹介する（図3）．本デバイスは 5.5 cm×2.5 cm×2.5 cm の小型サイズであり，サンプル量わずか 200 nL での複数同時の遺伝子発現解析が可能である．本デバイスを用いて，肝がん細胞株 HepG2 の培養上清に含まれる miR-224 の発現解析を行った．miR-224 は肝がん細胞において発現上昇し，Smad4 を標的として TGF-β1 増強に寄与することで，増殖促進的に機能するとされる[7]．プロトタイプデバイスでは，サンプル内に含まれる RNA 濃度に依存した蛍光強度の増幅を確認でき，定量性の高いデータが得られた[6]．

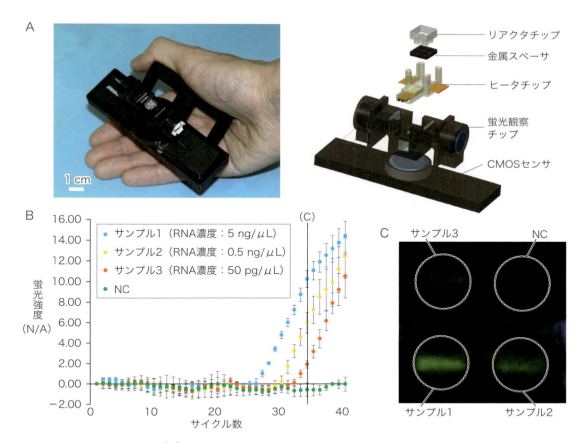

図3　qRT-PCR マイクロデバイス
A）開発した qRT-PCR マイクロデバイスの構造．B）miR-224 定量解析実験．本実験では，HepG2 により精製した total RNA を，Qubit3.0（サーモフィッシャーサイエンティフィック社）により濃度計測した後，3 種類の希釈サンプルを作製し，デバイス上で解析を行った．NC は MilliQ 水を添加したサンプル．C）34 サイクルにおける CMOS センサ上の撮影画像．

おわりに

　本稿では，われわれの基盤技術である三次元微細加工を応用した，細胞塊培養デバイス「TASCL」，細胞塊の培養から分取までを小型チップ内で自動化した「PASCL」，さらに，超小型qRT-PCRデバイスを紹介した．現在，これらのデバイスを統合した，小型の細胞塊実験システムの開発に産官学連携で取り組んでいる．近い将来，細胞塊を用いたさまざまな実験の自動化，コスト低減に貢献できると考えている．なお本稿に関する問い合わせがあれば筆頭著者の池内までご連絡いただきたい．

◆ 文献

1）Yukawa H, et al：Biomaterials, 32：3729-3738, 2011
2）Miyamoto Y, et al：Cell Med, 8：47-56, 2015
3）Miyamoto Y, et al：Cell Med, 7：67-74, 2015
4）Nishijima T, et al：Proc. IEEE MEMS, 92-95, 2012
5）Yasukawa A, et al：Proc. IEEE MEMS, 181-184, 2014
6）Kimura Y, et al：Sci Rep, 8：17480, 2018
7）Yao G, et al：Mol Endocrinol, 24：540-551, 2010

III　スフェロイド

6　三次元培養のための革新的イメージング技術

今村健志，澤田和明，齋藤　卓

はじめに

　　近年，スフェロイド培養法やオルガノイド培養法など三次元培養技術が急速に進歩し，より生体に近い組織を *in vitro* および *in vivo* で形成することが可能になり，がんをはじめさまざまな生物学で活用されている[1) 2)]．特殊なプレートやゲルの中，生体に移植した三次元培養組織の解析には，組織・病理学や生化学・分子生物学などが多用されるが，これらの手法では時空間的に複雑でダイナミックな三次元培養組織を解析することが困難である．そこで光学技術を駆使して，三次元培養組織の中の細胞の動態や分子の機能を画像化して解析する革新的イメージング技術が注目されている．

　　本稿では，三次元培養のための革新的イメージング技術として，2光子励起蛍光顕微鏡を用いた生体深部イメージングの応用を紹介する．特に，散乱の影響を軽減して生体深部観察を可能にし，マルチカラーイメージングに有用な「励起光源の長波長化」，および三次元培養組織やゲルの表面，生体組織の屈折率差によるインデックスミスマッチを改善するための「補償光学の応用」について議論する．

長波長化2光子励起蛍光顕微鏡を用いた生体深部イメージング

　　そもそもゲル中および生体深部での三次元培養組織は高散乱体であり，さらにさまざまな物質による蛍光吸収などの問題から蛍光イメージングには適していない．この問題を解決する方法として2光子励起蛍光顕微鏡を用いた非線形光学イメージングが有用である．2光子励起現象は，基底状態の蛍光分子が2つの光子を同時に吸収して励起状態になり，その後にすみやかに基底状態に戻る際に蛍光を発する**非線形光学**現象で，高エネルギーの超短パルスレーザー光源を対物レンズによって集束した高光子密度の焦点においてのみ起こる[3)]．図1Aのヤブロンスキーダイアグラムで示すように，2光子励起における蛍光分子は，1光子励起に比べ半分のエネルギー（2倍の波長）の光子2個を同時に吸収することで基底状態から励起状態に遷移する．このような現象は，励起時に高光子密度すなわち非常に体積の小さい焦点のみで起こるため，2光子励起蛍光顕微鏡では，高い空間分解能が得られ，蛍光褪色が少なく，低光毒性で，長時間観察が可能である．さらに，2光子励起は1光子励

非線形光学：非線形光学は，2光子励起現象など，レーザーなどで発生する非常に強い光と物質が相互作用する場合に起きる線形でない多彩な現象の総称．

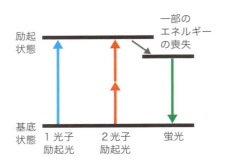
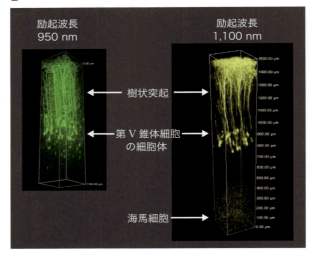

図1　2光子励起蛍光顕微鏡の原理と生体脳深部の神経細胞イメージング
A）ヤブロンスキーダイアグラムを用いて1光子励起と2光子励起の原理を示す．下線は基底状態，上線は励起状態，上向き矢印は励起光，下向き矢印は蛍光を示す．B）2光子励起蛍光顕微鏡を用いた生体脳深部の神経細胞イメージングを示す．H-lineトランスジェニックマウスの大脳新皮質の錐体細胞を，励起波長950 nm（左）と励起波長1,100 nm（右）で励起し，2光子励起蛍光顕微鏡で3Dイメージング画像を構築した．（文献3より改変して転載）

起に比べ長波長の励起光を用いるため，生体内での散乱の影響を受けにくく，生体深部の観察に適している[3]．

　例えば，Thy1プロモーター支配下に黄色蛍光タンパク質（enhanced yellow fluorescent protein：EYFP）を発現するH-lineトランスジェニックマウスを用いて，麻酔下にOpen-skull法で頭蓋骨を開窓し，脳内を通常の2光子励起蛍光顕微鏡で950 nmの励起を行うと，脳表から約0.8 mmの深さまでイメージングが可能で，大脳新皮質の第V層錐体細胞の細胞体や樹状突起を，サブミクロンの空間分解能で3Dイメージングすることができる（図1B左）[3]．さらに，2光子励起蛍光顕微鏡に長波長の新規励起光源を応用して1,100 nmの励起を行うと，脳表から1 mm以上の深度でのイメージングが可能で，マウス大脳新皮質の第V層錐体細胞の細胞体や樹状突起に加え，海馬のCA1細胞を，サブミクロンの空間分解能で3Dイメージングすることができる（図1B右）[3]．

長波長2光子励起蛍光顕微鏡を用いたマルチカラーイメージング

　三次元培養組織において細胞系譜追跡をはじめさまざまな解析を行う場合，複数の細胞や機能を標識する必要があり，複数の蛍光タンパク質を用いるマルチカラーイメージングが必要になってくる．上述した励起光源の長波長化は，通常の2光子励起蛍光顕微鏡では励起効率が悪かった赤色蛍光タンパク質（red fluorescent protein：RFP）を効率よく励起することを可能にするため，用いる蛍光タンパク質が増え，マルチカラーイメージングを可

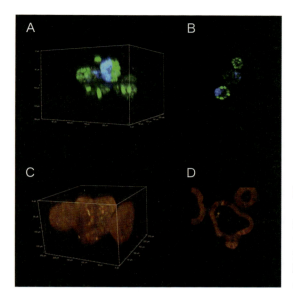

図2　ヒト腸管オルガノイドのマルチカラーイメージング

*in vitro*のヒト腸管オルガノイド内のBFP発現細胞（青色）とGFP発現細胞（緑色）の3Dイメージング画像（A）とそのX-Y画像（B），mVenus発現細胞（黄色）とtdTomato発現細胞（赤色）の3Dイメージング画像（C）とそのX-Y画像（D）を示す．

能にする．実際にわれわれは，ヒト腸管オルガノイド研究において，青色蛍光タンパク質（blue fluorescent protein：BFP）（青色）と緑色蛍光タンパク質（green fluorescent protein：GFP）（緑色）の同時イメージング（図2A, B）に加え，mVenus（黄色）とこれまで励起効率が悪かったtdTomato（赤色）の同時イメージング（図2C, D）を行っている．

補償光学搭載型2光子励起蛍光顕微鏡による屈折率差の改善

　三次元培養組織においては，培地と組織の間の界面に屈折率差によるインデックスミスマッチが起こり，2光子励起に悪影響を及ぼす．さらに，オルガノイドなどゲル中の三次元培養組織においては，培地とゲルの間およびゲルと培養組織の間にこの界面が存在する（図3A）．具体的には，界面および組織の屈折率差があると，2光子励起蛍光顕微鏡イメージングにおいて，焦点がZ軸方向に広がり，焦点体積が大きくなることで空間分解能が低下する（図3B左）．焦点体積が大きくなることは，さらに2光子励起効率が減少することで蛍光強度が低下し，画像の劣化をもたらす．

　上記の問題を解決するために，2光子励起蛍光顕微鏡では，開口数（numerical aperture：NA）の大きい対物レンズを使用し，さらに補正環による球面収差補正を行っている．しかし，三次元培養組織の表面や生体組織では，対称的な球面収差のみならず，非対称的な収差も存在するため，非対称的な非点収差やコマ収差に関しても入射する波面を補償できる補償光学（adaptive optics：AO）が有用である（図3B右）[4)5)]．

　具体的にわれわれは，デフォーマブルミラー型補償光学素子を光学系へ導入し，さらに電極制御のためのソフトウェアを加えた補償光学搭載型2光子励起蛍光顕微鏡を用いて，スクロース中の微小蛍光ビーズのイメージングにおいて，点像分布関数（point spread func-

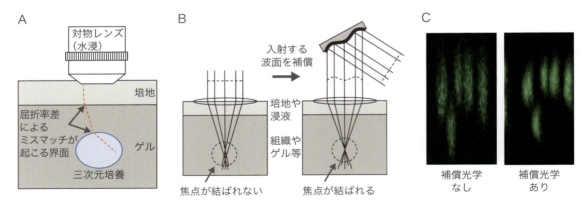

図3 屈折率差があるサンプルにおける補償光学の有用性
A）ゲル内で培養したオルガノイドにおいては，培地とゲル，ゲルと組織の間に屈折率差によるミスマッチが起こる界面が存在し，2光子励起蛍光顕微鏡の画像を劣化させる．B）屈折率差がある組織やゲルでは，インデックスミスマッチにより焦点体積がZ軸方向に拡大する（左）．そこで補償光学により入射する波面を補正するとミスマッチが改善し，焦点を結ぶ（右）．C）実際に，屈折率1.383のスクロース中に200 nmの蛍光ビーズを入れ，2光子励起蛍光顕微鏡イメージングを行った．補償光学なし（左）に比べ，補償光学あり（右）では，明らかにZ軸に間延びが改善し，蛍光強度が増強している．

tion：PSF）すなわちZ軸方向の間延びが改善し，焦点体積が小さくなり，蛍光強度が増強することを示した（図3C）．

　以上のことから，界面の屈折率差によるインデックスミスマッチが起こりやすいゲル中や三次元培養組織の生体深部の2光子励起蛍光顕微鏡イメージングにおいては，焦点体積を小さくして光子密度を上げることが可能な補償光学が有用で，補償光学は三次元培養組織の2光子励起蛍光イメージングにおいて空間分解能や感度の増強に寄与する可能性を示唆する．

おわりに

　三次元培養のための革新的イメージング技術として，2光子励起蛍光顕微鏡とその技術改良と高度化を紹介した．2光子励起蛍光顕微鏡を用いると，*in vitro*および*in vivo*の三次元培養組織において，その内部構造を高空間分解能でイメージング可能で，蛍光褪色・光毒性が少なく，長時間観察が可能である．さらに，励起光源の長波長によって複雑な組織の散乱の影響を受けにくくなり，より大きなより深部の三次元培養組織の観察が可能になる．また，2光子励起蛍光顕微鏡に補償光学を応用すると，三次元培養にかかわる培地と組織，培地とゲルと組織，生体深部組織などで生じる屈折率差による収差を補正し，イメージング画像の劣化を抑制できる．励起光源の長波長と補償光学を駆使した革新的2光子励起蛍光顕微鏡は，三次元培養組織の中の細胞や分子の動態や機能解析に有用なツールである．なお本稿に関する問い合わせがあれば筆頭著者の今村までご連絡いただきたい．

謝辞
本研究を進めるにあたり，日常の実験と議論を通じて多くのデータやアドバイスをいただいた愛媛大学今村健志研究室，慶應義塾大学佐藤俊朗研究室，JSR・慶應義塾大学医学化学イノベーションセンター（JKiC）の皆様および多くの共同研究者の皆様に感謝します．

◆ 文献

1） Sato T & Clevers H：Science, 340：1190-1194, 2013
2） Ishiguro T, et al：Cancer Sci, 108：283-289, 2017
3） 今村健志，齋藤 卓：生体深部の光学イメージングの新展開．実験医学，34：2344-2347，2016
4） 今村健志，大嶋佑介：補償光学を用いた二光子励起顕微鏡による生体内のがん細胞のイメージング．光学，44：391-395，2015
5） 今村健志，大嶋佑介：補償光学2光子励起顕微鏡．光アライアンス，26：8-12，2015

Ⅲ スフェロイド

7 まとめとその他，国内で樹立されたスフェロイドの情報

佐々木博己

　本稿では，Ⅲ章で紹介したスフェロイドの樹立数，特徴，問い合わせ先をまとめ，さらに国内の他の研究者（施設）で樹立されたものの情報を加えた（表）．公的バンクから入手できる細胞株をカクテル（無血清で市販培地に最小限の増殖因子などを加えるのみの培養液）を用い，低接着三次元培養用プレートなどで培養する技術はよく使われるが，新鮮検体からのカクテル培養に成功している例は少ない．

表　本書で紹介された，または国内で樹立された主なスフェロイドの情報

項目	がん種と解説（文献含む）	特徴	問い合わせ先
Ⅲ章-2	大腸がん：外科切除組織から樹立したもの（5世代以上継代が数10例） 卵巣がん：主に腹水から樹立したもの（5世代以上継代が数10例）	大腸がんではステージが進むほど，樹立率が高い．卵巣がん腹水症例はⅣ期であり，樹立率は高い．いずれもがん幹細胞の特徴をもち，造腫瘍性と分化能をもつ．	著者 （国立がん研究センター研究所）
Ⅲ章-3	婦人科腫瘍： 子宮内膜上皮がん（数例） 子宮体がん（数例）	Hoechst33342を排出する細胞集団から樹立したもの．子宮に発生するがん（内膜がん，体がん，頸がん）のうち体がんや頸がんの細胞株は樹立が難しく，バンクでの数も限られている．	著者 （九州大学医学部）
Ⅲ章-4	泌尿器科腫瘍： 膀胱がん（数例） 腎がん（数10例）	泌尿器科腫瘍（膀胱がん，腎がん，前立腺がん）のうち，前立腺がんの細胞株は少なく，他もスフェロイド培養は黎明期にある．	著者 （埼玉医科大学） （東京都健康長寿医療センター）
その他	前立腺がんの細胞株，スフェロイド，PDXの比較（総説） Namekawa T, et al：Cells, 8：doi：10.3390/cells8010074, 2019 PMID：30669516	スフェロイド培養はいったん確立すると，汎用性が高いが，国内での開発の例は限定的である．	責任著者 （Ⅲ章-4の著者）

注：樹立数は，本書の記載をさらに更新したものも含まれる．特徴は，著者の所見を含む．

88　患者由来がんモデルを用いたがん研究実践ガイド

IV

オルガノイド

IV オルガノイド

1 モデルとしてのオルガノイドの特徴とがんの基礎研究への利用

筆宝義隆

はじめに

　オルガノイド培養技術はもともと幹細胞研究分野で開発されたものだが，近年急速にがん研究への応用が進んでいる．患者由来検体中のがん細胞を生体内と類似の状態で長期間培養可能であることや，得られたオルガノイドが元の腫瘍のさまざまな性質を保持していることなどから，創薬における研究資源，あるいは個別化医療の実装を促進する手法として大きな期待を集めている．本稿ではオルガノイドの基本的な概念と特性を踏まえた上で，その基礎研究への利用や技術的な側面につき概説する．

研究の背景・歴史

1. オルガノイドとは

　オルガノイド（organoid）は造語であり，organ-oid と分解されるので日本語に直訳すると「臓器様の構造体」というほどの意味になる．具体的には，①*in vitro* における臓器特異的な細胞種の三次元の集合体のことで，②個々の細胞種はその臓器の幹細胞または前駆細胞から生み出されたものであり，かつ③その集合体は生体内と同様の機構により「自己組織化」したもの，というのが幹細胞分野における厳密な定義とされる[1]．「自己組織化」という観点に着目すると，1907年に行われたカイメンの細胞分散後の細胞凝集実験にまでその起源が遡れるとする見方もある．しかし，現代のオルガノイド研究に直接つながる重要な転換点としては，2008年の笹井らによる浮遊培養による多能性幹細胞からの大脳皮質類似構造体の作製[2] と2009年の Clevers らによる**マトリゲル**培養でのマウス小腸オルガノイドの作製[3] をあげるのが妥当と考えられる．

2. オルガノイド研究の大きな二つの流れ

　上記の二つの研究のうち，前者の方向性は再生医療を視野に入れた研究であり，多能性幹細胞から分化誘導により網膜や大脳，肝臓，胃，腎臓などの複雑な構造を有するさまざまなミニ臓器としてのオルガノイドが作製されている．一方で，後者はあくまで成体組織

マトリゲル：マウスの肉腫細胞が分泌する細胞外基質を濃縮・精製した試薬でオルガノイド培養に必須である．主成分のラミニンが幹細胞周囲の微小環境を再現するのに有用とされる．冷蔵で液体だが常温で重合して固化する．

90　患者由来がんモデルを用いたがん研究実践ガイド

幹細胞のみを用いて当該臓器を再現する方向性といえる．同様の手法によりさまざまなマウス・ヒト正常臓器由来のオルガノイドの長期培養がその後報告されている[4]．がんも厳密には「臓器」ではないが，同一の手法を用いて得られるがんオルガノイドは当然この系譜に含まれる．以下，マトリゲルを用いたがんオルガノイドに絞って概説する．

がんの基礎研究におけるオルガノイドの意義

1. 正常細胞からのがん化過程が*ex vivo*で再現可能に

成体組織幹細胞の自己複製および分化が*in vitro*でも再現可能になったことで，個体レベルのモデル以外に正常細胞の研究を実施する道が開かれた．例えば，がん関連遺伝子変異による発がんへの寄与は従来遺伝子改変マウスの作製により検証されてきたが，われわれはマウスオルガノイドに主要ながん遺伝子異常を再構成することで，初期病変も含めた多段階発がん過程が免疫不全マウス皮下腫瘍として再現可能であることを複数の臓器で示している[5][6]．同様の手法により，ヒト大腸の正常あるいは腺腫オルガノイドからも大腸がんの作製およびその悪性化が再現されている[7]．

2. がん化に伴うクローン進化解析が*in vitro*で実行可能に

患者由来がんオルガノイドの安定的培養はおおむね50〜80％程度の高い成功率が報告されている[8]．検体処理の過程で一細胞レベルまで分散させるが，上皮細胞は細胞間接着が破壊されると急速に死滅してしまうので，そのまま浮遊培養を開始するスフェロイドの形成率は低くなる．そのため少数の細胞集団に対して強い選択圧がかかることになるが，マトリゲルの存在下では効率よくオルガノイドが形成される．また，オルガノイド培養では原則として血清を使用しないため，平面培養で見られたような変異の蓄積や特定クローンの選択は起こりにくく，元の腫瘍の変異やコピー数変化をかなり忠実に維持していることが利点である．結果的に，腫瘍内に共存する多様なクローンもそのまま維持される利点を生かして，大腸がんでは一細胞解析と一細胞培養を組合わせることで腫瘍内クローン進化過程の詳細な解析も行われている[9]．

患者由来がんモデルとしてのオルガノイドの特徴

1. 他の患者由来がんモデルとの比較と互換性

オルガノイド培養を他の患者由来がんモデルと比較した場合，樹立までの期間が1〜4週間程度と短い点，成功率が高い点，生理的な条件でがん細胞が維持される点，正常組織や前がん病変も比較対象として利用可能な点などが優位性としてあげられる（図）．一方で，間質との相互作用が存在しないことは，特に膵がんなど間質の豊富な腫瘍のモデルとしては短所とする見方もある．ただし，オルガノイドは後になってゼノグラフトを作製するこ

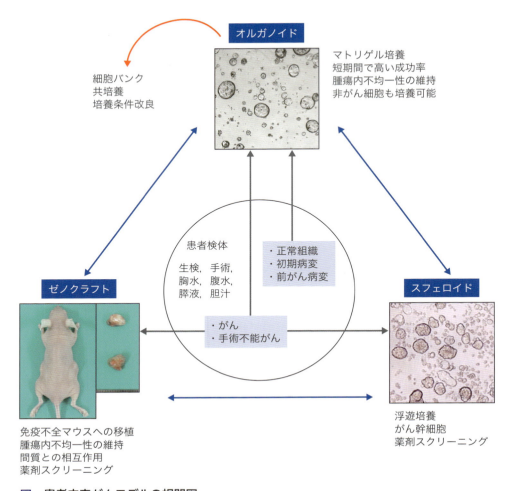

図　患者由来がんモデルの相関図
各写真の近傍にそれぞれの特徴を示す．各モデルはオルガノイドと相互乗り入れ可能だが，非がん細胞の利用はオルガノイドでのみ可能である．赤矢印は今後の課題を示す．

とや，スフェロイドに転換して薬剤スクリーニングを行うことも可能である．こうした他の患者由来モデルへの高い互換性も考慮すると，やはり患者由来検体の最初の処理方法としての優位性は高いと考えられる．

2. 患者由来がんオルガノイドの組織像にみられる悪性所見

　生体内の腺管と同様に，オルガノイドの外側は基底膜側に相当してマトリゲルに接し，内側は管腔側に相当して粘液の貯留や死細胞の脱落などがみられる．一方，スフェロイドの場合は一般的にこうした極性が逆転している．マウスの場合は誘導したがんと正常のオルガノイドには形態学的には大きな差がみられないが，ヒトの場合は悪性化の所見である篩状または充実性の構造をとる場合がしばしばみられる．このことは，ヒトのがんにはより多数の変異が蓄積していることを示唆するものと考えられる．ゼノグラフトを作製した際

にも元の腫瘍の組織像が維持されている場合が多い.

3. 実際のオルガノイド培養に伴う注意点

　実際にオルガノイド培養を行う上で問題になるのが，マトリゲルや各種因子などの培養関連試薬が高価な点である. そのため，必要な因子の遺伝子組換え細胞を入手してその培養上清を利用することも広く行われている[10]. また，技術的にも多少の熟練を要し，特に患者由来オルガノイドではオルガノイドの密度や細胞分散の程度に関して最適なウインドウが狭い上に，増殖速度も一般に遅いため，マウスオルガノイドよりも難易度が一段階高い印象がある.

国内外の動向

1. 多種類の臓器由来のがんでの培養成功例の報告

　すでにさまざまな臓器のがんで報告が相次いでおり，これまでに10以上の臓器でがんオルガノイド培養およびその解析の報告がなされている. いずれも，ゲノム，トランスクリプトーム，免疫染色など広範な評価を行い，元の腫瘍の性質を保持していることが確認されている[11]. さらに，薬剤の反応性の評価により最適な治療薬の選択が可能なこと，臨床での結果との相関も確認されている.

2. オルガノイドバンクの整備

　従来のバイオバンクは凍結した手術材料や血清などを主に収集していたが，オルガノイドの有用性に注目して患者由来のオルガノイドを収集した上でゲノム解析などのデータをすべて揃えたオルガノイドバンクの構想がHuman Cancer Models Initiativeとして国際的に進められている[12]. 今後の創薬のためのバイオバンクの主流プラットフォームとなる可能性が高く，国内でも本邦に多いがんを中心にしたオルガノイドバンクの早期のシステム構築が望まれる.

今後の課題

　がんの発生する臓器や組織型によっては依然としてオルガノイド培養成功率が低い場合があるため，培養条件の最適化は今後も必要である. 患者検体としてはこれまで手術，生検，腹水検体などが主流だったが，膵液，胆汁，CTC（circulating tumor cell）などからもオルガノイド培養が試みられており，まだ多くの発展の余地があると考えられる. また，上皮のみの培養系の欠点を補うために間葉系細胞や免疫細胞との共培養のシステムを用いた培養系も提案されており[13]，今後の展開が期待される. また，これまでは創薬の観点から患者数の多い主要ながんについてオルガノイド作製が行われてきたが，希少がんに対しても同様のアプローチによるバンキングの努力が重要となってくるものと思われる.

おわりに

　がん患者検体のオルガノイド培養は，今後がん研究における標準的なプラットフォームとなることが予想される．本章のプロトコールに従って多くの経験を積むことで，早期に実践的なレベルに到達できるよう皆さんの健闘を祈りたい．

◆ 文献

1） Lancaster MA & Knoblich JA：Science, 345：1247125, 2014
2） Eiraku M, et al：Cell Stem Cell, 3：519-532, 2008
3） Sato T, et al：Nature, 459：262-265, 2009
4） Willyard C：Nature, 523：520-522, 2015
5） Onuma K, et al：Proc Natl Acad Sci U S A, 110：11127-11132, 2013
6） Ochiai M, et al：Carcinogenesis：doi:10.1093/carcin/bgz024, 2019
7） Maru Y, et al：Cancer Sci, 110：858-866, 2019
8） Maru Y, et al：Gynecol Oncol：doi:10.1016/j.ygyno.2019.05.005, 2019
9） Roerink SF, et al：Nature, 556：457-462, 2018
10） Miyoshi H & Stappenbeck TS：Nat Protoc, 8：2471-2482, 2013
11） van de Wetering M, et al：Cell, 161：933-945, 2015
12） Sachs N, et al：Cell, 172：373-386.e10, 2018
13） Dijkstra KK, et al：Cell, 174：1586-1598.e12, 2018

IV オルガノイド

2 臨床応用を見据えた がんオルガノイド培養

井上正宏

はじめに

　ゲノム医療の導入により，がん患者個人に最適な治療を提供する試み（個別化医療）が現実のものとなりつつある．一方でゲノムから得られる情報には限界があり，現時点ではゲノム検査の恩恵をうける患者は限定的である．有効な個別化医療を実現するためには，何らかの補助・代替え手段が必要である．患者がんから直接がん細胞を培養する初代培養法は古くから抗がん剤の感受性試験として試みられてきたが，広く臨床応用されるに至っていない．近年，初代培養法は目覚ましく進歩し，個別化医療においてゲノム検査を補う診断法となる可能性がある．初代三次元培養法は創薬支援にも応用可能である．本稿では初代三次元培養法の発展を牽引してきたオルガノイド培養法を用いた臨床応用の可能性について概説する．

がんの多様性と可塑性

　がんは多様性と可塑性を特徴とする疾患である．同じ臓器，同じ病理診断名の患者がんが，患者ごとに違った予後や治療効果を示すこと，臨床経過の中でその性質が変貌することは，臨床の現場で日常的に観察され，そのような多様性と可塑性ががんの治療を困難にしている．20世紀末にがんがゲノム異常を起点とする疾患であることが解明され[1]，近年のゲノム解析技術の発達により，遺伝子の異常が患者間および同一腫瘍内で多様性に富むことが実証された．一方，がんは非常に高い可塑性をもつ．臨床におけるがんの悪性化や治療抵抗性はゲノム異常の蓄積やクローン選択などのゲノム変化だけでなく，**エピジェネティック**な変化や，**がん微小環境**への応答なども関与している[2]．がんの研究開発にはこのようながんのもつ多様性と可塑性を反映するモデル系が必要である．

エピジェネティクス：DNAの塩基配列は変化せず，DNAやヒストンへの化学修飾によって遺伝子発現が制御される現象．がんにおけるエピジェネティック異常は，発がんから悪性化までさまざまな局面に関与している．エピジェネティクスを標的とした治療が臨床応用されはじめている．

がん微小環境：腫瘍組織内で，がん細胞，宿主のさまざまな正常細胞，結合組織，酸素・栄養などで形成される環境．がん細胞の増殖に伴う受動的な環境と，正常細胞の間の相互作用によってがん細胞が能動的に形成する環境がある．

オルガノイド培養法の開発

　患者がんから調製・培養したがん細胞を用いて薬剤感受性試験を行い，個人に有効な薬剤を判定することは，ゲノム診断が導入されるはるか以前から試みられてきたが，成功率や再現性など技術的な問題があり，いまだ明確なエビデンスが得られていない．一方，がん細胞の培養では，樹立がん細胞株が長い間用いられてきた．通常は二次元接着させて血清入り培地で培養するが，樹立の過程での遺伝子異常の蓄積や，培養に適したクローンの選択などの理由で，由来する患者がんの性質を十分に反映していないことが問題点としてあげられていた[3]．ところが最近，正常組織を試験管内で培養するオルガノイド培養に大きな技術革新があり[4]，がんの培養にも応用されている（詳細はⅣ-3〜7参照）．がんオルガノイドの利点としては，樹立がん細胞株を用いた三次元培養より患者体内のがん組織に近い三次元構築を示す点があげられる．われわれが開発したCTOS（cancer tissue-originated spheroid）法はオルガノイド培養法の一つである（Ⅳ-7参照）[5]．

オルガノイド培養法の創薬への応用 （図）

　オルガノイド培養法に限らず，がんの特性を明らかにすることは新たな治療標的の探索に直結する．がん細胞の細胞塊としての特性，分化がんの特性，抗原性など，これまで適切なモデル系がなかったために研究が進んでいない分野の研究が進み，新たな治療標的が発見される可能性がある．個々の患者がんから調製されたオルガノイドを集積したパネルは，患者間多様性を反映しているとすれば，大規模なパネルを利用することによって，新薬の奏効率の予測やバイオマーカーの開発につなげることができる．希少がんの治療戦略を立てる上でもパネルは有用である．希少がんでは臨床試験を行うことは困難であるが，全国あるいは世界規模でパネルを作製すれば，臨床試験に匹敵するパネル数が得られるため，有効な前臨床試験を行うことができる．樹立細胞株と比較して，オルガノイド培養法は簡便性の点で劣るため，ハイスループットスクリーニングに適していない．しかし，CTOS法は腫瘍から得られた細胞からオルガノイドを作製するのではなく，腫瘍から直接調製するので，移植腫瘍からは大量のオルガノイドを調製することができ，ハイスループットスクリーニングに応用が可能である[6]．

オルガノイド培養法の個別化医療への応用 （図）

　がんのゲノム医療の時代がはじまっているが，少なくとも現時点ではドライバー遺伝子の情報とそれに対応した分子標的治療薬の開発が十分ではないため，ゲノム診断がどれくらいの患者に有益であるのかは明らかではない．真の個別化医療を行うためにはゲノム検査だけでなく，何らかの補助・代替え手段が必要である．

　オルガノイド培養法が患者がんの特性を保持している点は，個別化医療に応用可能であ

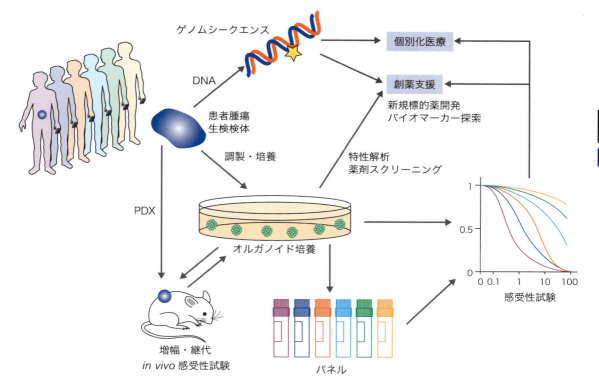

図　オルガノイド培養の創薬と個別化医療への応用
ゲノム診断と連動して，個別化医療としては個人のがんをオルガノイド培養し，感受性試験を行うことで，最適な薬剤を選択する．創薬支援としては，オルガノイドで特性解析や薬剤スクリーニングを行い，新規標的を探索する．多くの患者がん由来のオルガノイドを，PDX あるいはオルガノイド移植腫瘍を用いてパネル化し，感受性試験を行うことで感受性群と耐性群を識別し，バイオマーカーを探索する．

る．ゲノム検査と並行して初代培養による感受性試験やPDXの作製を行うことはすでに試みられはじめている[7]．初代培養の感受性試験は，ゲノム検査の結果，候補薬剤が複数ある場合の薬剤の選択，あるいは併用法の絞り込みにも有用であり，ゲノム医療と相補的な役割を果たすと考えられる．免疫療法においても抗原としてのオルガノイドが注目されている．CTOSは患者腫瘍の糖鎖構造を保持している[8]ため，高い抗原性が期待できる．患者本人の腫瘍由来のオルガノイドを細胞免疫の感受性試験や免疫細胞の活性化に応用する試みが報告されている[9]．

課題と展望

比較的新しい技術であるオルガノイド培養法は，培養条件による特性の変化や，異なる種類のがんについての最適な培養法など未知な部分が多く残されている．特に，いまだに培養が困難ながんについてはさらなる技術革新が必要である．創薬支援としての利用は，異

なる患者由来の培養物パネルの作製やスクリーニングなどが進んでおり，まずはこの分野での発展が期待できる．一方，個別化医療については，患者の微量な生検材料から培養による薬剤感受性試験を行い，最適な薬剤を迅速に選択する必要があり，培養条件の最適化，成功率，再現性などまだ解決すべき問題は多い．また腫瘍内多様性も治療戦略上重要であるが，オルガノイド培養法がどれくらい腫瘍内多様性を反映しているのか，どれくらいのサンプリングが求められるのか明らかにする必要がある．臨床応用には臨床試験で感受性試験の有効性を明らかにする必要があるが，感受性試験のための生検を可能にするためには，まずは同一患者の感受性試験結果と臨床経過を照合する研究が求められる．

　オルガノイド培養において技術革新を行い，世界をリードするためには，幅広い研究者が研究に参加することが必要である．研究材料の入手は主に手術により摘出された腫瘍の残余組織であるが，わが国では新鮮残余検体の有効利用は欧米諸国に大きく後れをとっている．標準化した検体利用システムを整備することが急務である．

◆ 文献

1）Hanahan D & Weinberg RA：Cell, 144：646-674, 2011
2）Flavahan WA, et al：Science, 357：doi:10.1126/science.aal2380, 2017
3）Horvath P, et al：Nat Rev Drug Discov, 15：751-769, 2016
4）Sato T, et al：Nature, 459：262-265, 2009
5）Kondo J, et al：Proc Natl Acad Sci U S A, 108：6235-6240, 2011
6）Kondo J, et al：Cancer Sci, 110：345-355, 2019
7）Schütte M, et al：Nat Commun, 8：14262, 2017
8）Sato Y, et al：Sci Rep, 6：24823, 2016
9）Neal JT, et al：Cell, 175：1972-1988.e16, 2018

Ⅳ オルガノイド

3 婦人科がん患者由来組織検体からのオルガノイド培養

丸　喜明，筆宝義隆

はじめに

　細胞をマトリゲルなどの細胞外基質に埋め込んで培養するオルガノイド培養の登場[1] により，これまで困難であったマウスおよびヒトのさまざまな正常上皮細胞の培養が可能となった．この培養技術はがん患者由来の臨床検体にも応用され，従来の二次元培養に比べより生体内に近い状態でがん細胞を培養できるため，創薬を行う上での前臨床モデルおよび精密医療を補完するモデルとして注目されており，近年その利用が急拡大している[2]~[4]．一方でオルガノイド培養を用いた婦人科がん研究は非常に少ない[5]~[8]のが現状である．オルガノイド培養では，細胞を直接マトリゲルに埋め込むDome法[1] が主流だが，われわれはマトリゲルに接着した細胞に対してマトリゲルを重層し，オルガノイド培養を開始するMBOC（matrigel bilayer organoid culture）法にさまざまな利点があることを見出し，基本的にすべての培養に採用してきた[9] [10]．ただし，婦人科腫瘍は通常のMBOC法では十分な腫瘍細胞を確保することが困難であったため，一部改変することで80%以上の培養成功率を達成することが可能となった．本稿ではこのmodified MBOC法[11] を概説する（図1）．オルガノイド培養には技術的な習熟が必要なため，ただちに同等の成功率は達成できないかもしれないが，本手法がオルガノイド培養を用いた婦人科がん研究を計画している研究者の一助となれば幸いである．われわれもまたさらなる培養成功率の向上をめざし，日々検討を続けている．

準　備

　必ずしも同じ試薬や消耗品を準備する必要はない．研究室ですでに同等品を使用している場合は，その試薬で試してもらいたい．

1. オルガノイド培養用培地（500 mL あたり）

☐ Advanced DMEM/F-12 （サーモフィッシャーサイエンティフィック社，#12634-028）：500 mL

☐ Human EGF（PeproTech 社，#AF-100-15-1MG）：培地内終濃度 50 ng/mL

☐ R-Spondin 1（R&D Systems 社，#3474-RS）：培地内終濃度 250 ng/mL

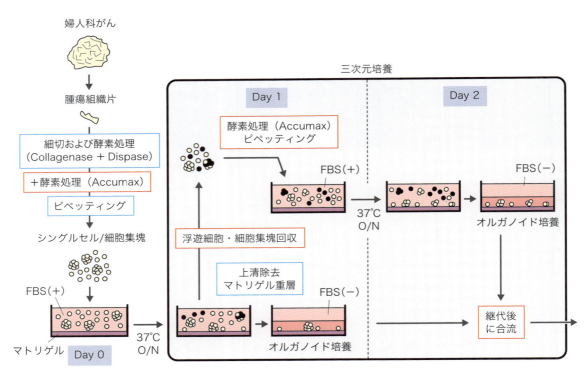

図1 modified MBOC（modified matrigel bilayer organoid culture）法の概要
婦人科がん切除組織からのmodified MBOC法の流れを示す．通常のMBOC法の操作（青枠）では培養成功率が約40％だったため，一部操作（赤枠）を追加した．これにより，腫瘍組織からのがん細胞の回収量が増加し培養成功率が向上した．（文献11より引用）

- □ Noggin（PeproTech社，#250-38-250UG）：培地内終濃度 100 ng/mL
- □ Y-27632（富士フイルム和光純薬社，#036-24023）：培地内終濃度 10 μM
- □ Jagged-1（AnaSpec社，#AS-61298）：培地内終濃度 1 μM
- □ L-glutamine（100×）（富士フイルム和光純薬社，#073-05391）
- □ Penicillin-streptomycin（100×）（シグマ アルドリッチ社，#P4333-100ML）
- □ Amphotericin B suspension（富士フイルム和光純薬社，#019-23891）：500×

2. その他の試薬および消耗品

- □ Accumax（Innovative Cell Technologies社，#AM-105）
- □ Dispase II（ロシュ・ダイアグノスティックス社，#04-942-078-001）
- □ Collagenase P（ロシュ・ダイアグノスティックス社，#11-213-873-001）

- □ Corning Matrigel 基底膜マトリックス（コーニングインターナショナル社，#354234）
- □ 細胞培養プレート 12 well 平底（TPP社，#92012）
- □ Mini Cell Scraper（United BioSystems社，#MCS-200）
- □ 細胞保存凍結液 バンバンカー（GCリンフォテック社，#CS-02-001）
- □ フィルター付きピペットチップ（10 μL，200 μL，1,000 μL）（ワトソン社）
- □ 5 mL マイクロチューブ（エッペンドルフ社，#0030 119.401）

プロトコール

1. 婦人科腫瘍からの初代オルガノイド培養

1）切除検体組織からの培養用サンプルの採取

❶ サンプル採取前に12ウェルプレートあるいは5 mLマイクロチューブにPBSを入れ，氷上に静置しておく.

❷ 腫瘍摘出後，すみやかにサンプリング（500～1,000 mm³）を行い，❶で準備したPBSに入れる[*1][*2]. この際，採取部位を記録するとともに腫瘍のマクロ画像を撮影しておくとその後の解析の際に役立つ. サンプリングのタイミングとしては，摘出時の手術室や迅速病理診断時があげられる.

❸ 採取後はすみやかにサンプルの処理を行う.

2）培養用サンプルからの腫瘍細胞の回収

❶ 腫瘍組織をメス，ハサミなどを用いて2～3 mmに細切する. われわれは氷上にガラス板を置いて細切している. 腫瘍組織を十分量確保できた場合は，一部の腫瘍組織を病理組織学的解析に供する（オルガノイドの形態を採取部位の組織像と比較するため）.

❷ 5 mLのマイクロチューブに細切した組織片を入れ，ハサミを用いてさらに細かく切り刻む[*3]. 組織片が多い場合は，2本のマイクロチューブに分けて行う.

❸ 冷PBSで5 mLの目盛りまでメスアップして5～10回程度マイクロチューブを激しく振った後，2,000 rpm/3分間遠心する.

❹ 遠心後，上清をデカントでとり除く.

❺ 再度，洗浄操作である❸，❹を行う.

❻ 2 U/mL Dispase II 1 mLおよび1 mg/mL Collagenase P 1 mLを加え，37℃のウォーターバスで45分間加温する（酵素

*1 採取部位は壊死部を避け，充実部あるいは乳頭状増殖部から採取する. 嚢胞状病変からサンプリングを行う場合は，組織片の大きさが十分であっても腫瘍細胞が少ない可能性があるため，多めにサンプリングする.

*2 同一腫瘍内で肉眼的に異なる部位が存在する場合は，可能なら複数カ所からサンプリングを行う.

*3 死細胞を増やさないために，可及的すみやかに行うことが重要である.

処理-1）．その際，マイクロチューブを10分間ごとに取り出し5～10回程度激しく振る．

<u>これ以降の操作はクリーンベンチ内で行う．</u>

❼ 冷PBS[*4]で5 mLの目盛りまでメスアップして5回程度マイクロチューブを転倒混和後，2,000 rpm/3分間遠心する．

❽ 遠心後，上清をデカントでとり除く．

以下のステップ（❾～⓫）は酵素処理後，明らかに腫瘍組織が塊として残っている場合に追加で行う．

❾ Accumaxを1 mL加え，軽くボルテックスした後，37℃のウォーターバスで5分間加温する（酵素処理-2）．

❿ 冷PBSで5 mLの目盛りまでメスアップして5回程度マイクロチューブを転倒混和後，2,000 rpm/3分間遠心する．

⓫ 遠心後，上清をデカントあるいはピペットマンを用いてとり除く．

3）細胞培養プレートに対するオルガノイド培養の準備

オルガノイド培養を開始するウェル数の決定には，組織片の大きさだけでなく，回収したがん細胞の量が重要である．経験上，本手法では12ウェルプレートに対して2～4ウェルで播種可能である．

❶ 12ウェルの培養用プレートを準備し，培養液あるいはPBS 1 mLでウェル内を湿らせ，液をとり除く（この操作はマトリゲルの拡がりをよくするために行う）．

❷ そのウェル内にマトリゲル65 μLをドロップし，培養用プレートを軽く揺らしてウェル全体にマトリゲルを拡げる[*5]．

❸ 37℃の培養用インキュベーター内にプレートを入れ，マトリゲルを硬化させる．10分間程度静置すれば硬化する．

4）オルガノイド培養

□ Day 0

❶ 培地1 mLをマイクロチューブに加え，ピペットマン（P1000）を用いて30回程度ピペッティングして細胞ペレットをほぐす．組織・細胞の大きさが原因でピペッティングが困難な場合は，チップの先をハサミで切り口径を広くする．2本のマイクロチューブで処理していた場合には，50 mL遠心管に1つにまとめる．

❷ 明らかに腫瘍細胞ではない組織片（結合組織など）は，ピペット

[*4] クリーンベンチ内で使用するPBS（培養用）とクリーンベンチ外で使用するPBS（外用）は分ける．

[*5] マトリゲルは常に氷上で取り扱う．

マンで吸ってとり除く[*6].

❸ 播種するウェル数に応じた培地量（1ウェルあたり800μL）で再懸濁し，10%となるようFBSを加える[*7].

❹ 懸濁後，1ウェルあたり800μLずつ播種し37℃の培養用インキュベーター内で一晩静置する.

□ Day 1

❶ 翌日細胞を播種したウェルを鏡検し，マトリゲルに接着している細胞と浮遊している生細胞（シングルセル・細胞集塊）および死細胞の量を確認する.

❷ 浮遊している生細胞が少ない場合は培地を破棄する．マトリゲルに接着せず浮遊している生細胞を多数認める場合は，培地ごと細胞を回収し，5mLのマイクロチューブに移す.

❸ マトリゲルに接着している細胞に対してオルガノイド培養を行うため，マトリゲル70μLをドロップし，培養用プレートを軽く揺らしてウェル全体にマトリゲルを拡げ重層する.

❹ 37℃の培養用インキュベーター内にプレートを1時間入れ，マトリゲルを硬化させる.

❺ マトリゲルの硬化後，培養用培地を1ウェルあたり800μL加え，オルガノイド培養を開始する.

　以下の操作（❻〜⓮）は，❷にて5mLのマイクロチューブに培地ごと細胞を回収した場合に行う.

❻ 前述の**1.3**）の操作に従ってオルガノイド培養の準備を行う．準備するウェル数は回収した生細胞の量によるがおおむね1〜2ウェルである.

❼ 冷PBSで5mLの目盛りまでメスアップして5回程度マイクロチューブを転倒混和後，2,000rpm/3分間遠心する.

❽ 遠心後，ピペットマンを用いて上清をとり除く.

❾ Accumaxを1mL加え軽くボルテックスした後，37℃のウォーターバスで5分間加温する（酵素処理）.

❿ 冷PBSで5mLの目盛りまでメスアップして5回程度マイクロチューブを転倒混和後，2,000rpm/3分間遠心する.

⓫ 遠心後，ピペットマンを用いて上清をとり除く.

⓬ 培地1mLをマイクロチューブに加え，ピペットマン（P1000）

[*6] 吸い過ぎると，目的とする腫瘍細胞のロスにつながるため，十分に注意して行う.

[*7] 培地へのFBSの添加は，初代培養時の細胞を播種する際にプロテアーゼによるマトリゲルの分解を予防するために行い，マトリゲルの重層後および継代では行わない.

Ⅳ

3

婦人科がん患者由来組織検体からのオルガノイド培養

を用いて30回程度ピペッティングすることで細胞ペレットをほぐす.

⓭ 播種するウェル数に応じた培地量（1ウェルあたり800 μL）で再懸濁し，10%となるようFBSを加える.

⓮ 懸濁後，1ウェルあたり800 μLずつ播種し37℃の培養用インキュベーター内で一晩静置する.

□ Day 2

❶ 培地ごと浮遊している細胞成分を回収し，破棄する.

❷ マトリゲルに接着している細胞に対してマトリゲル70 μLをドロップし，培養用プレートを軽く揺らしてウェル全体にマトリゲルを拡げ重層する.

❸ 37℃の培養用インキュベーター内にプレートを1時間入れ，マトリゲルを硬化させる.

❹ マトリゲルの硬化後，培養用の培地を1ウェルあたり800 μL加え，オルガノイド培養を開始する.

本手法における培地交換時期は細胞数や増殖速度によって異なるが，3〜5日が目安である.

2. オルガノイドの継代

婦人科がん由来オルガノイドはさまざまな形態を呈して増殖する（図2）.継代の時期は12ウェルの70〜80%程度がオルガノイドで占められている状態を目安とする.継代を行う前に，前述の**1.3)**に従って，培養用プレートに対してマトリゲルの準備を行う.細胞の増殖速度に応じて1ウェルのオルガノイドから1〜4ウェルに継代可能である.

❶ セルスクレーパーでマトリゲルを培養プレートから剥がし，培地ごとオルガノイドを回収し，5 mLのマイクロチューブに入れる.

❷ 冷PBSで5 mLの目盛りまでメスアップして数回転倒混和し，2,000 rpm/3分間遠心する.

❸ アスピレーターやピペットマンを用いて，上清を破棄する.

❹ Accumaxを500 μL*8加え軽くボルテックスした後，37℃のウォーターバスで5分間加温する（酵素処理）.

❺ 冷PBSで5 mLの目盛りまでメスアップして5回程度マイクロチューブを転倒混和後，2,000 rpm/3分間遠心する.

*8 Accumaxの添加量：継代を1ウェルから行う場合は500 μL，2ウェルの場合は700 μL，3ウェルの場合は1 mL.

卵巣がん

漿液性境界悪性腫瘍　高異型度漿液性癌　粘液性癌

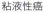
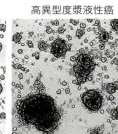
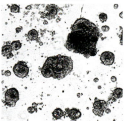

子宮体がん

類内膜癌 G1　　類内膜癌 G2　　類内膜癌 G3

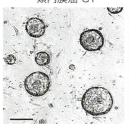
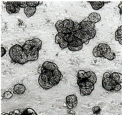
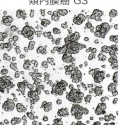

図2　卵巣がんおよび子宮体がん由来オルガノイド
増殖したオルガノイドは充実性，嚢胞状，芽出など，組織型や悪性度によって様々な形態を呈して増殖した．スケールバー＝200 μm．G：grade．

❻ 遠心後，アスピレーターやピペットマンを用いて上清およびマトリゲル層をとり除き，ペレット状になった細胞成分のみを残す（遠心後は，上から上清，マトリゲル，細胞に分離するはずである）．

❼ 培地1 mLをマイクロチューブに加え，ピペットマン（P1000）を用いて30回程度ピペッティングすることでオルガノイドをシングルセルおよび細胞集塊にほぐす[*9]．1ウェルに継代する場合は培地800 μLでピペッティングを行う．

❽ 播種するウェル数に応じた培地量で再懸濁後に1ウェルあたり800 μLずつ播種し，37℃の培養用インキュベーター内で一晩静置する．

❾ 翌日，浮遊している細胞成分（死細胞など）は培地ごと回収して破棄する．

❿ マトリゲル70 μLをドロップし，培養用プレートを軽く揺らしてウェル全体にマトリゲルを拡げ重層する．

⓫ 37℃の培養用インキュベーター内にプレートを1時間入れ，マトリゲルを硬化させる．

⓬ マトリゲルの硬化後，培養用の培地を1ウェルあたり800 μL加え，オルガノイド培養を開始する．

[*9] ピペッティングは実験者によって強さが異なるため，手技が安定するまではピペッティング後の細胞の一部を鏡検し，分散の程度を確認するとよい．

3. オルガノイドの凍結保存

凍結の時期も継代と同様，12ウェルの70〜80%程度がオルガノイドで占められている状態が目安である．1ウェル分のオルガノイドから細胞バイアル1〜2本分凍結可能である．

❶ セルスクレーパーでマトリゲルを培養プレートから剥がし，培地ごとオルガノイドを回収し，5 mLのマイクロチューブに入れる．

❷ 冷PBSで5 mLの目盛りまでメスアップして数回転倒混和し，2,000 rpm/3分間遠心する．

❸ アスピレーターを用いて，上清およびマトリゲルを可能な限りとり除く．

❹ バンバンカー1 mLを加え，10〜20回程度ピペッティングを行う（1バイアルあたり1 mLで保存する）．

❺ 保存するバイアル数に応じてバンバンカーを追加する．

❻ Y-27632を終濃度10 μMとなるようにバンバンカーに加える．

❼ 保存用バイアルに1 mLずつ分注し，－145℃の冷凍庫にて凍結保存する．－145℃の冷凍庫が施設にない場合は－80℃の冷凍庫にて保管する．

4. 凍結オルガノイドの再培養

❶ 37℃ウォーターバスにて，凍結保存された細胞バイアルを融解する．

❷ 5 mLのマイクロチューブにバイアルの中身を移し，冷PBSで5 mLの目盛りまでメスアップして数回転倒混和後，2,000 rpm/3分間遠心する．

❸ アスピレーターで上清をとり除く．

❹ 12ウェルの培養用プレートを準備し，培養液あるいはPBS 1 mLでウェル内を湿らせ，液をとり除く．

❺ マトリゲル135 μLで細胞ペレットを軽くほぐし，湿らせたウェルに全量をドロップした後，培養用プレートを軽く揺らしてウェル全体に拡げる．

❻ 37℃の培養用インキュベーター内にプレートを1時間入れ，マトリゲルを硬化させる．

❼ マトリゲルの硬化後，培養用の培地を1ウェルあたり800 μL加え，オルガノイド培養を開始する．

実験例

本手法により樹立した卵巣がん・子宮体がん由来オルガノイドは基本的に元の腫瘍の特徴を保持し（図3A），同一腫瘍内の複数箇所から樹立したオルガノイドは異なる遺伝子変異を有していた（図3B）．また，このオルガノイド由来スフェロイドを用いて，抗がん剤

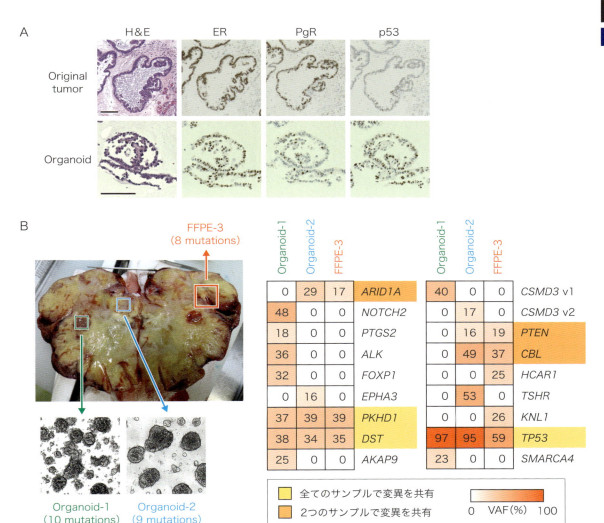

図3 卵巣がん由来オルガノイドと元の腫瘍との比較
A）オルガノイドおよび元の腫瘍の病理組織学的解析．オルガノイドは元の腫瘍の形態およびタンパク質発現を保持していた．症例は卵巣漿液性境界悪性腫瘍．スケールバー＝100 μm．H＆E：hematoxylin and eosin staining, ER：estrogen receptor, PgR：progesterone receptor．B）同一腫瘍内で肉眼的に異なる2部位から樹立したオルガノイドと元の腫瘍における遺伝子変異の比較．オルガノイドおよび元の腫瘍のFFPEサンプル由来ゲノムDNAを用いた409のがん関連遺伝子に対するターゲットシークエンスを実施．樹立したオルガノイドは異なる遺伝子変異を有していた．症例は卵巣高異型度漿液性癌．オルガノイドにおける*TP53*変異のVAFはほぼ100％であり，オルガノイドが腫瘍細胞で構成されていることが伺える．FFPE：formalin-fixed paraffin-embedded, VAF：variant allele frequency．(A, Bともに文献11より引用)

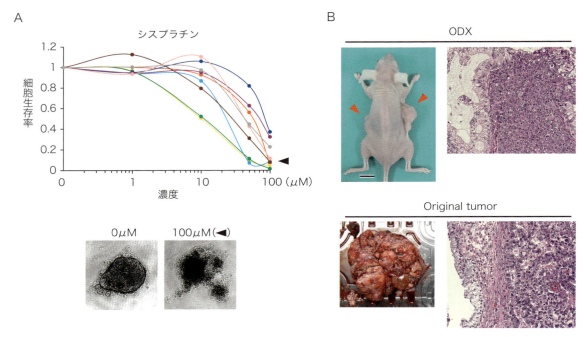

図4 卵巣がん由来オルガノイドを用いた薬剤感受性試験およびゼノグラフトの樹立
A) オルガノイド由来スフェロイドを用いたシスプラチンに対する感受性試験．症例により薬剤感受性が異なっていた．下段はシスプラチン0 μMおよび100 μMで処理したオルガノイド由来スフェロイド．（文献11より引用）B) オルガノイド由来ゼノグラフト（organoid-derived xenograft：ODX）．一部のオルガノイドは免疫不全マウス皮下で腫瘍を形成した（▶）．症例は卵巣類内膜癌．本ODXの組織像は元の腫瘍の組織像と類似していた．スケールバー＝10 mm.

に対する感受性試験も可能であった（図4A）．さらに，腫瘍由来オルガノイドを免疫不全マウスの皮下に接種することでゼノグラフトを樹立可能な場合もあった（図4B）．なお，本手法は子宮頸部腺癌に対しても利用可能であることを確認済みである[12]．

入手法および技術支援の方法

　ヒト臨床検体から樹立したオルガノイドのため，倫理的な面には十分に注意する必要がある．そのため，現状では共同研究として双方の倫理委員会で承認されれば，供与可能な場合がある．本書に記載したプロトコールに関する技術的な問い合わせについては可能な限り対応したい．

　問い合わせ先
　千葉県がんセンター研究所　発がん制御研究部
　丸　喜明
　ymaru@chiba-cc.jp

トラブルへの対応

■**マトリゲルが培養用プレートで拡がらない**

→マトリゲルはロットにより粘性が異なるため，われわれは事前にロットチェックを行い，合格したものをまとめ買いしている．また，ウェル内にマトリゲルが十分に拡がらない場合は，湿らせるのに使用した培地あるいはPBSをウェル内に20 μL程度残すことで改善できる．

■**サンプリングした腫瘍組織に大量の血液が付着している**

→処理を行う前に，冷PBS中で可能な限り振るい落とす．それでも血液が残る場合は，酵素処理後に低浸透圧性溶解緩衝液（組成：168 mM NH_4Cl, 10 mM $KHCO_3$, 81.8 μM EDTA-4Na）による溶血処理（氷上で30分間静置）を行う．

■**細胞は増殖しているがコンタミネーションが頻発する**

→真菌が疑われるため，培養液中のAmphotericin B suspensionの濃度を上げる（培地800 μLあたりAmphotericin B suspension 3.2 μLを添加する）．

■**細胞およびオルガノイド数が少なく，遠心後にマトリゲル層と細胞層が分離しない**

→酵素処理前の遠心後にCell Recovery Solution（コーニングインターナショナル社, #354253）によるマトリゲルの脱重合処理（氷上で30分間静置）を行う．

◆ 文献

1) Sato T, et al：Nature, 459：262-265, 2009
2) Pauli C, et al：Cancer Discov, 7：462-477, 2017
3) Vlachogiannis G, et al：Science, 359：920-926, 2018
4) Drost J & Clevers H：Nat Rev Cancer, 18：407-418, 2018
5) Girda E, et al：Int J Gynecol Cancer, 27：1701-1707, 2017
6) Hill SJ, et al：Cancer Discov, 8：1404-1421, 2018
7) Kopper O, et al：Nat Med, 25：838-849, 2019
8) Maru Y & Hippo Y：Cells, 8：doi:10.3390/cells8050505, 2019
9) Onuma K, et al：Proc Natl Acad Sci U S A, 110：11127-11132, 2013
10) Maru Y, et al：Cancer Sci, 110：858-866, 2019
11) Maru Y, et al：Gynecol Oncol, 154：189-198, 2019
12) Maru Y, et al：Cancer Sci：doi:10.1111/cas.14119, 2019

IV オルガノイド

4 膵がんなどのオルガノイド培養

関根圭輔，谷口英樹

はじめに

　　オルガノイド培養技術の発達によって，困難であった患者由来細胞の培養を比較的効率よく行うことが可能となった．これまでに樹立されたがん細胞の細胞株は多くの場合，平面条件でも培養可能な，きわめて特殊ながんから樹立された，きわめて特殊な細胞であるといえる．入手可能な検体量にもよるが，オルガノイド培養技術によってさまざまな患者から細胞を樹立することが可能となり，ようやく in vitro でのがん細胞研究が幕を開けたといえる[1][2].

　　この技術を用いることによって患者由来の細胞を用いた薬剤評価が可能になることの有用性はいうまでもない．また，免疫不全マウスに移植することによってゼノグラフト腫瘍も再現性良く創出することが可能である．加えて，膵がんなど間質が豊富で入手した組織の中のがん細胞がごくわずかな場合，間質がゲノム解析の妨げとなるが，本手法ではがん細胞のみを得ることができるため従来よりも安価にゲノム解析が可能である．

　　本手法では無血清培地でマトリクス内で培養することで，膵がん組織に豊富に含まれる間質細胞を特別な操作をすることなく排除し，がん細胞だけ培養することができる．本稿では，間質が豊富な膵がんのオルガノイド培養について概説する．

準　備

□ ブルードレープ〔ナビス（アズワン）社，#RBD-6060NW〕
□ セルストレーナー　100 μm（Falcon® 100 μm Cell Strainer）（コーニングインターナショナル社，#352360）
□ セルスクレーパー（スミロンスーパークオリティスクレーパーSブレード10 mm）（住友ベークライト社，#MS-93100）
□ Liberase TM Research Grade（ロシュ・ダイアグノスティックス社，#5401127001）*1
□ TrypLE™ Express Enzyme（1×），no phenol red（Gibco）（サーモフィッシャーサイエンティフィック社，#12604021）
□ Y-27632（ROCK阻害剤）（富士フイルム和光純薬社，#034-24024）

*1　Liberase TH Research Gradeでも同様の結果であった．

□ Matrigel growth factor reduced（GFR）（コーニングインターナショナル社，#354230）

□ DMEM/F-12（サンプル調製用）

試薬名（メーカー，型番）	終濃度
A）DMEM/F-12, HEPES（Gibco）（サーモフィッシャーサイエンティフィック社，#11330032）	
B）GlutaMAX™ Supplement（Gibco）（サーモフィッシャーサイエンティフィック社，#35050061）	
C）Penicillin-Streptomycin（Gibco）（サーモフィッシャーサイエンティフィック社，#15140122）	10,000 U/mL

□ Human Complete Medium

試薬名（メーカー，型番）	終濃度
A）DMEM/F-12, HEPES（Gibco）（サーモフィッシャーサイエンティフィック社，#11330032）	
B）B-27™ Supplement（50×）, serum free（サーモフィッシャーサイエンティフィック社，#17504001）	
C）Nicotinamide（シグマ アルドリッチ社，#N3376-100G）	10 mM
D）N-acetyl-L-cysteine（シグマ アルドリッチ社，#A7250-100G）	1 mM
E）hEGF（シグマ アルドリッチ社，#E9644-.2MG）	50 ng/mL
F）Recombinant Human Noggin（PeproTech社：#120-10C）	0.1 μg/mL
G）A83-01（Tocris Bioscience社，#2939）	0.5 μM
H）Recombinant Human FGF-10（PeproTech社，#100-26）	0.1 μg/mL
I）Gastrin（シグマ アルドリッチ社，#G9020-1MG）	10 nM
J）Recombinant Human Wnt-3a Protein（R&D Systems社，#5036-WN-500）	50 ng/mL
K）Recombinant Human R-Spondin-1（PeproTech社，#120-38）	0.1 μg/mL

Ⅳ

4

膵がんなどのオルガノイド培養

プロトコール

1. 検体処理の準備

1）マトリゲルコートプレートの用意

❶ 24ウェルプレートを氷上に置き，1〜2ウェル（組織の大きさに応じて増減）に冷えたPBSを加える．

❷ PBSをアスピレーターで吸引しマトリゲル（GFR）150 μLでコーティングする．ウェル全体に行き渡らせて37℃で60分間インキュベートする[*2]．

2）検体処理のための準備

❶ 安全キャビネット内をピペッター，スタンド，ハサミなど使用するもののみとする．

[*2] PBSを入れることで，ウェルを冷やすとともに，マトリゲルの使用量を減らすことができる．

❷ 検体処理用のハサミ，ピンセットを用意し，ベンチ内にブルードレープを広げる．

❸ 10 cmディッシュ3枚（1検体あたり：施術具置き，検体処理用，計量用）を用意する．

❹ 滅菌したハサミ，ピンセットをとり出し，ディッシュに置く．

2. 検体処理

1）計量

❶ 15 mLチューブ内で10 mL DMEM/F-12で検体を2回洗浄する*3.

❷ 検体をDMEM/F-12（10 mL）ごと計量用ディッシュに出す．

❸ ディッシュごと重量を測定する（後でディッシュも忘れずに計測）．

❹ 検体をピンセットで処理用ディッシュに移し，DMEM/F-12を5 mL加えた後，上清を除去する．

❺ サンプルを除いたディッシュを計量しサンプル重量を算出する*4.

2）検体処理

❶ ハサミで検体を細かく切る（なるべく細かく，刃先がディッシュの底に付かないように）．

❷ DMEM/F-12を7 mL加える（ハサミも洗浄しながら）．

❸ 15 mLチューブに回収する．

❹ DMEM/F-12を7 mL追加してディッシュを洗浄しながら15 mLチューブに回収する．

❺ 遠心 300×g 5分間4℃.

❻ 上清を除去する．

❼ DMEM/F-12を10 mL加え洗浄する．

❽ 遠心 300×g 5分間4℃.

❾ ❻〜❽くり返し．

3）酵素処理

❶ Liberase+ROCK阻害剤溶液を組織に10 mL加える．

❷ パラフィルムで2重に巻き，ボルテックス1分間（渦ができるように）．

❸ 20分間37℃，液相にて振盪する*5.

❹ ボルテックス1分間．

*3 アスピレーターの先に200 μL用をチップを取り付けて吸引力を弱めて使用する．

*4 われわれが入手する検体は20〜50 mg程度であることが多い．

*5 シェーカー付のウォーターバスに横にして水中に沈める．

❺ チューブ越しに顕微鏡で観察し，細胞塊が組織からほとんど分離していない場合は振盪20分間をもう一度行う．

❻ 3〜5分間静置し，組織片を沈殿させる．

❼ 上清を100 μmのセルストレーナーにかけ50 mLチューブに移す．

❽ 1 mL以下となったLiberase溶液をチップの先端を切ったP1000でピペッティングする．

❾ DMEM/F-12を10 mL加え，❼のセルストレーナーに加える．

❿ さらにチューブを10 mLのDMEM/F-12で共洗いし，セルストレーナーに追加する．

⓫ 遠心 300×g 5分間4℃ *6．

⓬ 上清を除去する．

⓭ 数回洗浄してLiberaseを除く．

*6 沈殿が不十分であれば遠心時間を長くする．

4）播種

❶ Human Complete Medium+10 μM ROCK阻害剤を500 μL加え，先端を切ったP1000チップでピペッティングする．

❷ マトリゲルコートプレート（**1. 1**)）に細胞を播種する．

❸ CO_2インキュベーターに60分間置き，細胞/組織を沈ませる．

❹ 沈まなかったものは15 mLチューブに回収する．

❺ 上清を除いたプレートに150 μLのマトリゲル（GFR）を加え，重層する．

❻ 60分間インキュベーション後にHuman Complete Mediumを500 μL加える．

❼ ❹の上清を遠心 300×g 5分間4℃．

❽ 上清を除き，150 μLのマトリゲル（GFR）に懸濁し，別のウェルに播種する．

❾ 60分間インキュベーション後に，Human Complete Mediumを500 μL加える（図1）．

3. 継代

1週間程度培養したオルガノイド（図1，2）を以下の手順で継代する．

❶ 培地を吸引する．

❷ PBSで2回洗浄する．

❸ セルスクレーパーでマトリゲルごとかき剥がす．

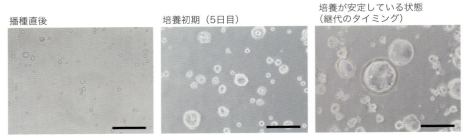

図1 検体のがん組織から分離した細胞の培養過程

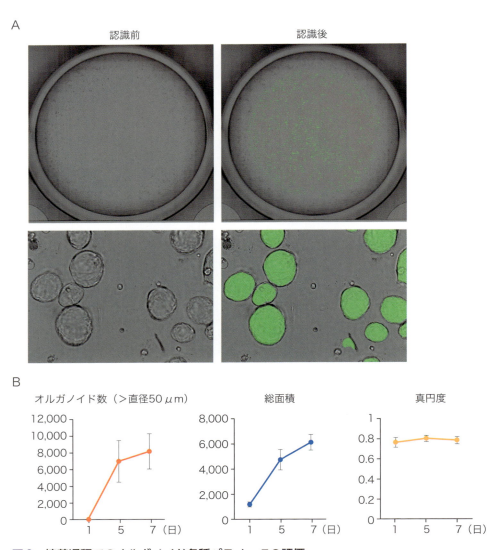

図2 培養過程でのオルガノイド各種パラメータの評価
A) Cell³ iMager duos での評価. B) オルガノイド培養によるオルガノイド数, 総面積, 真円度の変化.

❹ 各ウェルにTrypLE+ROCK阻害剤を1 mL入れる．

❺ 15 mLチューブに回収する（最大6ウェル分を1つのチューブにまとめる）．

❻ P1000でピペッティングしマトリゲルをくずす（10回くらい）．

❼ 37℃振盪8分間．2分間ごとに混ぜる．

❽ 遠心200×g 3〜5分間，上清を吸引する．

❾ DMEM/F-12を1 mL加える．P1000で混ぜてほぐす．

❿ DMEM/F-12を10 mL追加して遠心200×g 3〜5分間．

⓫ 上清を吸引する．

⓬ DMEM/F-12＋ROCK阻害剤1 mLに懸濁して細胞数をカウントする．

⓭ 播種方法は**2. 4）**と同様．
$1.5×10^5$ cells/well（24ウェル），$3×10^5$ cells/well（12ウェル）で播種する．
培地は500 μL/well（24ウェル），1 mL/well（12ウェル）．

⓮ 2〜3日おきに培地交換する．1週間程度で継代する．

入手法

他機関との共同研究で入手したヒト検体であることから，現時点で提供はしていない．オルガノイドを用いた解析などは共同研究により実施しているので問い合わせてほしい．

トラブルへの対応

■コンタミ

→ほとんど問題になったことはない．まずCO_2インキュベーターを清掃するなど一般的な清潔度を疑う．検体サンプルのみでコンタミが発生する場合は，最初の洗浄回数を増やす．さらにハサミで細かくした後の洗浄回数も増やす．

■細胞がとれない，培養しても増殖しない

・ケース1
→一番考えられるのは入手検体にがん細胞がほとんどいないというケース．まず検体を入手したら組織切片を作製し，どの程度がん細胞が含まれるか検討し，ほとんどみられなければ入手先に相談する．

・ケース2
→組織をバラバラにしようとして細胞が死んでしまうケース．酵素処理時間とともに，ピペッティング，特に先が細いチップを用いたピペッティングを行う場合は注意が必要．

■培養中にマトリゲルが融ける

→デブリが含まれると，融けてくることがあるため，極力デブリを除く．融けてしまった
場合は，回収し遠心後マトリゲルとともに再度播種する．

◆ 文献

1）Boj SF, et al：Cell, 160：324-338, 2015
2）Matsuura T, et al：Carcinogenesis：doi:10.1093/carcin/bgz122, 2019

IV オルガノイド

5 乳がんのオルガノイド培養

村山貴彦, 後藤典子

はじめに

一般的な培養プレート上での二次元培養では薬剤の効果予測を正確に行うことが難しく, 三次元で球状の細胞塊を形成させる技術が開発されてきた. 近年では, その技術がさらに向上し, 臓器レベルの機能を in vitro で再現することをめざしたオルガノイド培養が行われている[1][2]. これは組織中の幹細胞を適切な growth factor を含んだ培地中で分化・増殖させることで可能となる培養法であり, 正常な乳腺組織に含まれる幹細胞からもオルガノイドを形成させる技術が確立されている[3][4]. また, 乳がんを含む種々のがん細胞においてもオルガノイド培養は適用可能であり[5][6], これによって前臨床試験での新規治療薬候補の有効性検討を効率化させようと試みられている. 本稿では乳がんの臨床検体からのオルガノイド培養について, その方法とわれわれの研究室での実験例などについて概説する.

準備

1. 試薬類

□ PBS (D-phosphate buffered saline) (−) (Ca, Mg不含) (ナカライテスク社, #14249-95, 他)

□ HBSS (Hanks' balanced salt solution) (フェノールレッド不含) (STEMCELL Technologies社, #37150)

□ 10 mg/mL collagenase (シグマ アルドリッチ社, #C9407)

□ 10 mg/mL DNase I (シグマ アルドリッチ社, #DN25)

□ FBS (fetal bovine serum) (サーモフィッシャーサイエンティフィック社, #26140-079, 他)

□ GlutaMAX-I (サーモフィッシャーサイエンティフィック社, #35050-061)

□ 1 M HEPES

□ P/S (Penicillin-Streptomycin mixed solution) (ナカライテスク社, #26253-84)

□ Red Blood Cell Lysis Buffer (ロシュ・ダイアグノスティックス社, #11 814 389 001)

- [ ] 10×collagenase/hyaluronidase in DMEM（STEMCELL Technologies社，#07912）
- [ ] Advanced DMEM/F-12（サーモフィッシャーサイエンティフィック社，#12634-010）
- [ ] 0.1 mg/mL R-Spondin 3（R&D Systems社，#3500-RS/CF）
- [ ] 0.1 mg/mL Neuregulin1（PeproTech社，#100-03）
- [ ] 0.1 mg/mL FGF（fibroblast growth factor）7（富士フイルム和光純薬社，#119-00661）
- [ ] 0.2 mg/mL FGF10（富士フイルム和光純薬社，#060-04401）
- [ ] 0.1 mg/mL Noggin（富士フイルム和光純薬社，#149-08861）
- [ ] 0.21 mg/mL A83-01（シグマ アルドリッチ社，#SML0788）
- [ ] 3.3 mg/mL Y-27632（富士フイルム和光純薬社，#030-24021）
- [ ] 10 mg/mL SB202190（シグマ アルドリッチ社，#S7067）
- [ ] 50 mg/mL N-Acetyl-L-cysteine（シグマ アルドリッチ社，#A9165）
- [ ] 50 mg/mL Nicotinamide（シグマ アルドリッチ社，#N0636）
- [ ] 50 mg/mL Primocin（InvivoGen社，#ant-pm-1）
- [ ] 50 μg/mL EGF（epidermal growth factor）（メルク社，#GF144）
- [ ] B-27 supplement（サーモフィッシャーサイエンティフィック社，#17504-044）
- [ ] 100 μM hydrocortisone（dissolved in α-MEM）（STEMCELL Technologies社，#07904）
- [ ] BME2（Cultrex reduced growth factor basement membrane matrix type 2）（Trevigen社，#3533-001-02）
- [ ] TrypLE Express（サーモフィッシャーサイエンティフィック社，#12605-010）

2. 器具類

- [ ] tube rotator
- [ ] 100 μm メッシュストレーナー
- [ ] 40 μm メッシュストレーナー
- [ ] Costar 24 well clear flat bottom ultra low attachment multiple well plates（コーニングインターナショナル社，#3473）

3. 試薬調製

- [ ] 細胞洗浄液

試薬	容量	（最終濃度）
Advanced DMEM/F-12	43.65 mL	
GlutaMAX-I	450 μL	（1%）
1 M HEPES	450 μL	（10 mM）
P/S	450 μL	（1%）

☐ Coating Buffer

試薬	容量	（最終濃度）
HBSS	490 mL	
FBS	10 mL	（2%）

☐ Organoid Medium

試薬	容量	（最終濃度）
Advanced DMEM/F-12	11 mL	
0.1 mg/mL R-Spondin 3	30 μL	（250 ng/mL）
0.1 mg/mL Neuregulin1	4.5 μL	（37.5 ng/mL）
0.1 mg/mL FGF7	0.6 μL	（5 ng/mL）
0.2 mg/mL FGF10	1.2 μL	（20 ng/mL）
0.1 mg/mL Noggin	12 μL	（100 ng/mL）
0.21 mg/mL A83-01	12 μL	（500 nM）
3.3 mg/mL Y-27632	6.09 μL	（5 μM）
10 mg/mL SB202190	0.20 μL	（500 nM）
50 mg/mL N-Acetyl-L-cysteine	49 μL	（1.25 mM）
50 mg/mL Nicotinamide	147 μL	（5 mM）
50 mg/mL Primocin	12 μL	（50 μg/mL）
50 μg/mL EGF	1.2 μL	（5 ng/mL）
B-27 supplement	240 μL	（1%）
GlutaMAX-I	120 μL	（1%）
1 M HEPES	120 μL	（10 mM）
P/S	120 μL	（1%）
100 μM hydrocortisone	120 μL	（1 μM）

■ プロトコール

1. 腫瘍組織からの細胞の分離

❶ 外科手術で得られた腫瘍組織を20 mLのAdvanced DMEM/F-12を含んだ50 mLチューブ中に入れ，4℃で維持する*1．

❷ 研究室まで運んだら，10 cmディッシュに細胞洗浄液10 mLを加えた後，運搬用チューブから腫瘍組織を移す．

❸ メスとピンセットを用いて腫瘍組織を1〜2 mm角のピースにする（図1）．

❹ 50 mLチューブにCoating Bufferを10 mL入れ，まんべんなくチューブ壁をコートした後，Coating Bufferをとり除く．

❺ コートした50 mLチューブに2 mLの10 mg/mL collagenase，200 μLの10 mg/mL DNase I，7.8 mLのOrganoid Mediumを加える．その後，腫瘍ピースをチューブに入れる．

❻ 10 mLピペットを用いてゆっくりとピペッティングを行う．

❼ tube rotatorを用いて37℃で1時間撹拌し，腫瘍ピース中からがん細胞を分散させる．

*1 腫瘍の生着率を上げるためには手術でのとり出し後なるべく早く次の工程に進むのが望ましい．

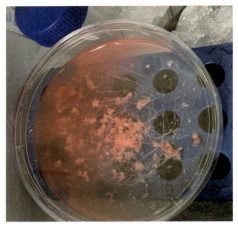

図1 ピースにした腫瘍組織

❽ 1時間の撹拌後，10 mLピペットを用いて再びゆっくりとピペッティングを行う．

❾ 大きな腫瘍組織の塊が残っている場合には，37℃でさらに30分間程度撹拌する．

❿ 回収用の50 mLチューブを10 mLのCoating Bufferでコートし，Coating Bufferをとり除いた後に100 μmメッシュストレーナーをセットする．

⓫ 酵素処理後の細胞懸濁液をメッシュストレーナーに通し，50 mLチューブに回収する．

⓬ 10 mLの細胞洗浄液をメッシュストレーナー上に残った組織に当てるように加え，細胞をチューブ内に洗い落とす[*2]．

⓭ 新しい50 mLチューブを10 mLのCoating Bufferでコートし，40 μmメッシュストレーナーをセットする．

⓮ 計約20 mLとなった細胞懸濁液を40 μmメッシュストレーナーに通し，50 mLチューブに回収する．

⓯ 先ほどと同様に10 mLの細胞洗浄液をメッシュストレーナー上に残った組織に当てるように加え，細胞をチューブ内に洗い落とす（約30 mLの細胞懸濁液が得られる）．

⓰ 4℃ 400×gで5分間遠心した後，上清を吸引する[*3]．

⓱ 2 mLのRed Blood Cell Lysis Bufferをペレットに加え，室温で5分間反応させる．

⓲ 10 mLの細胞洗浄液を加える．

⓳ 4℃ 400×gで5分間遠心した後，上清を吸引する．

⓴ 細胞洗浄液を加えて細胞を懸濁し，細胞数をカウントする．

[*2] 線維状の塊に絡めとられている細胞を少しでも回収するように．

[*3] 赤血球が少なくペレットに赤みがない場合には⓴に進んでも良い．

2. 細胞の播種

❶ 1.5 mL チューブに Coating Buffer を 1 mL 入れ，まんべんなくチューブ壁をコートした後，Coating Buffer をとり除く．

❷ 1.0～5.0×10⁵ の細胞をコートしたチューブに分取する．

❸ 4℃ 400×g で 5 分間遠心した後，上清を吸引する．

❹ 40 μL の BME2 に細胞を懸濁し，氷上に置く*⁴．

❺ インキュベーター内で事前に温めておいた 24 ウェルプレートの中央付近のウェルに細胞懸濁液を加える（図2）．

❻ 24 ウェルプレートをインキュベーターに戻し，37℃で 20 分間温めて細胞を懸濁させた BME2 を固化させる．

❼ 400 μL の Organoid Medium をゆっくりとウェルに加える．

❽ 培地の蒸発を防ぐため，播種したウェル付近のウェルには 500 μL の PBS を入れておく．

❾ 4～5 日ごとに培地交換を行う．BME2 は崩さずに Organoid Medium だけを吸引し，ゆっくりと 400 μL の新しい Organoid Medium を加える．

3. オルガノイドの継代

❶ 50 mL チューブに Coating Buffer を 10 mL 入れ，まんべんなくチューブ壁をコートした後，Coating Buffer をとり除く．

❷ 1.5 mL チューブに Coating Buffer を 1 mL 入れ，まんべんなくチューブ壁をコートした後，Coating Buffer をとり除く．

❸ 細胞を播種したウェルから Organoid Medium をゆっくり吸引する．

❹ 1 mL の TrypLE Express を加えてマイクロピペッターで 10 回ほどピペッティングする．

*⁴ 室温で固化してしまうため BME2 はチューブに加える直前まで氷上で維持しておく．

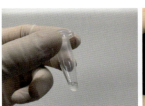
BME2に細胞を懸濁

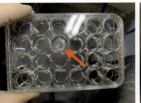
温めたプレートの中央付近のウェルに懸濁液を加える

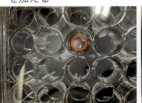
BME2の固化後，崩さないように Organoid Medium を加える

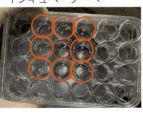
蒸発を防ぐため，近隣のウェルにPBSを加えてインキュベーターへ

図2 24ウェルプレートへの細胞の播種方法

❺ さらに 1 mL の TrypLE Express を加える.

❻ インキュベーターに戻し，37℃で 10 分間温める.

❼ 10 分後，細胞懸濁液をコートした 50 mL チューブに回収する.

❽ 1 mL の細胞洗浄液をウェルに加え，ウェル中に残った細胞をできるだけ 50 mL チューブに回収する.

❾ 新しい 50 mL チューブを 10 mL の Coating Buffer でコートし，100 μm メッシュストレーナーをセットする.

❿ 細胞懸濁液に細胞洗浄液を 7 mL 加え，10 mL ピペットでゆっくりとピペッティングする.

⓫ 細胞懸濁液をメッシュストレーナーに通し，50 mL チューブに回収する.

⓬ 10 mL の細胞洗浄液でメッシュストレーナー上に残った細胞をチューブ内に洗い落とす.

⓭ 4℃ 400×g で 5 分間遠心した後，上清を吸引する.

⓮ 上清をゆっくりと吸引する.

⓯ 500 μL の細胞洗浄液をペレットに加えて細胞を懸濁し，コートした 1.5 mL チューブに回収する.

⓰ 4℃ 400×g で 5 分間遠心した後，上清を吸引する.

⓱ BME2 に細胞を懸濁し，**2.**❹ 以降の手順と同様に 24 ウェルプレートに播種する. 細胞を播種するウェルの数は細胞数に応じて決める.

実験例

　　当研究室では上記のプロトコールに沿って約 20 例の乳がん臨床検体からオルガノイド培養を試みた. 培養可能かどうかは臨床検体の状態に依るところが大きく，通常の接着培養ができないような検体についてはオルガノイド培養でも増殖しないことが多い. これまでのところ，培養成功率は約 20% ほどである. なお，正常な乳腺の幹細胞を培養した際には乳管構造が再現されるが，乳がん細胞をオルガノイド培養した場合では図 3 に示すような球状の細胞塊が形成される.

入手法

　　乳がんオルガノイドの凍結サンプルの提供は，倫理の制約のため，現時点では共同研究により供与可能である（問い合わせ先：後藤典子）.

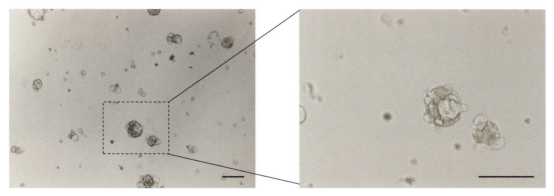

図3 乳がん細胞から形成されたオルガノイド（スケールバー＝200 μm）

 トラブルへの対応

■ **細胞の播種時にBMEが分散してしまう**

→BMEがウェルへの添加後すぐに固化せず分散してしまうことがある．これは播種する24ウェルプレートが十分に温まっていないことが原因となって起こることが多い．そのため，播種直前までプレートをインキュベーターに入れておくよう心掛けるか，ベンチにホットプレートを入れてインキュベーターから出した後も温度低下を防ぐような工夫をすると良い．

◆ 文献

1) Ranga A, et al：Adv Drug Deliv Rev, 69-70：19-28, 2014
2) Clevers H：Cell, 165：1586-1597, 2016
3) Linnemann JR, et al：Development, 142：3239-3251, 2015
4) Jamieson PR, et al：Development, 144：1065-1071, 2017
5) Sachs N, et al：Cell, 172：373-386.e10, 2018
6) Drost J, et al：Nat Protoc, 11：347-358, 2016

IV オルガノイド

6 福島PDO® を用いた抗がん剤の評価

比嘉亜里砂，高木基樹

はじめに

　PDO（patient-derived tumor organoid）は，患者から摘出した腫瘍組織の一部を *in vitro* で培養した細胞塊である．福島医薬品関連産業支援拠点化事業では，独自のノウハウにより長期培養が可能なPDOを現在までに82系統樹立しており，福島PDO®（F-PDO®）と命名した．これらの特徴は，大きな細胞塊を形成し，さまざまな形態を示す異性の細胞が混在していること，長期の浮遊培養が可能であること，遺伝子発現プロファイルが一般的な細胞株と比べて元のがん組織と高い類似性があること，である（図1）[1]．

　抗がん剤によるF-PDO増殖阻害試験について，96ウェルまたは384ウェルマルチウェルプレートを用いたハイスループットアッセイ系を構築した．F-PDOは大きな細胞塊を形成するため，プレートのウェルごとに細胞を均等に播種し，ばらつきが少ないデータを取得することが困難である．そこで，細胞小片化装置で均一化した細胞塊をマルチウェルプレートに播種した．細胞増殖阻害活性は，抗がん剤を処理したF-PDOのATP量から生細胞率を算出して評価した．細胞塊を均一化した結果，精度が高い安定したデータを取得できた[1][2]．F-PDOは一般的ながん細胞株とは違う抗がん剤感受性を示し，臨床を反映した薬効を見出すことが可能となった．本稿では，F-PDOの培養と上述したアッセイ系の実験方法について述べる．

準備

□ **培地**
各F-PDOの培養に適した培地は，有償有体物移動合意書（Material Transfer Agreement：MTA）で福島県立医科大学から入手可能である．

□ **フラスコ**
超低接着表面長方形型カントネック細胞培養用フラスコ，ベントキャップ付き（コーニングインターナショナル社，#3814：75 cm²，#3815：25 cm²）

□ **凍結保存液**
CELLBANKER 2（日本全薬工業社，#CB031）

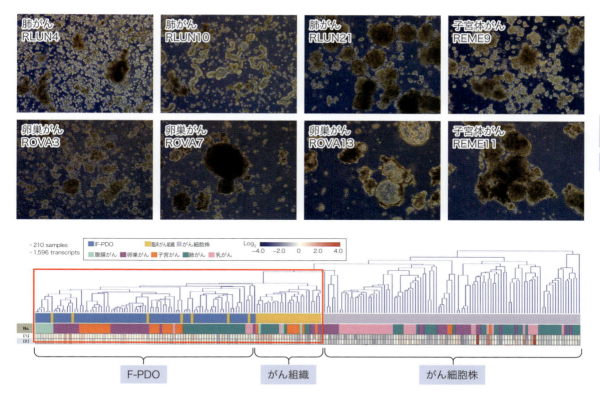

図1 遺伝子発現プロファイルを指標としたF-PDO，がん組織，がん細胞株の比較解析
F-PDOは同種がん組織由来のがん細胞株ではなく，元のがん組織と同じグループに分類される（赤枠）．F-PDOは元のがん組織と遺伝子発現プロファイルが近い．（子宮体がんREME11の画像は文献1より引用）

- ☐ プログラムフリーザー
  ポータブルプログラムディープフリーザー PDF-250（ネッパジーン社）
- ☐ 細切器
  CellPet FT（ジェイテックコーポレーション社）
- ☐ アッセイ用マルチウェルプレート
  Black/Clear Round-Bottom Ultra-Low Attachment Spheroid Microplate（コーニングインターナショナル社，#4515：96-well，#4516：384-well）
- ☐ 分注器
  ① Multidrop Combi試薬ディスペンサー（サーモフィッシャーサイエンティフィック社，#5840300）
  ② マルチステージ・ディスペンスステーション ADS-384-8（バイオテック社）
  ③ Echo 555（ラボサイト社）

125

上記の分注器以外でも同等の性能であれば問題ない.

□ 測定試薬

CellTiter-Glo 3D Cell Viability Assay（プロメガ社，#G9681）

□ 解析ソフト

Morphit version 5.0（The Edge Software Consultancy社）
同等の解析ソフトであれば問題ない.

プロトコール

1. F-PDOの培養

❶ 液体窒素下で気相保存した保存チューブ内の細胞（ペレット 50 μL分）を，37℃恒温水槽にて軽く揺すりながら半融解する（約1分間）.

❷ 培地15 mL入りの50 mL遠心管に，トランスファーピペットで細胞を移す．保存チューブは培地1 mLで2〜3回共洗いし，すべての細胞を遠心管に回収する.

❸ 細胞懸濁液を遠心分離（200×g，3分間）し，上清を除去する．上清を完全に除去する必要はない.

❹ 培地5 mLを添加して再懸濁し，全量を超低接着表面25 cm² フラスコに播種する．細胞はCO₂インキュベーター（5% CO₂，37℃）で培養する.

❺ 培地の色や細胞密度を観察しながら，2〜3日ごとに培地を交換する（図2）．細胞懸濁液はフラスコ内で穏やかにピペッティング後，15 mL遠心管に移して遠心分離（200×g，2分間；以下同条件）する．ペレット量を測定*1した後に培地を8割除き，最終容量が5 mLになるよう新しい培地を加える．穏やかに5回ピペッティング後，細胞をフラスコに戻す.

❻ 密度が飽和に達した細胞懸濁液（増殖が早い細胞で1週間程度．1カ月を要する細胞もある.）*2をフラスコから15 mL遠心管に移して遠心分離する．上清の8割を除去する.

❼ 全量が5 mLとなるよう培地を添加して，細胞を穏やかに5回ピペッティングする．新しい培地を2.5 mLずつ入れた25 cm² フラスコ2枚に，細胞懸濁液を2.5 mLずつ播種する（P1）.

❽ 培地交換を行いながら，細胞密度が飽和に達するまで観察を行う．飽和の細胞懸濁液を2枚のフラスコから1本の15 mL遠心管に移す．遠心分離した後，ペレット量を測定して上清を除去する.

❾ 培地5 mLを添加して穏やかに5回ピペッティング後，10 mL

*1 容量50〜200 μLの高さにマーカーで印を付けた遠心管と細胞ペレットが入った遠心管を並べ，目視で測定する.

*2 25 cm² フラスコで培養中の細胞は目視によるペレット量の測定が困難なため，培地の色の変化と単一細胞やデブリの増加を指標として，継代時期を判断する.

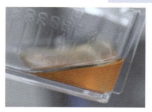
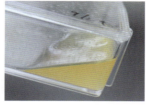
培地の色の変化　　　　　　　ペレット量の測定
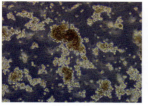
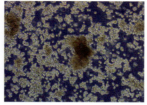
単一細胞，デブリの増加

継代直後　　　　　飽和状態

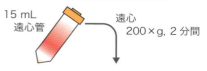
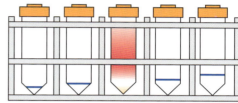

50 μL　100 μL　細胞ペレット　150 μL　200 μL

容量 50～200 μL の高さにマーカーで印を付けた遠心管と細胞ペレットが入った遠心管を並べ，目視で測定する．

図2　F-PDO の培養における飽和状態の基準とペレット量の規定

の培地を入れた超低接着表面 75 cm² フラスコ 1 枚に細胞を全量注ぐ（P2）．

⑩ 培地交換を行いながら，細胞密度が飽和になるまで観察する．飽和密度の細胞懸濁液をフラスコから 15 mL 遠心管に移し，遠心分離した後，ペレット量を測定（図2）して，上清を除去する．

⑪ 培地 10 mL を添加して穏やかに 5 回ピペッティング後，10 mL の培地を入れた 75 cm² フラスコ 2 枚に細胞懸濁液を 5 mL ずつ播種する（P3）．

⑫ 以下，P3 と同様の手順で継代をくり返す[*3]．

2. F-PDO の凍結保存

❶ 細胞懸濁液をフラスコから 15 mL 遠心管に移して遠心分離した後，ペレット量を測定し上清を除去する．

❷ 1 mL あたりのペレット量が 50 μL となるよう CELLBANKER 2 を細胞に添加して，穏やかに 5 回ピペッティングする．保存チューブに細胞懸濁液を 1 mL ずつ添加する[*4]．

❸ プログラムフリーザー PDF-250[*5] を用いて，細胞保存チューブを 1 分間で −1 ℃ の速度で −80 ℃ まで冷却した後に液体窒素下で気相保存する．

[*3] 培地交換ごとに遠心後の細胞ペレット量を目視で測定する．ペレット量の増加が停止し，交換翌日に培地が黄色に変色した時点を密度飽和の状態とし，継代を行う．細胞ごとにそのペレット量を規定する．

[*4] 細胞塊が沈みやすいため，複数の保存チューブに分注する場合は細胞を混合しながら行う．

[*5] プログラムフリーザーがない場合，BICELL（日本フリーザー社），Mr. Frosty（ナルゲン社）などを用いて問題はない．

3. F-PDO を用いた抗がん剤の増殖阻害試験（図3）

1）細胞の準備

❶ 細胞は，試験に必要なペレット量に達するまで超低接着表面 75 cm² フラスコで培養する．

❷ マルチウェルプレートへの播種前日，細胞懸濁液をフラスコから 15 mL 遠心管に回収し，遠心分離する．目視でペレット量を測定して上清を除去し，新しい培地に交換する．

2）細胞懸濁液の調製

❶ フラスコから細胞懸濁液全量を 50 mL のガラスベッセルに回収する．

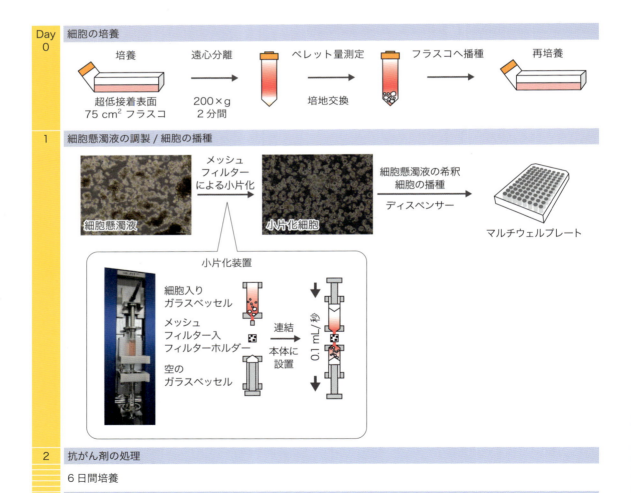

図3　F-PDO を用いた抗がん剤の増殖阻害試験の流れ

❷ 細胞が入ったガラスベッセル（上部）と空のガラスベッセル（下部）を，70 µm メッシュフィルター入のフィルターホルダーで接続し，小片化装置（CellPet FT）本体に設置する.

❸ 細胞懸濁液を秒速0.1 mL で上部ベッセルから下部ベッセルへ移動させ，細胞を小片化する.

3) 細胞のマルチウェルプレートへの播種

❶ 小片化した細胞懸濁液を培地で5〜20倍に希釈して懸濁する.

❷ MultiDrop Combi 試薬ディスペンサーで，96 ウェルプレートには150 µL，384 ウェルプレートには40 µL の細胞懸濁液を播種する[*6].

❸ プレートは，抗がん剤を添加するプレート（アッセイプレート）と，抗がん剤添加当日のATP量（発光値）を測定するプレート（0時間測定プレート）を用意する.

4) 抗がん剤の処理

❶ 細胞播種の24時間後，アッセイプレートに抗がん剤溶液[*7]を添加する. 96 ウェルプレートには ADS-384-8 で0.15 µL，384 ウェルプレートには Echo 555 で0.04 µL の容量を細胞に処理する. 抗がん剤溶液の最終濃度は0.1%とする.

❷ 抗がん剤添加後，6日間培養する.

5) 生細胞数の測定

❶ 0時間測定プレートに溶媒コントロールとして最終濃度0.1%となるよう DMSO[*8]を加え，ただちに MultiDrop Combi 試薬ディスペンサーを用いて CellTiter-Glo 3D を添加して ATP 量を測定する.

❷ 抗がん剤添加後，6日間培養したアッセイプレートに CellTiter-Glo 3D を添加して ATP 量を測定する. アッセイプレートの ATP 量と0時間測定プレートの ATP 量を比較し，F-PDO の増殖を確認する.

6) データ解析

❶ アッセイプレートの溶媒コントロールウェルの ATP 量を0時間測定プレート値で割り，増殖率を算出する.

❷ Morphit version 5.0 などのソフトウェアを用いて，用量反応曲線を描く. この応答カーブから IC_{50} 値（50%抑制濃度）や AUC 値（用量応答曲線下面積）を算出する.

*6 培地のバックグラウンド測定用のウェル以外のプレートの全てのウェルに播種するが，エッジ効果を考慮して外周ウェルは使用しない.

*7 低分子化合物は主にDMSO，抗体はリン酸緩衝食塩水に溶解して使用する. 抗がん剤に適した溶媒を使用する.

*8 抗がん剤をDMSOに溶解したときの例. 使用溶媒を用いてコントロールデータを取得する.

実験例

　パクリタキセルの効果がなかった卵巣がんおよび子宮体がん患者のがん組織より樹立したF-PDO（ROVA14，REME9，REME11）を用いて，これらがパクリタキセルに耐性を示すかを検証した（図4A）．既存の卵巣がんと子宮体がん由来の細胞株（OVCAR-3，SK-OV-3，SK-UT-1B）も併せて試験した．その結果，がん細胞株（IC$_{50}$：3〜7 nM）と比較して，3種すべてのF-PDOはパクリタキセルに対して高い耐性を示した（IC$_{50}$：10 μM以上）．これらの結果は，F-PDOと臨床のがん組織に対する薬効が同等であることを示唆している．

　また，標的がさまざまな抗がん剤74種を用いて，各種がん組織由来F-PDO（46種）とがん細胞株（46種）の増殖阻害試験を行った（図4B）．データは抗がん剤感受性プロファイルとして，赤（感受性が低い）と青（感受性が高い）のカラーで示した．F-PDOとがん細胞株ではプロファイルが異なり，F-PDOは総じて抗がん剤に耐性を示した．また，特定のF-PDOに対して効果を示す抗がん剤とそうでないものがあることが判明した．

　F-PDOを用いた抗がん剤評価システムは，既存のがん細胞株と比較して，臨床の薬効をより反映した結果を得ることが可能であり，抗がん剤の薬効マーカーの同定にも活用できると期待される．

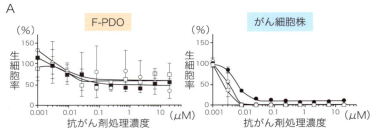

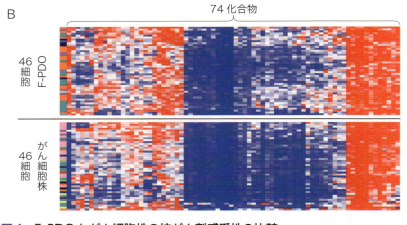

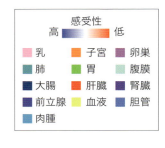

図4　F-PDOとがん細胞株の抗がん剤感受性の比較
A) F-PDOとがん細胞株のパクリタキセルに対する感受性．B) F-PDOとがん細胞株の抗がん剤に対する感受性．行がそれぞれの細胞を示し，列がそれぞれの抗がん剤を示す．青が抗がん剤に感受性が高く，赤は抗がん剤に感受性が低いことを示す．

入手法

F-PDOコレクションカタログは，医療-産業トランスレーショナルリサーチセンターのホームページから提供可能なF-PDOのリストをダウンロードできる（リストを表に簡潔にまとめた）．また，カタログ閲覧の登録を行うと詳細情報の閲覧が可能となる．F-PDOはアカデミア，企業ともに富士フイルム和光純薬社より使用許諾（ライセンス）を受けることができる．また，福島県立医科大学と有償有体物移動合意書（Material Transfer Agreement：MTA）を締結し使用することも可能である．抗がん剤の薬効評価などについて受託研究を行っている．

お問い合わせ：医療-産業トランスレーショナルリサーチセンターホームページ（https://www.fmu.ac.jp/home/trc/），メールアドレスはi-san-tr@fmu.ac.jp

表　F-PDOの種類

がん種	株数	がん種	株数
肺がん	21	腹膜がん	4
子宮体がん	20	脳腫瘍	2
卵巣がん	15	子宮頸がん	2
肉腫	6	胆管がん	1
大腸がん	4	胃がん	1
乳がん	3	造血器腫瘍（担がんマウス経由）	3

下記のサイトより，詳細なリストをダウンロードできます．
https://www.fmu.ac.jp/home/trc/provision/f-pdo/

トラブルへの対応

■細胞が増殖しない
→培地交換を8割から5割交換に変更する．
→融解時の細胞ペレットの量（融解する保存チューブ数）を増やし，細胞密度が高い状態で培養を開始する．

■細胞小片化時にメッシュフィルターが目詰まりする
→フィルターのメッシュサイズを100 μmに変更する．
→ガラスベッセルに適用する細胞懸濁液の容量を減らす．

■アッセイのデータが振れる
→384ウェルプレートを用いた試験でデータにばらつきが大きい場合は，アッセイプレートを96ウェルフォーマットに変更する．
→プレート播種時の細胞希釈倍率（播種細胞数）を検討する．

◆ 文献
1) Tamura H, et al：Oncol Rep, 40：635-646, 2018
2) Takahashi N, et al：Cells, 8：481, 2019

Ⅳ オルガノイド

7 CTOS法を用いたがんオルガノイド培養とパネル作製への応用

近藤純平，井上正宏

はじめに

CTOS（cancer tissue-originated spheroid）法とは，がん組織から細胞−細胞間接着を維持したまま上皮細胞塊を抽出し，オルガノイドを調製・培養する技術である[1]．一般的ながんオルガノイド法は，腫瘍組織からがん細胞を単細胞レベルまで分散し，マトリゲルなどの細胞外基質を用いて三次元細胞塊であるオルガノイドを形成させる方法である．しかし培養細胞と異なり，腫瘍から単細胞にされたがん細胞はアノイキスにより急速に細胞死する[1]．アノイキス抑制作用のあるRho-ROCK阻害剤を用いたり，単細胞化されてもただちにディッシュに付着させる，あるいは細胞外基質に埋めたりすることである程度の細胞死は回避できるが，がんの種類や症例によっては回避できずに死滅してしまう場合もある．そこで，腫瘍組織からがん細胞を調製・培養する過程で単細胞化することなくオルガノイド（CTOS）を調製する手法としてCTOS法が開発された．

CTOSは，患者腫瘍の分化特性を保持している．他のオルガノイド技術と同様にCTOSをマウスに移植して形成された腫瘍の形態学的特徴は保持され，例えば分化型腺がんである大腸がんにおいては，各患者がんの分化度が保持されている[1]．またCTOS法は，がんオルガノイドを高純度・高収率・高生存度で回収する方法であり，検体量の少ないケースにも威力を発揮する．これまでに肺がん，膀胱がん，子宮がんなどでも培養を行い報告してきた[2]~[5]．CTOSを用いた *ex vivo* 培養とマウス移植腫瘍作製を併用することにより，多数の「CTOSライン」からなるCTOSパネルを作製することが可能であり，がんの基礎研究だけでなく症例間多様性に着目した治療法開発・個別化医療まで広い範囲での応用が期待される[6][7]．

CTOS法では細胞−細胞間接着を維持しつつ，細胞−細胞外基質間接着を切ることが肝要である．そのためメッシュフィルターを通過した細胞は使用せず，フィルター上に残った細胞塊を採取する．この不定形の細胞塊は数時間で急速にオルガノイド（CTOS）を形成する（図1）．この過程でCTOSに含まれず周囲に付着している細胞は細胞死しているが，CTOS内部の細胞はきわめて安定である．CTOS法の特徴の一つは，細胞死が低く抑えられることから，がん細胞の回収効率が非常に高いことにある．また死細胞や血球，線維芽細胞などはフィルターを通過するため，回収されたCTOSは純度の高い上皮性の腫瘍細胞集団となる．本稿では，上述したCTOS法によるオルガノイド培養とCTOSパネルの作製について概説する．

132　患者由来がんモデルを用いたがん研究実践ガイド

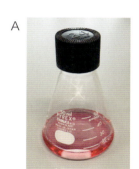
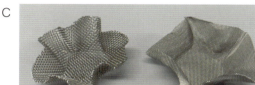
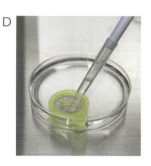

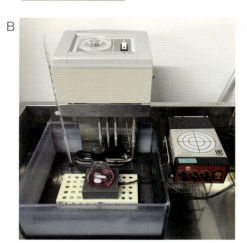
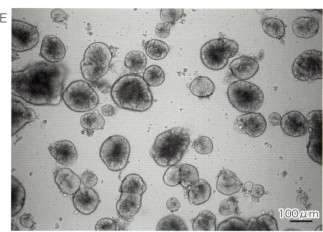

図1 CTOS調製に用いる実験機器と操作
A）50 mLフラスコにスターラーと酵素処理液を入れた状態．B）Aのフラスコを磁気撹拌機および恒温水槽にセットした状態（写真では，撮影のため水槽に水は入れていない）．C）500 μm，250 μmの金属メッシュフィルター．筆者らが自作したもの．オートクレーブして再利用している．D）セルストレーナーに捕捉された細胞塊を回収する様子．E）完成したCTOSの一例（大腸がん）．

準　備

1. 試薬

- PBS（－）
- 検体輸送培地

    1% Penicillin-Streptomycin（サーモフィッシャーサイエンティフィック社，#15140-122）を添加したD-MEM（富士フイルム和光純薬社，#044-29765）

- TrypLE Express（サーモフィッシャーサイエンティフィック社，#12604-013）
- StemCell Keep（バイオベルデ社，#VPL-A1）
- 組織洗浄液

    0.5% BSA，1% Penicillin-Streptomycinを添加したEBSS（－）

（サーモフィッシャーサイエンティフィック社，#14155-063）
- □ 酵素処理液
  0.28 U/mL Liberase DH（ロシュ・ダイアグノスティックス社，#5401054001）を添加した D-MEM
- □ StemPro 培地
  StemPro hESC SFM（サーモフィッシャーサイエンティフィック社，#A1000701）を添付文書通りに混合.
- □ CTOS 融解液
  2 % BSA を添加した D-MEM/Ham's F-12（富士フイルム和光純薬社，#042-30555）
- □ 液体窒素

2. 機器

- □ 眼科用ハサミ
- □ 鑷子（ピンセット）
- □ メス
- □ 50 mL フラスコ（スクリューキャップ付き）
- □ 撹拌子
- □ 恒温水槽
- □ 磁気撹拌装置〔アズワン社，M-3 コントローラー（#1-244-02）に MS-101A マルチスターラー（#1-244-13）を接続〕
- □ CO_2 インキュベーター

3. 消耗品

- □ 15 mL，50 mL 遠心チューブ
- □ 1.5 mL チューブ
- □ 100 μm，40 μm セルストレーナー（コーニングインターナショナル社，#352360・#352340）
- □ 10 cm 無処理ディッシュ（AGC テクノグラス社，#1020-100）
- □ 24 ウェル無処理マイクロプレート（AGC テクノグラス社，#1820-024）

::: プロトコール :::

1. CTOS の調製

1) 腫瘍の受けとり

❶ 手術検体もしくは生検組織から切り出された余剰組織[*1]を，20 mL の検体輸送培地を入れた 50 mL チューブに回収する．ま

> [*1] 臨床検体の研究への利用には，倫理講習の受講，臨床研究として倫理委員会での承認など適切なプロセスを経ることが必要である．また，個人情報の取り扱いについても関連指針に沿って十分に注意する．

134　患者由来がんモデルを用いたがん研究実践ガイド

た，移植腫瘍から調製する場合も同様である．実験室までの輸送は氷上にて行う．

❷ 検体処理の開始まで4℃，もしくは氷上にて保管する*2．

2）CTOS調製

❶ 検体輸送培地を破棄し，20 mLのPBSをチューブに入れ，数回の反転により洗浄する．これを2回くり返す．

❷ 新しい20 mLの組織洗浄液とともに腫瘍片を10 cmディッシュに移し，鑷子とメスを用いて壊死組織を除去する．

❸ 腫瘍片を新しい20 mLの組織洗浄液を入れた10 cmディッシュに移し，鑷子と眼科用ハサミもしくはメスを用いて組織を1～2 mm片まで細断する．

❹ 25 mLピペットを用いて，細断した組織片を50 mLチューブに移す．

❺ 1,000 rpm 5分間で遠心する．

❻ 上清を破棄する．

❼ 新しい20 mLの組織洗浄液を加え，チューブを数回反転して洗浄する．

❽ ❺，❻をくり返す．

❾ 20 mLの酵素処理液を加える．

❿ 組織片と酵素処理液を，滅菌した50 mLフラスコ*3に移す（図1A）．

⓫ 恒温槽の中で，37℃でスターラーを回転しながら30分間～2時間*4酵素処理を行う（図1B）．

⓬ フラスコの中身を50 mLチューブに移す．

⓭ 1,000 rpm 5分間で遠心する．

⓮ 上清を破棄し，20 mLの組織洗浄液を加え，チューブを数回反転して細胞を再懸濁する．

⓯ 500 μm，250 μmの金属メッシュフィルター（図1C），および100 μm，40 μmのセルストレーナーを50 mLチューブにセットする．

⓰ ⓮の細胞懸濁液を，サイズの大きいフィルターから順に通していく*5．

⓱ 250 μmのメッシュフィルターおよび100 μm，40 μmのセルストレーナーを，20 mLの組織洗浄液を入れた10 cmディッシュに浸ける*6．

*2 できるだけすみやかに調製を開始する．

*3 フラスコにはあらかじめスターラーバーを入れた状態で滅菌しておく．

*4 適切な酵素処理時間は，がんの種類や症例差で変わってくる．30分間ごとに確認し，大きな未処理片がおおむねなくなった時点で処理を終了する．

*5 段階的にフィルターを通さないと，40 μmのセルストレーナーが目詰まりを起こしてしまうため．

*6 500 μmのフィルターに捕捉されたものは，ほとんど消化されていない線維性成分の多い組織なので破棄する．

135

⑱ 1,000 μLのピペットチップを用いて，フィルターおよびセルストレーナーに捕捉された細胞塊を組織洗浄液ごと15 mLチューブに回収する[*7]（図1D）．ディッシュ上の組織洗浄液が足りなくなった場合は適宜追加する．

⑲ 1,000 rpm 5分間で遠心する．

⑳ 上清を破棄する．

㉑ StemPro培地に細胞塊を懸濁する[*8]．

㉒ 細胞量に応じて，適切なサイズのディッシュ，もしくはプレートに播種する[*9]．

㉓ 37℃，5％CO_2で培養を開始する．翌日には完成された球状のCTOSとして観察される（図1E）．

2. CTOSの培養

　　各種実験のための培養は，CTOS調製の翌日から開始できる．また，後述のように in vitro で継代したCTOSも，継代翌日から実験のための培養を行うことができる．

1）浮遊培養

❶ 100 μm，40 μmのセルストレーナーを順に通し，40 μmに捕捉されたCTOSを 1. 2）⑰，⑱と同様にして15 mLチューブに回収する[*10]．

❷ 1,000 rpm 2分間で遠心する．

❸ 上清を破棄する．

❹ おおむね100個/mL程度でStemPro培地に懸濁してディッシュ，もしくはプレートに播種し，培養を開始する．

❺ 3日に1回程度の頻度で培地を交換する[*11]．

2）マトリゲル包埋培養

❶ マトリゲルを4℃で融解する[*12]．

❷ 2. 1）❶〜❸と同様にして均一なサイズのCTOSを抽出する．

❸ CTOSを2〜10個/μLとなるよう液状のマトリゲルに懸濁する．

❹ CTOSを懸濁したマトリゲルを5〜10 μLの液滴としてプレート上に置く[*13]．

❺ 37℃で15分間加温しゲル化させる．

❻ 96ウェルプレートで100〜200 μL，24ウェルプレートで500 μL〜1 mLのStemPro培地を加え培養開始する．

[*7] サンプル量が充分ある場合はサイズごとに別のチューブに回収するが，少ない場合は1本のチューブにまとめてもよい．

[*8] 100 μmの細胞塊で，100〜500個/mL程度に懸濁する．細胞密度が高すぎると生存に影響するが，低すぎても増殖が悪くなる．

[*9] 微生物感染のリスクを軽減するため，小さめのディッシュ/プレート複数に分散する方が良い．特に大腸がんは，腸内の微生物が豊富な環境から摘出された検体であるため，微生物感染への配慮が必要である．

[*10] サイズの大きいCTOSは，内部に低酸素領域をもつようになり，増殖速度や細胞死の頻度が変化する．したがって実験の条件を揃えるために，培養開始時のCTOSサイズをある程度均一にしておく必要がある．CTOS数が十分にある場合には40〜70 μmのサイズを抽出するなど，より厳しいサイズ選択をしてもよい．逆に，維持培養をするだけならこのステップは省略可能である．

[*11] ディッシュ/プレートを傾け，CTOSを端に寄せて培地のみを吸引して破棄する．吸引ポンプを用いた廃液瓶への吸引は，誤ってCTOSを吸引してしまう可能性があるので勧めない．ピペットを用いて，静かに吸引するのが良い．慣れないうちは，培地を全量吸引するのが難しいので，半量ずつ交換（1 mLの培地で培養している場合は，500 μLを吸引して新しい培地を500 μL加える）するのもよい．

[*12] マトリゲルの融解には時間がかかるので，前日にフリーザーから冷蔵庫へ移動しておくとよい．

❼ 3日に1回程度の頻度で培地を交換する[*14].

細胞成分抽出や継代のためにCTOSを回収する場合は，下記のように行う．

❽ マトリゲルに入ったCTOSを培地ごと1.5 mLチューブに回収する[*15].

❾ ピペッティングによりゲルを破砕する．

❿ 1,000 rpm 2分間で遠心する．

⓫ 上清を破棄する．マトリゲルが細胞層の上に層として認識できるときは，マトリゲル層も破棄する．

⓬ 氷上で冷却した1 mLの組織洗浄液を加え，十分にピペッティングを行い懸濁する．

⓭ 1,000 rpm 2分間で遠心する．

⓮ ⓫～⓭をくり返す．

⓯ 上清を破棄する．

⓰ 得られたペレットを凍結する，実験に用いる，あるいは継代操作に進む．

3）継代操作（シリンジ法）

継代のタイミングは，がんの種類や症例によってさまざまであるが，おおむね2～3週間までを限度として継代するとよい．もしくは，1日で培地が黄色くなるようであればすみやかに継代する必要がある．シリンジ法はCTOSを針の中を通すことにより破砕する方法である．破砕された細胞塊は，球状のオルガノイドの形態に戻る．症例によっては，破砕により増殖が促進するものもある[8].

❶ 培養中のCTOSを15 mLチューブに回収する．

❷ 1,000 rpm，2分間で遠心する．

❸ 1 mLのStemPro培地に細胞を懸濁し，1.5 mLチューブに移す．

❹ 26Gもしくは27Gの針を装着した1 mLシリンジ[*16]を用い，CTOS懸濁液の吸引・吐出を4～6回程度くり返す[*17].

❺ 1,000 rpm，2分間で遠心する．

❻ 1 mLの組織洗浄液を加えて懸濁する．

❼ 1,000 rpm，2分間で遠心する．

❽ もとの培地の2～3倍量のStemPro培地に懸濁し，浮遊培養を開始する．

*13 液滴が大きくなりすぎると，ゲルの中心部でのCTOSの増大が障害される．これは酸素や培地成分の拡散が阻害されるためと考えられる．またプラスチックの表面は処理されていないものがゲルを静置するのに適しているため，われわれは無処理のディッシュ/プレートを用いている．

*14 ゲル培養の場合は浮遊よりも培地交換は容易であるが，ゲルを崩さないよう，またゲルがプレートから剥離しないよう注意してピペットを用いて培地を交換する．

*15 培養スケールが大きい場合は，一度15 mLチューブに回収し，遠心して濃縮の上で1.5 mLチューブに移すとよい．

*16 針とシリンジの接続が加圧により外れるのを防ぐため，ルアーロック型のシリンジ，もしくは針と一体型となったインスリン用シリンジを用いるとよい．

*17 回数は適宜調整する．分散の程度としては，おおむね9割のCTOSが球状の形態を失っていれば十分である．

❾ ゲル包埋培養を行う場合は，翌日にCTOSの形状に戻っていることを確認したうえで**2. 2）❶**から開始する．

4）継代操作（不完全分散法）

　がんの種類，症例によっては，シリンジ法が細胞に与える障害が強すぎて，継代効率が著しく悪い場合もある．そのようなときは，酵素処理による不完全な分散を用いることが可能である．ただし，単細胞にまで分散してしまうと細胞が全滅してしまうがん種・症例もあるため，分散の程度には注意が必要である．

❶ 培養中のCTOSを15 mLチューブに回収する．

❷ 1,000 rpm 2分間で遠心する．

❸ 上清を破棄する．

❹ 1 mLの組織洗浄液に懸濁する．

❺ 1,000 rpm 2分間で遠心する．

❻ ❸〜❺をくり返す．

❼ 0.5 mLのTrypLE Expressに細胞を懸濁し，37℃で1〜10分間処理する[*18]．

❽ 1 mLの組織洗浄液を加える．

❾ 1,000 rpm，2分間で遠心する．

❿ 上清を破棄する．

⓫ 1 mLの組織洗浄液に懸濁する．

⓬ 1,000 rpm 2分間で遠心する．

⓭ もとの培地の2〜3倍量のStemPro培地に懸濁し，浮遊培養を開始する．

⓮ ゲル包埋培養を行う場合は，翌日にCTOSの形状に戻っていることを確認したうえで**2. 2）❶**から開始する．

3. CTOSパネルの作製

　CTOSパネルの構築には，多数のCTOSラインが必要である．CTOS移植によるマウス移植腫瘍を2回以上継代できた症例のCTOSを「ライン化した」と定義し，これをCTOSラインとしている．CTOSラインを用いることで，再現性のある実験や，移植腫瘍形成による大量のCTOS確保が可能になるなど，用途が大きく拡大する．また，継代数の浅いCTOSを凍結保存することにより，多数のCTOSラインの管理が可能となる（図2）．なお，ライン化の成功率はがんの種類によって異なるが，例えば成功率の高い大腸がん

[*18] 処理時間は症例により異なる．また継代が進むと短い処理時間で分散できるようにCTOSの性質が変化する傾向がある．完全に分散しないよう，例えば2分間で一度ピペッティングを行い，CTOSがほとんど崩れないようであればさらに3分間37℃処理を追加する，などの工夫が必要である．分散の程度としては，おおむね9割のCTOSが球状の形態を失っていれば十分である．

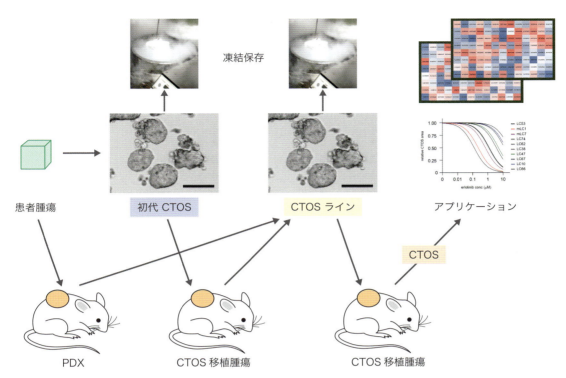

図2 CTOSパネルの構築
患者腫瘍から調製したCTOS，またはいったんPDXを経て調製したCTOSは，さらに次の移植腫瘍形成へ用いたり，将来の使用のために凍結保存したりできる．ライン化したCTOSは大量に調製することが可能なため，さまざまなアプリケーションに利用することができる．

では約50％の症例でライン化ができている．

1）CTOS移植によるマウス移植腫瘍の作製

❶ 腫瘍から調製し翌日以降，もしくは長期培養中のCTOSを1.5 mLチューブに回収し，遠心によりペレット化する．マトリゲルを用いて培養している場合は，**2. 2）❽〜⓫**に沿って行う．

❷ マトリゲルとStemPro培地を1：1で混合し，50％マトリゲルを作製する．

❸ CTOSを移植1カ所あたり1,000個/100 μL [*19] となるよう液状の50％マトリゲルに懸濁し，氷上に静置する．

❹ 24〜27Gの針を装着した1 mLシリンジ[*20]にCTOS懸濁マトリゲルを吸引し，氷上に静置する．

❺ 免疫不全マウス[*21]を麻酔し，背部皮下に1カ所当たり100 μLずつ注入する[*22]．

[*19] 標準的には移植の1カ所当たり100 μmのCTOSを1,000個もしくはそれ以上を準備する．これより個数が少なくても，長期間かけて腫瘍を形成することは期待できるので，半年は待つとよい．

[*20] 針と一体化したインスリン用シリンジは死腔容積がほとんどなく，CTOSを無駄なく移植することができる．

[*21] われわれの研究室では多くのがん種に対しNOD-SCIDマウスを用いている．大腸がんは移植生着率が高く，ヌードマウスでも遜色なく移植腫瘍が作製できる．なお，卵巣がん・子宮がんでは雌のマウスを用いるよう注意する．

2）凍結保存（ガラス化法）

❶ 液体窒素を準備する.

❷ 凍結に用いるクライオチューブはあらかじめラベリングしておく[23].

❸ 腫瘍から調製し翌日以降，もしくは長期培養中のCTOSを1.5 mLチューブに回収し，遠心によりペレット化する. マトリゲルを用いて培養している場合は，**2.2）**❸〜⓫に沿って行う.

❹ クライオチューブ1本あたりCTOSを1,000〜2,000個/200 μL程度となるようにStemCell Keepを加え，懸濁し分注する.

❺ ただちに液体窒素で凍結する.

❻ 液体窒素タンクに移して保存する.

3）融解操作

❶ クライオチューブ1本ごとに，CTOS融解液10 mLを入れた15 mLチューブを1本ずつ準備する.

❷ クライオチューブを37℃恒温槽に静置し，融解させる.

❸ 完全に融解したら，ただちにCTOS融解液を入れた15 mLチューブに移す.

❹ 転倒混和する.

❺ 1,000 rpm 2分間で遠心する.

❻ 新しいCTOS融解液5 mLを加える.

❼ 転倒混和する.

❽ 1,000 rpm 2分間で遠心する.

❾ CTOSを100〜500個/mL程度でStemPro培地に懸濁し，培養を開始する[24].

*22 針の刺入部から細胞懸濁マトリゲルが漏れてこないように，針は深く刺入する.

*23 本格的にCTOSパネルを作製する際には，大量のクライオチューブを効率よく管理するために，バーコード付きのクライオチューブを用いるとよい.

*24 翌日には，CTOS表層にあった細胞の多くが細胞死を起こして脱落する. ピペッティングにより，それらが完全に脱落し，生存した細胞から構成されるCTOSが回収できる.

■ 入手法

　　CTOSはヒト検体であることから，倫理的な側面に注意する必要がある. これまで作製機関との共同研究契約のもとで提供されてきたが，将来的にはMTAによる提供が可能になるようなシステムが計画されている. また作製機関が公的バンクにデポジットするような仕組みが必要だと考えている.

140　　患者由来がんモデルを用いたがん研究実践ガイド

トラブルへの対応

■**腫瘍からCTOS調製の際，セルストレーナー上に何も残らない**

→最も考えられる可能性は，酵素処理時間が長すぎることである．30分間ごとに組織の状態を観察し，大半の組織片が消化された時点で終了する．組織片が完全に見えなくなるまで処理すると，過消化である場合が多い．

次に，そもそも腫瘍片にがん細胞がほとんどいなかった場合が考えられる．腫瘍組織のうちどの部分を切り出すかが非常に重要で，なるべくがん細胞成分が多く，壊死や線維化が少ない部分を選ぶ．大腸がんの場合は，管腔側の血流に富んだ周堤部分が理想的で，潰瘍底（壊死領域）や浸潤部（線維化領域）では成功率が低い．CTOS調製に適し，なおかつ病理診断に影響しない検体採取を行えるよう，外科医や病理医との連携が必須である．

■**微生物感染を起こしてしまった**

→培養中，特にCTOS調製後の培養初期に微生物感染が発生しうる．これを防ぐためにはしっかりと組織を洗浄し，抗生物質・抗真菌薬を用いることが重要である．いったん感染した培養物をレスキューするのは難しいので，リスクを分散するために大きなディッシュでなく，24ウェルプレートを用い複数のウェルで培養するなどの工夫を行う．感染したウェルはすみやかに内容物を破棄する．どうしても破棄できない最後のウェルであった場合などはどうすればよいか？筆者は真菌のコンタミネーションをしばしば経験したが，①洗浄し40μmセルストレーナーを通して真菌の量を減らす，②CTOSを組織洗浄液に懸濁の上10cmディッシュに入れ，顕微鏡下に菌の付着していないCTOSを，マイクロピペットを用いてピックアップする，③通常の10倍濃度の抗真菌薬で培養する，ことにより何度かレスキューしたことがある．

■**凍結細胞が起きない**

→StemCell Keepでの保存は温度管理を厳格に行う必要がある．−80℃まで上昇してしまうと細胞は生きたまま融解することができなくなる．したがって，移動の際にはドライアイスは不適であり，液体窒素で行う必要がある．また，他の細胞をとり出す際に一時的に貯蔵ラックの温度が上がってしまうこともリスク因子であるため，すみやかに行う必要がある．

◆ **文献**

1) Kondo J, et al：Proc Natl Acad Sci U S A, 108：6235-6240, 2011
2) Endo H, et al：J Thorac Oncol, 8：131-139, 2013
3) Yoshida T, et al：Neoplasia, 17：574-585, 2015
4) Nakajima A, et al：Int J Cancer, 136：2949-2960, 2015
5) Kiyohara Y, et al：Cancer Sci, 107：452-460, 2016
6) Kondo J, et al：Cancer Sci, 110：345-355, 2019
7) Kondo J & Inoue M：Cells, 8：doi:10.3390/cells8050470, 2019
8) Piulats JM, et al：Oncotarget, 9：15968-15983, 2018

	オルガノイド

8 まとめとその他, 国内で樹立されたオルガノイドの情報

佐々木博己

　本稿では, Ⅳ章で紹介したオルガノイドの樹立数, 特徴, 問い合わせ先をまとめ, さらに国内の他の研究者（施設）で樹立されたものの情報を加えた（**表**）. この10年弱の間に, オルガノイド培養の技術は非常に進歩したが, 日本人研究者の貢献も大きい. 今後は, the co-clinical use（患者に投与する治療薬の選抜への適用）, 特に再発がんへの適用をどのようにするか, 国を挙げての体制作りが重要である.

表　本書で紹介された, または国内で樹立された主なオルガノイドの情報

項目	がん種と解説（文献含む）	特徴	問い合わせ先
Ⅳ章-3	婦人科腫瘍： 子宮体がん（樹立数は問い合わせが必要） 卵巣がん（樹立数は問い合わせが必要）	独自開発のマトリゲルを重層するMBOC法の改良型で高効率な樹立に成功している.	著者 （千葉県がんセンター）
Ⅳ章-4	膵がんなど（数10株）	iPS細胞を用いた肝再生で著名な研究チームが樹立, 元の病理組織を保持している. 間質細胞を含めた培養法も開発中である.	著者 （横浜市立大学医学部） （東京大学医科学研究所）
Ⅳ章-5	婦人科腫瘍： 乳がん（約20例から試み, 樹立, 数は問い合わせが必要）	成功率は約20％で, 正常乳腺幹細胞と同様に, 腺管構造をとる.	著者 （金沢大学）
Ⅳ章-6	F-PDO（福島 patient-derived tumor organoid）： 肺がん（21株）, 子宮体がん（20株）, 卵巣がん（15株）, 肉腫（6株）, 大腸がん（4株）, 腹膜がん（4株）, 乳がん（3株）, 造血器腫瘍（3株）, 脳腫瘍（3株）, 子宮頸がん（2株）, 胆管がんと胃がん（各1株）	福島県立医科大学医療-産業トランスレーショナルリサーチセンターHPから抗がん剤感受性やオミックス情報の有無を知ることができる.	著者 （福島県立医科大学）
Ⅳ章-7	大腸がんを中心に多くのがん種で成功しているが, 具体的ながん種と成功例の数は問い合わせが必要	先駆的なCTOS（cancer tissue-originated spheroid）法で樹立, 治療法開発や個別化医療への応用が進められている.	著者 （京都大学医学部）
その他	大腸がん（45症例から樹立）	外科切除検体からPDXの樹立と並行して, オルガノイドの樹立を行い, 遺伝子パネル解析で比較している.	Ⅴ章-11の著者 （国立がん研究センター研究所）
その他	大腸がん（55株）, 胃がん（37株）, 膵がん（39株） Fujii M, et al：Cell Stem Cell, 18：827-838, 2016 PMID：27212702 Seino T, et al：Cell Stem Cell, 22：454-467.e6, 2018 PMID：29337182 Nanki K, et al：Cell, 174：856-869.e17, 2018 PMID：30096312 Fujii M, et al：Gastroenterology, 156：562-576, 2019 PMID：30476497	オランダのHans Cleversと一緒に, 消化器上皮幹細胞の研究からオルガノイド培養法を開発し, ゲノム編集やオミックス解析を駆使し, がんの発生と進展の研究を先導している研究者が樹立した.	責任著者（オルガノイド開拓者） （慶應義塾大学）
その他	食道扁平上皮がん（樹立数は問い合わせが必要） Kijima T, et al：Cell Mol Gastroenterol Hepatol, 7：73-91, 2019 PMID：30510992	食道扁平上皮の分化の研究を牽引してきたペンシルバニア大学の中川先生との共同研究で成功した.	責任著者 （鹿児島大学医学部） Ⅴ章-6の著者（共著者） （京都大学医学部）

注：樹立数は, 本書の記載をさらに更新したものも含まれる. 特徴は, 著者の所見を含む.

142　患者由来がんモデルを用いたがん研究実践ガイド

V

PDX/PDOX

V PDX/PDOX

1 PDXモデルの特徴と免疫不全マウス

伊藤　守

はじめに

　PDX（patient-derived xenograft）モデルとは，がん患者から得られるがん組織を免疫不全マウスに移植し，マウスの中で腫瘍を再現するものである．PDXモデルは患者のがん組織の特徴を保持できるため，従来の実験モデルで5%程度といわれる治療効果の予測能が，PDXモデルで飛躍的に向上し，新しい抗がん剤の開発やヒトに投与する抗がん剤の効果をあらかじめ確認するのにきわめて有効と考えられている．このPDXモデルは以前より存在していたが，2006年にアメリカ国立がん研究所（National Cancer Institute：NCI）が従来用いてきた細胞株パネルのスクリーニングから，PDXモデルに移行することを発表してから[1]，現在世界中でPDXモデルの樹立と応用がさかんに行われるようになった．特に，患者や腫瘍の情報と連結したPDXモデルは，がん治療薬や治療法の開発，個別化医療に期待される．PDXモデルには，ドナーである患者がん組織とその遺伝子情報，レシピエントである免疫不全マウス，洗練された移植技術と移植された動物の飼育管理が必要である．筆者は実験動物学分野に所属するので，本稿ではPDXモデル樹立のための免疫不全マウスの歴史とその特徴，およびその飼育管理について主に記述し，世界の動向についても触れる．

研究の背景・歴史—免疫不全動物の開発と改良

　PDXモデルの作製には，ヒト腫瘍を生着させる免疫不全マウスが必須である．すなわち，ヒトの腫瘍はマウスにとっては異種であり，免疫不全マウスでなければ拒絶を受ける．実際に，PDXモデルは免疫不全マウスの発見から出発している．その免疫不全マウスは，1960年代初頭に発見された被毛がなくT細胞が欠損するヌードマウスである[2]．ヌードマウスが発見された1962年当時は単に被毛のないマウスと考えられた．しかし，その後デンマークのDr. Rygaardにより，ヌードマウスに胸腺が欠失しており，免疫反応が起こらないことが明らかにされた．このマウスを使って，異種移植にかかわる基礎免疫やがんの研究が大きく進展した[3]．その後，さまざまな免疫不全マウスが開発・改良されてきた．特にPDXモデルに使われてきた免疫不全マウスに関して，その系譜を図に示す．また，表に免疫不全マウスの特徴をまとめた．

　ヌードマウスに続き，1983年にアメリカFCCC（Fox Chase Cancer Center）のDr. Bosmaにより重症複合免疫不全症（severe combined immunodeficiency：SCID）マウスが

144　患者由来がんモデルを用いたがん研究実践ガイド

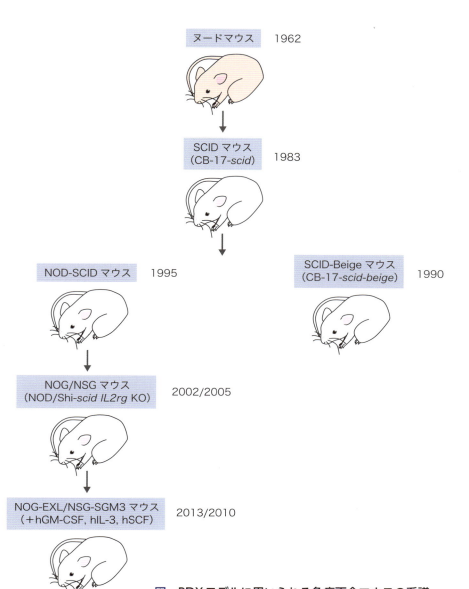

図　PDXモデルに用いられる免疫不全マウスの系譜

発見された[4]．このマウスでは，T，B細胞受容体が構成されず，その結果T細胞とB細胞の双方が分化してこない．ヌードマウスよりもさらに重度な免疫不全を呈することになる．また，このSCIDマウスを改良したNOD-SCIDマウスやSCID-Beigeとよばれる免疫不全マウスも開発された[5)6]．これらマウスは，SCIDマウスに比べて，NK活性が減退しているのが特徴である．それまでの免疫不全マウスは自然突然変異に依存していたが，1990年代になると人為的に遺伝子を不活化する遺伝子改変技術が開発された．その結果，多様な免疫不全マウスが作製されるようになった．2000年代はじめに，NK細胞も欠失するNOG，NSGマウスが開発された[7)8]．これらのマウスは，NOD-SCIDマウスにIL-2Rg KO遺伝

表　免疫不全マウスの特性

マウス名	変異遺伝子	免疫不全形質	備考	入手先
ヌードマウス	Foxn1	被毛がない 胸腺欠失→T細胞欠失	被毛がないため，移植（特に皮下）が容易で，腫瘍増殖の観察が容易.	日本クレア社：BALB/cAJcl-nu/nu 日本チャールス・リバー社：ICR-nu，BALB/cAnNCrl-nu 日本エルエスシー社：BALB/cSlc-nu/nu，KSN/Sic
SCIDマウス	Prkdc	T細胞，B細胞欠失	T細胞ばかりでなく，B細胞の関与がない.	日本クレア社：C.B-17/Icr-scid/scidJcl 日本チャールス・リバー社：CB17/Icr-Prkdcscid/CrlCrlj
SCID-Beigeマウス	Prkdc & Lyst	T細胞，B細胞欠失 NK活性の減退	SCIDマウスの形質に，NK活性が減退している.	日本チャールス・リバー社：CB17.Cg-PrkdcscidLystbg-J/CrlCrlj
NOD-SCIDマウス	Prkdc	T細胞，B細胞欠失 NK活性減退，補体活性減退（C5欠損），マクロファージ活性の減退 Sirpα遺伝子がヒトに近似	NOD近交系由来の様々な免疫機能減退がある．Sirpα遺伝子がヒトに近似しているため，ヒト細胞の生着性が高い.	日本クレア社：NOD/ShiJic-scidJcl 日本チャールス・リバー社：NOD-SCID/J
NOG/NSGマウス	Prkdc & Il-2rg	T細胞，B細胞，NK細胞欠失 補体活性減退（C5欠損），マクロファージ活性の減退 Sirpα遺伝子がヒトに近似 マウスの主要サイトカイン機能不全	NOD-SCIDマウスの形質に，マウスの主要サイトカイン機能が動かない. ヒト細胞の生着性が高い．がん組織の形質を良く保持する.	インビボサイエンス社：NOD.Cg-Prkdcscidll2rgtm1Sug/Jic（NOG） 日本チャールス・リバー社：NOD.Cg-Prkdcscidll2rgtm1Wjl/Sz（NSG）
NOG-EXL/NSG-SGM3マウス	Prkdc & Il-2rg（+hGM-CSF/hIL-3/SCF Tg）	T細胞，B細胞，NK細胞欠失 補体活性減退（C5欠損），マクロファージ活性の減退 Sirpα遺伝子がヒトに近似 マウスの主要サイトカイン機能不全 ヒトGM-CSF/hIL-3/SCFタンパク質が発現	NOG/NSGマウスの形質に，ヒト増殖遺伝子が発現しているため，ヒト細胞の生着性が極めて高い.	インビボサイエンス社：NOG-EXL 日本チャールス・リバー社：NSG-SGM3

子を導入したもので，NK細胞が亡失するばかりでなく，ヒト細胞の生着性がきわめて高いことが明らかとなった．このヒト細胞の生着性が高いのは，NODマウスの**Sirpα**とよばれる分子がヒトSirpαと類似するためということがわかってきた．現在，これらマウスを使ったPDXモデルが主流になりつつある.

■ PDXのモデルとしての特徴

　PDXモデルの特徴は，患者より採取したがん細胞を免疫不全マウスに移植することにより，がん患者のがん組織の特徴を保持することである．特に，NOGやNSGマウスでは，ヌードマウスやSCIDマウスと比べ，患者がん組織に近似する組織形態を長期間保持することが報告されている．このことは，従来の細胞株を移植したCDXよりも本来のがん患者で認められる組織不均一性を維持できることで，抗がん剤の効果や作用機序をより正確に検証できることになる．このPDXモデルの詳細に関しては，各稿で記載されているが，いくつか留意すべき点をあげる．PDXモデルを樹立して使用する場合は継代4代を経たものを使用すべきで，継代2〜3代までは自然免疫系による炎症があり，PDXモデルとしては安

Sirpα：Sirpα（Signal regulatory protein α）はマクロファージの表面上に発現している分子で，他の細胞上のCD47が結合することで，マクロファージの貪食能を抑えている．このシステムは"Don't eat me"シグナルとよばれていて，NOD系統のSirpαはヒトのものと類似しており，ヒト細胞のCD47と結合できるため，マウスマクロファージはヒト細胞を貪食し難いと考えられている.

定していない．免疫不全マウスによってはがんの増殖や形態維持が若干異なる．したがって，従来用いられていた免疫不全マウスと異なるマウスを使う場合は，あらかじめ増殖や形態の再検討を行うべきである．また，がん組織を移植する場合，摘出された場所に移植する同所移植，皮下などに移植する異所移植がある[9) 10)]．がん種にもよるが，一般的には異所移植の方が技術的にも容易で安定しているが，同所移植の方ががん組織形態の保持には有効とされる．

　このPDXモデルの樹立と維持管理には，当然重度の免疫不全マウスを用いなければならないため，その動物実験施設には微生物学的に十分統御されたSPF（specific pathogen free）施設が必要となる．ヌードマウスが使われはじめた当時と異なり，動物実験施設が整備され，現在では，個別換気ケージシステム（IVC）・完全密閉式個別換気ケージシステム（ISO）などの，ケージ自体が独立して管理できるものがあるので，比較的容易にPDXモデルが維持管理できるようになっている．特に樹立の場合は，予測のつかないこともあるため，個別管理を薦める．

国内外の動向

　前述のようにNCIの発表から，世界中でPDXモデルの樹立と応用がさかんに行われている．現在，欧米，韓国，日本などで多様なPDXモデルの樹立が公的研究所や開発業務受託機関（CRO）を中心に進められている．その中でも，欧州のPDXモデルコンソーシアムであるEuroPDX（18公的機関で構成される）は1,500以上のPDXモデル（https://www.europdx.eu）を保有している．アメリカでは8機関が保有する2,629 PDXモデルを検索できる**PDXFinder**という検索システムが発表されている．また，CRO単独では，アメリカのCrown Bioscience社が2,500以上（https://www.crownbio.com/oncology/in-vivo-services/patient-derived-xenograft-pdx-tumor-models），Champions Oncology社が1,000以上（https://database.championsoncology.com，登録要），フランスのOncodesign社が250（https://www.oncodesign.com/jp/technologies/chi-mice），韓国のDNA Link社が264（http://www.pdx.dnalink.com/index/，登録要）のPDXモデルを公表している．ただし，これらPDXモデルの使用はそれぞれ制限があることに留意すべきである．本章にあるように，日本でも国立がん研究センター，福島県立医科大学，実験動物中央研究所をはじめとしてさまざまな施設でPDXモデルが作製されている．本章の最後に国内のPDX情報が記されているが，この表以外にも個々の大学研究室で樹立されたPDXモデルがあると思われる．将来，個別に検索するのではなく，このような各国，各機関で樹立された多様なPDXモデルが統合されて，検索できる世界的な検索システムが望まれる．

　レシピエントの免疫不全マウスに関する最近の動向としては，NOG，NSGマウスが主流になりつつあるが，さらにがんの生着に有利なヒト遺伝子を導入した改良型のNOGやNSG

PDXFinder：2017年のCancer Research誌[12)]で提唱された最低限満たすべき情報を登録したPDXモデルの検索システム（https://www.pdxfinder.org）．現在，このシステムから北米8機関の2,629 PDXモデルにアクセスできる．Candiolo Cancer Instituteの639，Charles River Laboratoriesの459，The Jackson Laboratoryの437 PDXモデルを含む．

マウスが作製されている．そのようなマウスとしては，ヒト GM-CSF と IL-3 遺伝子が導入された NSG-SGM3 や NOG-EXL マウスがあり，今後ともさまざまな改良マウスが開発されていくであろう．これら改良免疫不全 NOG マウスに関しては，著者の所属する実験動物中央研究所のホームページ（https://www.ciea.or.jp/laboratory_animal/next-generation.html）を，NSG マウスに関しては，Jackson 研究所のホームページ（https://www.jax.org/jax-mice-and-services/in-vivo-pharmacology/humanized-mice）を参照いただきたい．

これからの課題

　PDX モデルは一般的にヒトがんがマウスに担がんされたもので，それ以外の細胞はほとんどマウス細胞で構成されている．最近，PD-1，PDL-1 や CTLA-4 などを標的とする免疫チェックポイント阻害薬である抗体医薬品（オプジーボ，キイトルーダ，ヤーボイなど）の効果が注目されている．この抗体医薬はヒト分子を標的とするもので，ヒト T 細胞を含む造血細胞が存在しなければ，その効果を検証できない．そのため，ヒトがんとヒト造血細胞の双方をもつ PDX モデルが開発されている．ヒト末梢血由来の単核球を担がん NOG，NSG マウスに移入し，その後に上記の抗体を投与し，腫瘍の退縮の程度でその薬効を評価するというものである[11]．この評価系はまだ完全なものではなく，今後さらに改良されていくであろう．

おわりに

　詳細な臨床情報や遺伝子変異情報が付帯された PDX モデルは，きわめて有効ながん研究の *in vivo* モデルである．現在，稀少がんや前立腺がんなど免疫不全マウスで生着が困難ながん種についても PDX モデルの作製が行われており，また生着に優れた免疫不全マウスの改良・開発も続けられている．これらによって，新規抗がん剤の開発や臨床での適用が効率良く行われることが期待できる．

◆ 文献

1）Ledford H：Nature, 530：391, 2016
2）Isaacson JH & Cattanach BM：Mouse News Lett, 27：31, 1962
3）「Thymus and self. Immunobiology of the mouse mutant "nude"」（Rygaard J, eds），F.A.D.L., 1973
4）Bosma GC, et al：Nature, 301：527-530, 1983
5）Shultz LD, et al：J Immunol, 154：180-191, 1995
6）Christianson SW, et al：Cell Immunol, 171：186-199, 1996
7）Ito M, et al：Blood, 100：3175-3182, 2002
8）Shultz LD, et al：J Immunol, 174：6477-6489, 2005
9）「Patient-Derived Mouse Models of Cancer –Patient-Derived Orthotopic Xenografts（PDOX）」（Hoffman RM, eds），Humana Press, 2017
10）「Patient-Derived Xenograft Models of Human Cancer」（Wang Y, et al, eds），Humana Press, 2017
11）Ashizawa T, et al：Clin Cancer Res, 23：149-158, 2017
12）Meehan TF, et al：Cancer Res, 77：e62-e66, 2017

患者由来がんモデルの課題と展望

がん研究の観点から

近藤　格

患者由来がんモデル："モデル" とは何か？

　腫瘍組織など生体試料を用いて作製するがんモデルのことを，患者由来がんモデルと称している．患者由来がんモデルは，生体内の悪性腫瘍を体外で調べることを目的として作製される．患者由来でないがんモデルとしては，遺伝子改変マウスにおいて発生する腫瘍細胞・組織などがあげられる．患者由来がんモデルの特徴はヒトの体内で発生するがんの分子背景や性格そして複雑さが反映されていると期待できること，臨床検体を提供した患者の臨床病理情報が付随していることである．

　患者由来がんモデルは大きく二つに分類される．一つは，生体内の腫瘍細胞・組織を培養環境に移すものであり，腫瘍組織を丸ごと[1]またはスライスして培地中で生かすもの[2]，腫瘍組織を細胞単位までばらばらにして平面で培養するもの（細胞株）[3]，細胞間の接着を維持して三次元にするもの（オルガノイド）[4]，などが典型的である．もう一つは，腫瘍細胞・組織を実験動物に移植するものである（ゼノグラフト）．実験動物としてはマウスがよく用いられるのだが[5]，鶏卵[6]やゼブラフィッシュ[7]も用いられる．ゼノグラフトには，腫瘍組織がもともとあった場所に移植する「同所移植モデル」，元の場所ではないところに移植する「異所移植モデル」がある[8]．どのモデルが優れているかが議論されるところであるが，そのことに関する考えを以下に述べる．

　モデルというものは現実を隅々まで正確に反映していない．その意味ですべてのモデルは間違っている（*All models are wrong; but some are useful.* George E.P. Box）．例えば，地図は現実をモデル化したものである．地図は，現実の一部を切りとり単純化することでツールとして使われている．観光マップの縮尺や挿絵が現実と異なっていても，そして地下鉄の地図や海図が高速道路で役に立たなくても，そのことで文句を言う人はいないだろう．患者由来がんモデルも同様である．細胞株，オルガノイド，動物移植モデル，いずれも生体内の腫瘍を完全にコピーしているわけではない．それぞれに独自の有用性があると同時に，足りない部分がある．どの角度からみても完璧なモデルは存在しえないことを前提に，どのような患者由来がんモデルが自分の研究目的に適切かを考える必要があるだろう．すなわち前述の George E.P. Box の言葉を借りれば，*All patient-derived cancer models are wrong; but some are useful.* と表現されうる．

患者由来がんモデルの歴史と世界的動向

　患者由来がんモデルは，基礎研究から治療法の開発まで古くから用いられてきた．1900年代初頭に体内の組織を培養環境下で維持するところから研究ははじまり，組織を細胞単位に分離することで長期間にわたって維持できるようになった．オルガノイドの最初の報告は1950年代[9]，腫瘍組織をヌードマウスに移植する実験は大腸がんにおいて1960年代にはじめて行われた[10]．動物に移植する場合，当初は皮下組織が移植部位だったのだが（異所移植），1980年代には腫瘍組織がもともとあった組織・臓器に移植されるようになった（同所移植）[11]．1990年代には遺伝子改変マウス（genetically engineered mouse model：GEMM）がさかんに用いられるようになった．少し前の総説を読むと，患者の腫瘍組織をマウスに移植するモデルには批判的な意見がもたれていたようである[12]．しかし，がんの発生や進展の複雑さが明らかになるにつれ GEMM の限界も周知されるようになった[13]．

　2005年には National Cancer Institute において，PDX（patient-derived xenograft）を1,000株作製し配布するというプロジェクトが開始された（Patient-Derived Model Repositories：PDMR）（https://pdmr.cancer.gov/）．ほぼ同時期に，ヨーロッパでは国境を越えた PDX のバイオバンクとして EurOPDX が設立された（https://www.europdx.eu/）．細胞株については，がん細胞株を 10,000株作製するというプロジェクトが Broad Institute で開始され（Cancer Cell Line Factory）（https://portals.broadinstitute.org/cellfactory#home），インフォマティクスを駆使した抗がん剤開発プロジェクト（Cancer Dependency Map）の中で使われている[3]．本邦の組織だった活動としては，細胞株については複数の細胞バンクががん研究を支えてきた．PDX については，実験動物中央研究所，福島県立医科大学，医薬基盤・健康・栄養研究所において樹立と研究応用が大規模に行われてきた．最近では国立がん研究センターでも同様のプロジェクトが開始された．

　PDX を用いた民間企業の受託解析は，The Jackson Laboratory（https://www.jax.org/），Charles River Laboratories（https://www.criver.com/），CrownBio 社（https://www.crownbio.com/）など多くの企業が手がけている．ユニークなところでは，同所移植のパイオニアである Robert M Hoffman 教授が立ち上げた AntiCancer 社がある（http://www.anticancer.com/）．製薬企業では PDX の使用は以前から行われている．一例をあげると，ノバルティス社が PDX を 1,000株以上樹立し，抗がん剤の感受性試験を行ったことは記憶に新しい[14]．アカデミアの個別的な研究においても患者由来がんモデルは使用されており，新しい抗がん剤を報告する論文において特に頻繁に用いられている．

　このように，患者由来がんモデルの歴史は古く，がん研究の黎明期から今に至るまでコンスタントに使われてきた．一方，技術的に目覚ましい進歩があったわけではなく，伝統的な技術がそのまま使われている．

150　患者由来がんモデルを用いたがん研究実践ガイド

なぜ今，患者由来がんモデルなのか？

　なぜこの10年，患者由来がんモデルが注目されているのだろうか？ それは，がんの複雑さを治療応答性という視点から調べることの重要性が，抗がん剤の開発に伴ってより深く認識されるようになったことが原因だと考えている．20年ほど前は治療に使用できる抗がん剤は限られていたのだが，今では試験中のものも含めると100種類以上の抗がん剤が存在する．治験を効率よく進めるために，そして個別化医療を推進するために，治療奏効性を予測する技術のニーズが高まっている．網羅的に遺伝子やタンパク質の発現プロファイルを調べて治療応答性を予測するという試みが今世紀初頭から世界中で行われてきた．さらに，分子標的薬が台頭するようになると，治療標的の変異を調べることで治療奏効性を予測する研究がさかんになった．大規模な研究では一定の成果が得られ，発見の一部は実用化されて臨床応用されている．しかし，遺伝子やタンパク質の発現や変異を調べるだけでは治療応答性を完全に予測しえないこと，臨床的な有用性に限界があることも，同時に明らかになった．具体的には，ゲノム情報を元に治療方針を決める場合，恩恵を受ける患者が少なすぎることが指摘されている[15]．また，バイオマーカーの開発を分子背景の情報をもとに行うと，時間がかかりすぎて抗がん剤の開発のスピードに追いつかないという現実がある．すなわち，分子バイオマーカーを補完したり置き換えたりするツールとして，古くからある患者由来がんモデルに期待が寄せられているように思われる．

患者由来がんモデルをとり巻く環境の問題点

　患者由来がんモデルにかかる期待のうち最も大きいものは，それが治療効果の予測に使えるのではないか，というものである．これは昔からのテーマであって，第2相の臨床試験に使われる抗がん剤をPDXで調べて臨床的な奏効性と一致するかどうかを調べた論文が1990年代にしてすでに発表されている[16) 17]．そして，同じような研究が現代において再び行われている[18]．ただ，PDXの過去の論文をシステマティックにレビューした論文によると，PDXのデータと臨床的な治療応答性との関係については一定の見解は出ていない[19)～23]．きちんとしたデータが不足していて，臨床への応用を勧めることができる段階ではない，という意見が多いように見受けられる．*in vitro* chemosensitivity assayについても同様であり，臨床への応用を期待させる論文は多いのだが，ASCO（American Society of Clinical Oncology）Working groupの調査では，臨床での使用を推奨できるだけのデータはまだ得られていないと結論されている[24]．PDXも *in vitro* chemosensitivity assayも，だめだというのではない．いずれも万能ではなく，臨床試験に使えるといえるだけのデータが得られていないということである．

患者由来がんモデルの課題

　前世紀と同じ手法で腫瘍細胞を培養環境下に移したり，動物の体内に移植して抗がん剤を加えてみるだけなら，学術研究としては退行しているといわざるをえない．過去の技術への発展的な回帰として患者由来がんモデルに取り組むにはどうしたらよいだろうか．細胞株やゼノグラフトが開発された前世紀ではありえなかった高度な解析が今では可能である．今の時代の技術を用いて従来の問題を解決したり，画期的な技術を開発したりできないものだろうか．

　今の技術で解決を図る課題は例えば次のようなものである．ゼノグラフトにおいては，腫瘍の生着率は全般に低い[25][26]．悪性腫瘍によって生着率が異なるだけでなく，同一の悪性腫瘍であっても報告によって生着率はずいぶん異なる．この問題は従来から広く認識されつつ放置されている感があるのだが，ゲノム研究や幹細胞研究などの現代の科学技術で解決を図ることはできないだろうか．また，抗がん剤の感受性試験については，PDXの実験結果が臨床的な観察と一致した，しなかったという実験をくり返すのではなく，一致不一致の分子背景を明らかにすることはできないだろうか．また，技術の問題ではないが，実用化をめざすのであれば，小規模の研究をくり返すのではなく，大規模な前向きのランダム化試験を行い，臨床医に認められる結果を提示するべきだろう．細胞株についても同様である．細胞株として樹立できる場合とできない場合の違いに現代の技術でアプローチできるのではないだろうか．培養細胞に関する新しい技術としては，body-on-a-chip という微小な流路の中で細胞を培養するものがあげられる[27]．また，body-on-a-chip 中でオルガノイドを維持するシステムも報告されている[28]．幹細胞の概念を応用したオルガノイドの研究も，現代ならではの研究かもしれない[29]．遺伝子工学を応用した研究としては細胞をバーコード標識して抗がん剤スクリーニングを行ったり[30]，CRISPR/Cas9 の系で遺伝子を網羅的にノックアウトするなどして創薬標的を見つける大規模なプロジェクトが展開されている[31]．このように，新しい技術と視点で従来のモデルを見直すことでも，今までにない用途や発見が期待できる．

　バイオバンクの仕組みの中に患者由来がんモデルを組込む工夫も必要である．バイオバンクには，腫瘍組織など生体試料は「物」として保存されている．加えて，生体試料を「生き物」として保存するために，患者由来がんモデルは有効かもしれない．

患者由来がんモデルの所感

　患者由来がんモデルの研究が盛り上がっているのは個人的には嬉しいことである．しかし，時期尚早の状態で臨床に応用すると，多くの患者が被害を受けることになる．そして，商業的な動きに乗せられてむやみに期待を煽ると，せっかくの盛り上がりに冷水を浴びせることになりかねない．患者由来がんモデルが病態解析のツールとして有用であることについては論を待たないと思うのだが，その臨床応用や事業化にあたっては薄氷を踏むよう

な慎重な姿勢が必要だろう.

　がんが今ほどわかっておらず治療法も限られていた前世紀に確立されたがんモデルが, そのままの形で今も使われていることには違和感を抱かざるを得ない. がんモデルをどのように作製するかは, 研究者がもつがんのイメージにかかっている. 数十年前からがんのイメージが変わっていないということはないだろう. 既存のがんモデルが研究者の想像力を制限している危険性も考えた方がよい. この問題には当の本人は気づきにくいので, 臨床的な腫瘍に接する機会のない基礎研究者にとっては切実である. ゲノム研究を背景に画期的にがん研究が進歩した現代において, 今までにない患者由来がんモデルを創出し, 「あの時代に患者由来がんモデルは飛躍的に進歩した」と後世で語られるようにしたいものである. そのためには, 臨床的な腫瘍をよく理解している臨床医や病理医とコミュニケーションを図ることに加え, 臨床的な腫瘍を学ぼうとする姿勢が基礎研究者に必要である.

◆ 文献

1）Furukawa T, et al：Clin Cancer Res, 1：305-311, 1995
2）Jiang X, et al：Methods Mol Biol, 1884：283-295, 2019
3）Boehm JS & Golub TR：Nat Rev Genet, 16：373-374, 2015
4）Tuveson D & Clevers H：Science, 364：952-955, 2019
5）Aparicio S, et al：Nat Rev Cancer, 15：311-316, 2015
6）Komatsu A, et al：Cells, 8：doi:10.3390/cells8050440, 2019
7）Bentley VL, et al：Haematologica, 100：70-76, 2015
8）Hoffman RM：Nat Rev Cancer, 15：451-452, 2015
9）REINBOLD R：C R Seances Soc Biol Fil, 148：1493-1495, 1954
10）Rygaard J & Povlsen CO：Acta Pathol Microbiol Scand, 77：758-760, 1969
11）Wang WR, et al：Human Colon Tumors in Nude Mice: Implantation Site and Expression of the Invasive Phenotype. 「Immune-Deficient Animals」（Sordat B & Epalinges s/Lausanne, eds）, pp239-245, Karger Publishers, 1984
12）Sharpless NE & Depinho RA：Nat Rev Drug Discov, 5：741-754, 2006
13）「Patient-Derived Mouse Models of Cancer -Patient-Derived Orthotopic Xenografts（PDOX）」（Hoffman RM, eds）, Humana Press, 2017
14）Gao H, et al：Nat Med, 21：1318-1325, 2015
15）Marquart J, et al：JAMA Oncol, 4：1093-1098, 2018
16）Boven E, et al：Cancer Res, 52：5940-5947, 1992
17）Langdon SP, et al：Ann Oncol, 5：415-422, 1994
18）Townsend EC, et al：Cancer Cell, 30：183, 2016
19）Koga Y & Ochiai A：Cells, 8：doi:10.3390/cells8050418, 2019
20）Collins AT & Lang SH：PeerJ, 6：e5981, 2018
21）Brown KM, et al：Oncotarget, 7：66212-66225, 2016
22）Jin K, et al：Clin Transl Oncol, 12：473-480, 2010
23）Bernardo C, et al：Transl Res, 166：324-331, 2015
24）Burstein HJ, et al：J Clin Oncol, 29：3328-3330, 2011
25）Cho SY, et al：Mol Cells, 39：77-86, 2016
26）Izumchenko E, et al：Ann Oncol, 28：2595-2605, 2017
27）Kimura H, et al：Drug Metab Pharmacokinet, 33：43-48, 2018
28）Skardal A, et al：Drug Discov Today, 21：1399-1411, 2016
29）Matsui S, et al：Cancer Sci, 110：2156-2165, 2019
30）Yu C, et al：Nat Biotechnol, 34：419-423, 2016
31）Tseng YY & Boehm JS：Curr Opin Genet Dev, 54：33-40, 2019

V PDX/PDOX

3 乳がんのPDX作製法

村山貴彦，後藤典子

はじめに

　新薬の開発過程においては患者へ投与した際にどれだけの有効性を示しうるかを，前臨床試験の段階で正しく評価することが重要である．しかし，これまで前臨床試験で広く用いられてきたがん細胞株による検討のみでは実際の治療効果を正確に予測することが非常に難しく，臨床試験に入ってからphase Ⅱやphase Ⅲで脱落してしまうケースが多かった[1]．また，そのような被験薬が多いことが開発コストの高騰につながり，新薬開発のペースを落とす主要な原因となっていた．より元来の腫瘍に近い性質を保持したモデルとして近年注目を集めているPDX（patient-derived xenograft）モデルは，患者から摘出した腫瘍の一部を免疫不全マウスに移植することで作製される．このモデルでは，病理的に類似した腫瘍が形成されるのみでなく，薬剤への反応性も元の腫瘍と非常に近いことが報告されている[2][3]．そのため，PDXが前臨床試験で効果的に用いられるようになれば，有望な新薬をより円滑に世に出すことが可能となると期待される．本稿では乳がん臨床検体からのPDXの作製方法に加え，当研究室での作製効率やトラブルへの対処法などについても概説する．

準備

1. 試薬類

- □ PBS（D-Phosphate buffered saline）（−），Ca，Mg不含（ナカライテスク社，#14249-95，他）
- □ HBSS（Hanks' balanced salt solution），フェノールレッド不含（STEMCELL Technologies社，#37150）
- □ FBS（fetal bovine serum）（サーモフィッシャーサイエンティフィック社，#26140-079，他）
- □ Advanced DMEM/F-12（サーモフィッシャーサイエンティフィック社，#12634-010）
- □ GlutaMAX-Ⅰ（サーモフィッシャーサイエンティフィック社，#35050-061）
- □ 1 M HEPES
- □ P/S（Penicillin-Streptomycin Mixed Solution）（ナカライテス

ク社，#26253-84）
- ☐ Matrigel Matrix（コーニングインターナショナル社，#354248）
- ☐ Cell Reservoir One，DMSO不含（ナカライテスク社，#07579-24，他）
- ☐ アロンアルフアA「三共」（第一三共社，#081019311）
- ☐ ドミトール（日本全薬工業社）
- ☐ ドルミカム注射液（アステラス製薬社）
- ☐ ベトルファール（Meiji Seika ファルマ社）
- ☐ 生理食塩水*1
- ☐ アンチセダン（日本全薬工業社）

2. 器具類

- ☐ メス
- ☐ ピンセット
- ☐ ハサミ
- ☐ トロッカー
- ☐ イヤーパンチ

3. 試薬調製

- ☐ 細胞洗浄液

試薬	容量	（最終濃度）
Advanced DMEM/F-12	43.65 mL	
GlutaMAX- I	450 μL	（1 %）
1 M HEPES	450 μL	（10 mM）
P/S	450 μL	（1 %）

- ☐ Coating Buffer

試薬	容量	（最終濃度）
HBSS	490 mL	
FBS	10 mL	（2 %）

- ☐ 3種混合麻酔薬

試薬	容量	（マウスでの用量）
ドミトール	0.75 mL	0.3 mg/kg
ドルミカム注射液	2 mL	4 mg/kg
ベトルファール	2.5 mL	5 mg/kg
生理食塩水	19.75 mL	

- ☐ 希釈アンチセダン

試薬	容量	（マウスでの用量）
アンチセダン	0.15 mL	0.3 mg/kg
生理食塩水	24.85 mL	

*1　PBSは不可.

プロトコール

1. マウスの導入

❶ PDXモデル作製にあたっては，宿主となるマウスの免疫機能によりがん細胞が淘汰されることを避けるために高度免疫不全マウスであるNSGマウス（もしくはNOGマウス）を用いる．日本チャールス・リバー社にメールまたは電話で連絡して，5，6週齢のマウスの在庫を確認し，必要な数を発注する．

❷ 所属機関での遺伝子改変マウスの導入登録を行う．

❸ 発注したマウスの納品後，動物飼育施設への搬入を行う．搬入後は飼育環境に数週間慣れさせた後，乳腺の発達状況を考えて8，9週齢に達した時点で**3.** の移植を実施する[*2]．

2. 腫瘍組織からの移植用ピース作製

❶ 外科手術で得られた腫瘍組織を20 mLのAdvanced DMEM/F-12を含んだ50 mLチューブ中に入れ，4℃で維持しながら研究室まで運ぶ[*3]．

❷ 10 cmディッシュに細胞洗浄液10 mLを加えた後，腫瘍組織を入れる．

❸ メスとピンセットを用いて腫瘍組織を1〜2 mm角の小さなピースにする[*4]．

❹ 当日中に移植しない分は40ピース程度ずつに分け，1 mLのCell Reservoir Oneを含んだストックチューブに入れて−80℃で保存する．

[*2] 移植に用いるのが高度免疫不全マウスであるため，感染症を起こすことがないよう清浄に管理された環境での維持が必須となる（図1）．

[*3] 腫瘍の生着率を上げるためには手術でのとり出し後なるべく早く次の工程に進むのが望ましい．

[*4] なるべく組織中の細胞を押し潰さないように注意しながら細断する．

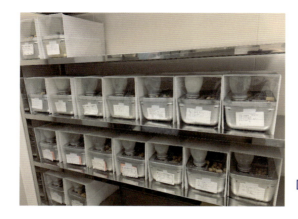

図1 清浄度の高い環境で維持された高度免疫不全マウス

| マトリゲルに腫瘍ピースを入れる | 麻酔後，ハサミで腹部に小さな切りこみを入れる | 切りこみから上下の乳腺までトロッカーで穴をあける | 反対側にも同じ操作をし，合計で4カ所の乳腺付近までアプローチできるようにする |

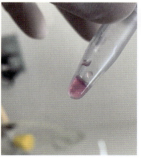 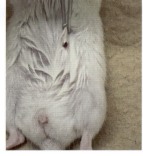 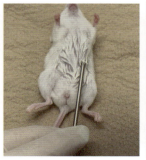 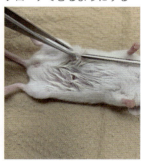

| トロッカーに腫瘍ピースの入ったマトリゲルを載せる | 切りこみからゆっくりとトロッカーを挿入し，乳腺付近に腫瘍ピースを押し出す | 4カ所に移植できたらそれぞれの切りこみをアロンアルファで塞ぎ，アンチセダンを投与してマウスを目覚めさせる |

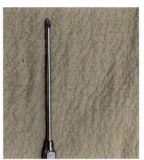 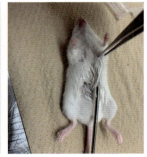 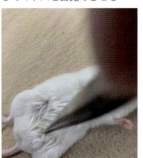

図2　腫瘍ピースのマウスへの移植方法

3. マウスへの移植

❶ マトリゲルを氷上で融解させ，1.5 mLチューブに50 μLずつ分注する[*5]．

❷ 1～2 mm角になった移植用のピースを5つずつそれぞれのチューブに加える[*6]．

❸ 腫瘍ピースが入ったマトリゲルや移植用のトロッカーを氷上で維持しながら，動物室などの処置を行うための施設に移動する．

❹ マウスに麻酔を投与する．3種混合麻酔薬を0.1 mL/10 g体重ずつ，それぞれのマウスの腹腔に投与する．イヤーパンチを用いてマーキングし，どの腫瘍ピースを移植したマウスかを後で識別できるようにする．

❺ マウスに消毒用エタノールを噴霧した後，腹部の左右にハサミで小さな切りこみを入れ，そこにトロッカーを通す．中央から上下の乳腺付近まで皮下にトロッカーが通れるだけの穴をあける（図2）．

[*5] マトリゲルは室温で固化してしまうため，−20℃で凍結保存したものを必ず氷上で融かすようにする．また，腫瘍ピースを入れた後も移植直前まで氷上で維持する．

[*6] 腫瘍の中心に近い部分などは壊死して白くなっていることが多い．生着率を上げるためには目視で確認して壊死していそうな部分は除く方が良い．また，腫瘍によっては脂肪を多く含むものもあるが，黄色くなっていて簡単に判別できるため，これもやはり移植用のピースを選択する際に除くほうが好ましい．

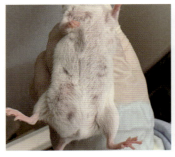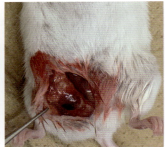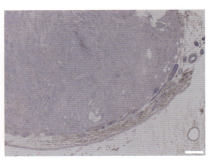

図3　マウス体内で形成されたPDXとその組織像
右）HE染色，×10，スケールバー＝200 μm．

❻ トロッカーを一度マウス体内からとり出し，その先端に移植用ピースを含んだマトリゲルを載せる．

❼ 中央の切りこみから，先ほどあけた穴を通してトロッカーを上下の乳腺付近まで挿入する．ゆっくりとトロッカーを押し出し，先端に載せたマトリゲルを乳腺付近に置く．

❽ ピンセットを用いてトロッカーの先端部を軽くつまみ，5秒間ほど待ってからゆっくりとトロッカーをマウスからとり出す．このとき，マウスの体内でマトリゲルが固まりはじめるので，小さなしこりができるのが確認できることがある．上下ともに腫瘍を移植したら，トロッカーを挿入した中央の切りこみ部をアロンアルファでふさぐ．

❾ 4カ所の乳腺付近にピースを移植し，2カ所の切りこみ部をいずれもアロンアルファでふさいだ後，希釈アンチセダンを3種混合麻酔薬と同量（0.1 mL/10 g体重）だけ腹腔に投与してマウスを目覚めさせる．

❿ マウスをケージに戻し，定期的に腫瘍の有無を確認する．乳がんのPDXの場合，3～6カ月程度で腫瘍が増大してくるものが多い（図3）．

⓫ 腫瘍が確認できた時点から週に一，二度デジタルノギスを用いて腫瘍径の測定を行う．

4. PDXの摘出・継代

❶ 腫瘍の大きさがある程度まで達したところで，腫瘍の摘出を行う．マウスを安楽死させ，ハサミとピンセットを用いて皮下にできた腫瘍をとり出す[*7]．

❷ **2.** に記載の手順で，とり出した腫瘍から移植用ピースを作製し，一部は凍結ストックとして保存する．

[*7] 腫瘍が大きくなりすぎると中心付近の細胞が大量に壊死を起こすなどして生着率が著しく低下するため，500 mm^3 以上になる前に摘出を行うのが望ましい．なお，体積Vは腫瘍の短径をW，長径をLとしたとき，$V = (W^2 \times L)/2$ で求めることができる．

❸ 凍結ストックから移植を行う場合には，50 mLチューブに Coating Bufferを10 mL入れ，まんべんなくチューブ壁をコートした後，Coating Bufferをとり除く．37℃で融解した凍結ストックをコートしたチューブに移し，10 mLのPBSを加えて 1,500 rpm，5分間で遠心する．上清を除いた後に細胞洗浄液 10 mLを加えた10 cmディッシュに移し，**3.**❶以降の工程に進む．

実験例

　われわれはこれまで，上記のプロトコールを用いて〜150症例の乳がん臨床検体からのPDX作製を試みた．他グループからの報告にもある通り[4][5]，乳がんの生着率は大腸がんなどに比べると非常に低く，現時点での作製効率は10〜20％程度となっている．しかし，一度マウス体内で増大した腫瘍を摘出後に再移植する場合には，ほぼ100％の確率で腫瘍の生着・増大がみられる．そのため，最初の移植で生着した腫瘍からピースストックを大量に作製することによってその後のさまざまな実験へと応用することが可能となっている．

　乳がんのサブタイプ別にみると，最も悪性度の高いtriple negativeがluminal A, BやHER2 positiveに比べて生着率が高い．これは他グループの場合においても同様であり[4][6]，将来的に前臨床試験で乳がんのPDXが広く使われるようになるためには，triple negative以外のサブタイプのPDX作製効率を向上させる工夫が必要になると考えられる．

入手法

　移植用ピースストックの提供は，倫理の制約のため，現時点では共同研究により供与可能である（問い合わせ先：後藤典子）．また，アメリカジャクソン研究所が乳がんを含めたさまざまな種類のPDXマウスの販売を日本国内に向けても行っている．

トラブルへの対応

■**腫瘍が全く生着しない**

→前述のとおり，乳がんPDXの作製効率は一般的に高くない．しかし，何度試しても全く生着が確認できない場合には，移植する腫瘍ピースの状態に問題がある可能性が考えられる．われわれの経験上，外科手術による腫瘍の摘出後，マウスへの移植までに時間がかかってしまうほど生着率は低下する傾向にある．そのため，手術による摘出時間の目安をあらかじめ確認しておき，すぐに受けとれるように準備しておくことや，移植用ピースの作製とマウスへの移植の準備をできる限り分担し，並行して行うことなどの工夫によって時間短縮を図ることで，生着率が改善する可能性がある．

■**摘出した腫瘍中にヒト由来の細胞が確認できない**

→フローサイトメーターを用いて摘出した細胞を解析した際，ほぼすべてがマウス由来の細胞であることが稀にある．これは特に移植から1～1.5年以上経過して腫瘍ができはじめた場合に起こることが多い．ヒトの腫瘍ピースを移植することでそこから分泌されるサイトカインなどが微小環境を変化させ，結果としてマウスの細胞をがん化させたことで腫瘍ができている可能性が考えられる．当然腫瘍の性質は元になった患者検体とは異なるので，特に長期間を経た後に腫瘍ができた場合は，早期に細胞表面抗原の発現などを調べて由来を確定させるべきである．

◆ 文献

1）DiMasi JA, et al：Clin Pharmacol Ther, 94：329-335, 2013
2）Gao H, et al：Nat Med, 21：1318-1325, 2015
3）Pompili L, et al：J Exp Clin Cancer Res, 35：189, 2016
4）Yu J, et al：Breast Cancer Res, 19：130, 2017
5）DeRose YS, et al：Nat Med, 17：1514-1520, 2011
6）Tentler JJ, et al：Nat Rev Clin Oncol, 9：338-350, 2012

V PDX/PDOX

4 膵がんのPDX作製法

矢田英理香，和田　聡，宮城洋平

はじめに

　近年がん患者から摘出したがん組織を免疫不全マウスに移植するPDX（patient-derived xenograft）がさかんに行われるようになった．患者個々の病態を再現できることから，個別化医療（personalized medicine）や精密医療（precision medicine）を実現するための重要な研究手法となってきており世界中で開発が進められている[1) 2)]．またがん領域創薬研究における in vivo モデル薬効評価の多くは，in vitro 試験で効果を認めた細胞株を免疫不全マウスに移植したCDX（cell line-derived xenograft）モデルを使用しており，drug delivery や治療抵抗性にかかわるヒトがん組織構造体の不均一性を反映しないため不十分と考えられてきた．しかし，臨床腫瘍組織を分画化せず直接免疫不全マウスへ移植・株化するPDXモデルの作製により，臨床により近似した前臨床創薬研究における proof of concept/mechanism評価系の構築，バイオマーカー探索などがんの分子基盤解明研究に用いられるようになった[3)]．

　基本的なPDX作製方法はがんの種類によって異なることはない．しかし膵がんの場合，早期に転移や播種が起こるため，局所の腫瘍が大きくなることは少ない．そのため，入手できる手術検体が他のがん種に比べて小さいことが多い．本稿ではその小さい腫瘍塊からPDXを作製するためのポイントを中心に解説する．

準　備

1. 手術検体の入手時

☐ 基礎培地（DMEMまたはRPMI1640）
☐ 50 mL遠心管
☐ 氷

2. PDX作製時

☐ 直径10 cmのペトリ皿
☐ ハサミ[*1]
☐ ピンセット[*1]

> [*1] ハサミ，ピンセット，移植針はあらかじめ滅菌しておく．

□ 移植針（外径×長さ：φ3.5 mm×L85 mm，内径：φ3.0，中棒径：φ2.9）（夏目製作所，#KN-391-35）[*1]

□ PBS

□ レシピエントとして使用する超免疫不全マウス（NOGマウスやNSGマウスなど）[*2]

□ 電気バリカン（マウスの毛刈り用）

□ 小動物用麻酔器

□ 小動物保温用温熱パッド

[*2] 免疫不全マウスの扱いに関しては，V-7を参照．

▶▶▶ プロトコール ◀◀◀

1. 手術検体の入手

❶ 50 mL遠心管に基礎培地を10 mL入れて，氷上に置いておく．

❷ 手術検体は，術後なるべく早くに切り分ける．上記の培地に入れ，移植するまで4℃で保存する．当日移植が望ましいが，翌日でも移植は可能である．

2. 移植組織の準備

❶ 入手した手術検体を，培地ごとペトリ皿に移す．

❷ 別のペトリ皿にPBSを入れて，そこに培地中の組織をピンセットで移し，組織を洗浄する．

❸ ハサミとピンセットで，不要な部分をとり除く．腫瘍組織の一部を切りとり，組織標本作製用に10％中性緩衝ホルマリン液で固定する．

❹ 残りを2～3 mm角に細切する．レシピエントの超免疫不全マウス1匹あたり2～3個の移植を目安にする[*3]．1匹分の組織片を，新しいペトリ皿上で，ハサミを用いてなるべく細かくする[*4]．

❺ 細切した組織片をピンセットで移植針の注射筒部分に詰める[*5]．

[*3] 検体をたくさん入手できれば多く移植しても良い．

[*4] 細切時に組織の乾燥に注意する．必要があればPBSを垂らす．多いと細切した組織片が浮き，その後まとめるのが難しくなるので注意する．

[*5] 移植組織の乾燥に注意する．

3. 超免疫不全マウスへの皮下移植

❶ 小動物用麻酔器を用いて超免疫不全マウスに麻酔をかける．

❷ 超免疫不全マウスを小動物保温用温熱パッドの上に俯せに寝かせ，麻酔用の鼻チューブを装着する．

❸ バリカンによって，背部の腎臓辺りから肩の方にかけて毛刈りする[*6]．

❹ 超免疫不全マウスの皮膚をアルコール消毒し，背部の腎臓辺りの皮膚を，超免疫不全マウスに対して横向きに，移植針の外径より

[*6] 腫瘍径測定時に，毛があると小さな腫瘍の大きさが測定しにくいので，この時点で少し広めに毛刈りをしておくと良い．

162　患者由来がんモデルを用いたがん研究実践ガイド

少し長めにカットする．

❺ マウスの皮膚の切れ目をピンセット[*7]で摘んで固定し，移植針を切れ目から肩近くまで皮下トンネルを通して入れる[*8]．

❻ ピンセットを離し，移植針の押棒をもち，注射筒内を最後まで押し込む．押したり引いたりする必要はない．

❼ 押し込んだ状態のまま，そっと移植針を超免疫不全マウスの体から引き抜く．出てきた移植針の先端に移植組織が付いていないことと，移植片が皮膚から出てきていないことを確認する．

❽ 皮膚の上から空気を抜くように，移植針が通ったところを，移植部位の少し下から皮膚をカットしたところまでそっと抑える．

❾ 皮膚を縫合する．

❿ 超免疫不全マウスを麻酔から離し覚醒することを確認する．

⓫ 移植後の超免疫不全マウスは，毎週ノギスなどで腫瘍径を測定する．観察期間は，超免疫不全マウスの1世代目（G1）[*9]については，1カ月程で生着・増殖するものもあるが，ゆっくり増殖しはじめる腫瘍もあるため，われわれは半年から250日を観察期間としている．一般的にG1で生着が遅いものでも，2世代目（G2），3世代目（G3）になると増殖が早くなる（図1，2）．

⓬ 腫瘍が大きくなったら継代を行う（図2）[*10]．

4. 継代方法（G2以降）（マウスからマウスへと生の組織を直接移植する場合）

❶ 手術検体の移植時と同じ試薬や器具を準備する．

❷ 腫瘍の大きくなった超免疫不全マウスを安楽死させ，腫瘍を摘出する．

[*7] ピンセットは，あまり先が細いものを使うと皮膚を傷つけやすいので，少し幅の広いものが良い．

[*8] 皮膚の切れ目から遠くに組織片を移植することで，生着前に組織が傷口から体外に出てくることを防ぐ．

[*9] マウスの世代数の数え方は，施設によって異なる．われわれは，患者の組織をマウスに移植した時点で，マウス1世代目（Generation 1：G1）としている．腫瘍がマウスを通った回数を1から数えている．そのため，G1腫瘍を次のマウスに移植したとき，そのマウスで増殖した腫瘍をG2としている．他施設では，継代数という意味でpassageのPを使用しているところもある．また数え方について，患者の手術検体を1ではなく，0と考え，最初のマウスをP0としている施設もあるので，数え方に注意が必要である．

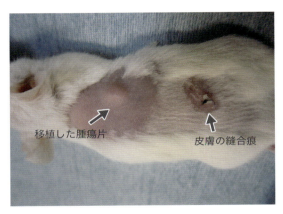

図1　腫瘍片移植後のマウス

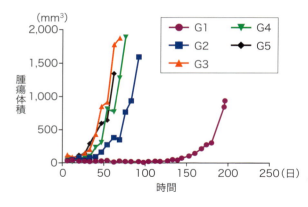

図2　各世代（G1～G5）ごとにおける腫瘍増殖曲線
G1で増殖に時間がかかっても，G2以降は増殖が速く，またそのスピードはほとんど同じになる．

❸ 摘出した腫瘍をペトリ皿に乗せ，PBSを垂らして乾燥しないようにする．

❹ マウスの組織をハサミとピンセットでとり除く．血液が付着している場合は，PBS中で組織をピンセットで掴んだまま揺することで洗い流す．また，ネクローシスを起こしている部分はとり除く．

❺ 腫瘍の一部は組織標本作製用に10％中性緩衝ホルマリン液で固定する．

❻ 残りを2～3mm角に細切する．それを1匹の超免疫不全マウスあたり2～3個移植する．1匹分の組織片を，新しいペトリ皿上で，ハサミを用いてなるべく細かくする．残った組織は凍結保存する（**5.**を参照）．また，実験の目的に応じて，核酸抽出用に急速凍結保存したサンプルなど用途に応じたサンプルもこの時点で用意すると後の実験がしやすい．

❼ 移植用の超免疫不全マウスに移植する（**2.** ❺以降を参照）．

❽ 移植をくり返す際には，その都度組織標本を作製して元の患者組織像と同じであることを確認する．元の組織像を保ったまま超免疫不全マウスに3回（3匹）継代できたらPDXの樹立とする[*11]．

[*11] 3代まで継代できず，途中で腫瘍が消失することや，がん細胞が増殖しないこともある．

5. 組織の保存方法

腫瘍組織は細胞株と同じように，保存することができる．これにより必要なときに移植することや，同時に複数の超免疫不全マウスに移植することが可能となる．

❶ クライオチューブに数mm角の腫瘍組織片を数個～10個以上入れる．市販の細胞・組織保存液（セルバンカーなど）を，組織が十分に浸かるだけ加える．

❷ 作業が終わるまで氷上に置き，その後－80℃ディープフリーザーに入れる．長期保存の場合は，液体窒素に保管する．

❸ 使用するときは，先に2枚のペトリ皿にPBSを5 mLずつ入れて準備しておく．次に凍結した組織の入ったチューブを，37℃のウォーターバスに入れ，凍結保存液をすべて融かさず周りだけ融かし（チューブ内でサンプルが動く程度まで融かす），氷の残った状態で先に準備した片方のペトリ皿のPBSに入れる．氷はすぐ融けるので，すぐに滅菌したピンセットで組織をつまみ，PBS中で組織を数度揺らして凍結保存液をゆすぎ，もう一枚のPBS入りのペトリ皿に移し，もう一度PBS中で組織を数度揺らして凍結保存液をゆすぐ．洗浄した腫瘍組織をPDX作製に使用する．移植は，2.❺以降を参照する．

実験例

NOG-EGFPマウスを用いたゼノグラフトの作製（図3）

全身にEGFPを発現するNOGマウスであるNOG-EGFPマウスを使用してゼノグラフトを作製した場合，マウス由来とヒト（患者）由来の細胞とを容易に見分けることができる．図3では抗GFP抗体で染色されている細胞がマウス由来の細胞，抗HLA抗体で染色されている細胞がヒト（患者）由来の細胞である．

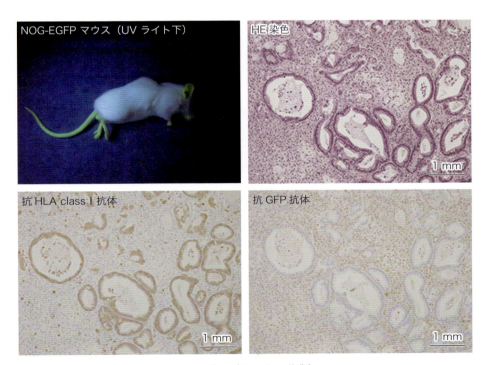

図3　NOG-EGFPマウスを用いたゼノグラフトの作製

ゼノグラフトの作製効率

膵がんPDXの作製効率は，各施設によっても異なるが，われわれの施設では53％であった[4]．

作製効率にかかわる要因として，①手術後の組織が乾燥せずに低温で保たれていた，②組織内にがん細胞の割合が高い，③ネクローシスを起こしていないなど，がん組織の質の問題と，摘出後の組織の管理問題とがある．また，摘出可能な組織量が他のがん種に比べると少ないため，PDX作製用の腫瘍組織に正常部位（炎症部位や正常組織）が混ざっていたり，入手できる組織量が少なかったりすると，それらも低効率の要因として考えられる．

組織学的解析

10％中性緩衝ホルマリン液で固定した組織からパラフィン切片を作製し，HE染色を施行する．組織構造を顕微鏡観察し，元の患者組織と比較検証する（図4）．

入手法および利用法

1. 入手法

膵がんPDXのサンプル提供については，倫理などの制約があるため，共同研究契約のもとで供与可能である．

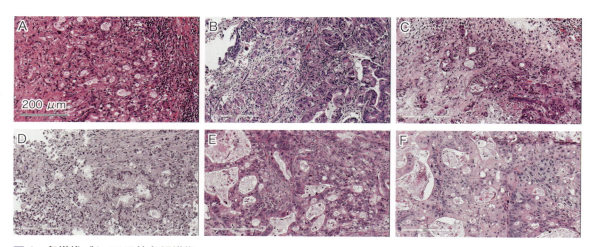

図4　各世代ごとのHE染色組織像
A) がん患者の腫瘍組織像．B) G1の腫瘍組織像．C) G2の腫瘍組織像．D) G3の腫瘍組織像．E) G4の腫瘍組織像．F) G5の腫瘍組織像．低分化型管状腺がんである患者の腫瘍組織は，マウスを5代継代してもその形態は保たれていた．

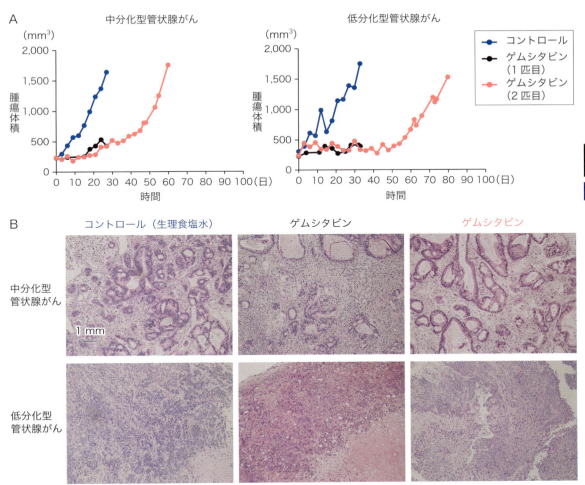

図5　抗がん剤投与時のゼノグラフトの変化
A）腫瘍体積の増殖曲線．B）腫瘍組織のHE染色像．

2. 利用法

例）PDXを用いた抗がん剤の効果検証（図5）

　　中分化型と低分化型の2種類の膵がん組織を，NSGマウス3匹ずつに移植した．移植した腫瘍が200〜400 mm³になったところで，3匹中1匹のマウスにはコントロールとして生理食塩水を，2匹のマウスには治療群として抗がん剤（ゲムシタビン）を80 mg/kg体重で週2回，3投1休で腹腔内投与した（くり返し投与）．コントロール群は腫瘍体積が1,500 mm³に到達後に安楽死させた（図5Aの青線）．ゲムシタビンを投与した治療群の2匹中1匹もコントロールと同時に安楽死させた（図5Aの黒線）．治療群のもう1匹は腫瘍体積が1,500 mm³に到達後に安楽死させた（図5Aのピンク線）．安楽死後に腫瘍を摘出し，組織標本を作製してHE染色を行った（図5B）．週に2回腫瘍体積を測定した結果，中分化型お

よび低分化型膵がんPDXの両方においてゲムシタビンの治療効果が認められた．またPDXからオルガノイドを作製することも可能である[5]．

 トラブルへの対応

■**腫瘍組織の移植時に，皮下を通す移植針がうまく入らないとき**
→皮下をまっすぐ通している場合は抵抗なく移植針が入るが，少しでも引っ掛かりを感じるときは，針先がマウスの組織を傷つける可能性が高い．決して無理に移植針を進めようとせず，すぐに手を止め，移植針を手前に引き戻し，皮下組織を傷つけないようにやり直す．マウスの組織を傷つけないために，移植針はゆっくりと進めること．

■**できたゼノグラフトにネクローシスが多い場合**
→なるべく腫瘍辺縁部の増殖中の組織をとり分けて，使用する．ネクローシスのところは，白くポロポロしていることが多い．膵がんの場合は，粘液が産生されてベタベタしていることもある．粘液の場合は洗ったりせず，そのままがん組織と一緒に使用すれば良い．

◆ 文献

1) Yada E, et al：Future Sci OA, 4：FSO271, 2018
2) Cho SY, et al：Mol Cells, 39：77-86, 2016
3) Perales-Patón J, et al：Public Health Genomics, 20：81-91, 2017
4) Chijiwa T, et al：Int J Oncol, 47：61-70, 2015
5) Boj SF, et al：Cell, 160：324-338, 2015

V PDX/PDOX

5 胃がんのPDX作製法

飯野由貴，桑田　健，小松輝夫，栁原五吉

はじめに

　胃がんは近年のがん治療の進歩により治療成績が向上しているにもかかわらず，がんの部位別の死因では肺がん，大腸がんに次ぎ第3位である[1]．また，欧米に比しアジア地域での発生頻度が高く，本邦では罹患率も上昇傾向にあり，新規治療法の開発は急務である．新たな治療薬を開発する初期の前臨床段階では，候補物質の評価のための患者の病態を踏まえた *in vitro* または *in vivo* の適切な実験モデルが必須である．従来，候補物質の早期スクリーニングには，入手方法や取り扱いが簡便なことから培養細胞株が汎用されてきた．しかし，実際に患者に薬剤を投与した治療効果と，培養細胞株によって得られた結果とは必ずしも相関しないことがわかってきた[2]．がんは，病理組織学的にはがん細胞と炎症細胞，血管・リンパ管，線維芽細胞，細胞外基質などの間質組織より構成されている．培養細胞においては，このようながん微小環境に加え，腫瘍内不均一性，薬物代謝，薬物送達など本来の患者腫瘍組織の特性を反映していないと考えられる．一方，患者由来異種移植（patient-derived xenograft：PDX）は，がん組織を免疫不全マウスに移植することによりヒト腫瘍組織を再現したモデル[3]〜[5]である．このPDXは上記のようながん微小環境を伴った腫瘍組織構造をもつという大きな利点があり[6]さまざまながんの前臨床モデルとして注目されている．本稿では胃がんのPDX作製方法とそれを利用した細胞株の樹立についてわれわれの研究成績を中心に紹介する．

準　備

1. 実験動物

　移植の目的に適合する免疫不全動物NOD/Shi-scid，IL-2Rγ KO（NOG）マウス，NOD.Cg-Prkdc[scid]，IL-2rg[tm1Wjl]/SzJ（NSG）マウス，あるいはC.B-17/Icr-Prkdc[scid]（SCID）マウスを選択し[7]，実験動物取り扱い業者からSPF（specific pathogen free）動物として購入する[*1]．

> *1　免疫不全マウスの扱いに関しては，V -7を参照.

2. 移植組織

- ☐ 胃がんの生検および手術材料
- ☐ 胃がんのがん性腹膜炎による腹水の濾過濃縮物（cell-free and concentrated ascites reinfusion therapy：CART）

3. 試薬

- ☐ 組織保存液[*2]（検体保管時）

A に B～D を指定の濃度となるように加える.

A）DMEM：Gibco® Dulbecco's modified Eagle medium（フェノールレッド不含）（サーモフィッシャーサイエンティフィック社, #C11965500CP）

B）10％ 牛胎仔血清（BioWest 社, 米国）

C）5％ PS：Penicillin-Streptomycin（サーモフィッシャーサイエンティフィック社, #15140-122）

D）5％ Antibiotic-antimycotic mixed stock solution, 100×（ナカライテスク社）

- ☐ 検体洗浄液[*2]（初回移植時）

A に B, C を指定の濃度となるように加える.

A）DMEM：Gibco® Dulbecco's modified Eagle medium（フェノールレッド不含）（サーモフィッシャーサイエンティフィック社, #C11965500CP）

B）5％ PS：Penicillin-Streptomycin（サーモフィッシャーサイエンティフィック社, #15140-122）

C）10％ Antibiotic-antimycotic mixed stock solution, 100×（ナカライテスク社）

- ☐ イソフルラン, 250 mL（アッヴィ社）
- ☐ マトリゲル® 基底膜マトリックス, 10 mL（コーニングインターナショナル社, #354234）
- ☐ セルバンカー：CELLBANKER® 1（日本全薬工業社, #CB011）

4. 器具・機器

- ☐ 眼科用直剪刃（YDM 社, #82573/CA47S）
- ☐ 眼科用曲剪刃（YDM 社, #82574/CA47C）
- ☐ 先細無鉤ピンセット（夏目製作所, A-5）
- ☐ 先細有鉤ピンセット（夏目製作所, A-6）
- ☐ 移植針, 2.5×85 mm（夏目製作所, #KN-391-25）
- ☐ 9 mm オートクリップアプライヤー（日本ベクトン・ディッキンソン社, #427630）
- ☐ 9 mm オートクリップ・ウンドクリップ（日本ベクトン・ディッキ

[*2] 組織保存液, 検体洗浄液の組成は, 手術検体の病原微生物の汚染を考慮し, 抗菌剤, PS の含有量は高濃度とする. また試薬調製はクリーンベンチ内で行い, すべて滅菌済のものを使用する. 各種とも50 mL チューブに 20 mL ずつ分注・凍結保存し, 1週間で使いきる分量は4℃に保存する. クロスコンタミネーションを避けるため1検体1本の使用とする.

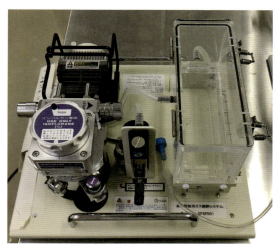

図1 実験動物用ガス麻酔システム

ンソン社，#427631）
- □ 9 mmオートクリップリムーバー（日本ベクトン・ディッキンソン社，#427637）
- □ バリカン：スライブ充電・交流両用ヘアクリッパー（大東電機工業社，MODEL 2000AD）
- □ ノギス（ミツトヨ社，#CD-S15C）
- □ コルク板，210×300×20 mm（三基科学工芸社）
- □ 実験動物用ガス麻酔システム・イソフルラン専用（DSファーマバイオメディカル社，#SF-B01），麻酔気化器（キムラメド社，#KIV-3）含む（図1）

5. 消耗品

- □ 両用メッキンバッグ[*3]，200 mm×200 m（ホギメディカル社，#HM-1304）
- □ 1 mLシリンジ[*4]（モノタロウ社，#MDS-1mL）
- □ BICELL®（日本フリーザー社）
- □ クライオチューブ 2.0 mL，自立型インナーキャップ（サーモフィッシャーサイエンティフィック社，#368632）

[*3] 剪刃，ピンセット，移植針は両用メッキンバッグを用いて1～2本ずつ小分けしオートクレーブ滅菌をしておく．

[*4] このシリンジは注射液量のロスが少ない．

プロトコール

1. 移植方法

❶ 外科的に摘出した腫瘍組織を組織保存液[*2]に入れ4℃にて保管する．

❷ 6ウェルプレートの全ウェルに，組織洗浄液を3 mLずつ入れる*5．

❸ 保存液中の腫瘍組織を無鈎ピンセットでつまみ，6ウェルプレートに入れた検体洗浄液で2～3回入念に揺すり洗いしながら，ウェルを順番に移動し組織を洗浄する．

❹ 新たなディッシュ（60 mm）に検体洗浄液を少量入れておき*6，腫瘍組織を移し，曲剪刃で1～2 mm角程度に細切する（図2A）．

❺ 細切した組織片を無鈎ピンセットにて移植針に充填する（図2B）*7．検体が少量の場合はマトリゲル*8を用いる．

❻ マウス*9をイソフルランで吸入麻酔し*10，背部皮下の移植部位をエタノール綿で消毒後，直剪刃で皮膚を3～5 mm程切り（図2C），移植針を皮下に挿入し組織片を移植する（図2D～F）．

❼ 組織片が流出しないように針を抜く*11．移植針挿入路の組織片の局在を確認し，皮膚表面を無鈎ピンセットで圧迫しながらスライドさせ組織片を最奥部に集める．その後，組織片の手前から針挿入部に向かって皮膚表面を無鈎ピンセットで圧迫しながらスライドし，移植針挿入路の空気を抜く（図2G，H）*12．

❽ 挿入部の皮膚を無鈎ピンセットでつまみ9 mmオートクリップアプライヤーで縫合する（図2I）（傷口が治癒したら9 mmオートクリップリムーバーでクリップを外す）．

❾ マトリゲルを用いる場合は，氷中に置いた1 mLシリンジ（注射針26G）にて200 μLを移植部位に注入し，液漏れしないよう注入後約30秒間は針を抜かずに保持するか，針の挿入部を指で押さえながら針を抜き約30秒間押さえる*13．

❿ 可能であれば，検体組織への病原微生物の汚染の有無を確認する．

*5 ❷～❺までは無菌的な操作のため，すべて滅菌済みの器具および消耗品を使用し，バイオハザードの安全キャビネット内で行う．

*6 細切組織片が乾かない程度の洗浄液を入れる．

*7 移植する組織片の数量は10～15個程度とする．

*8 あらかじめマトリゲルを1 mLシリンジに200 μL充填し氷中に置く．

*9 動物は事前に体重測定を行い，皮下移植部位をバリカン（ヘアクリッパー）で毛刈りしておく．

*10 麻酔の導入および覚醒が早く，麻酔深度の調節がしやすい．また麻酔作用が強力で安定性もある．通常は麻酔気化器を使用し，4％で導入し，1～2％で維持する．詳細は文献13の吸入麻酔を参照のこと．

*11 移植する組織量が多いと移植針を抜く際に組織片が流出することがあるので，流出しないよう移植針の先端を指で押さえながら針を抜く．

*12 移植経路の空気を抜くことにより移植片の流出を防ぐ．

*13 マトリゲルは4℃で液体状態，室温ですみやかにゲル化する．

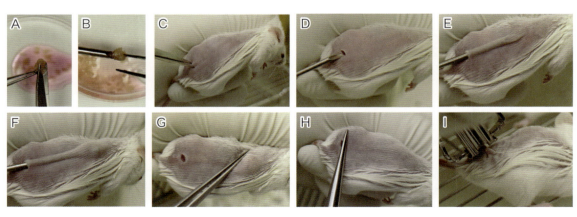

図2　皮下移植の方法

検体組織を細切したディッシュに培養液を3〜5 mL加え，インキュベーターに入れ，1〜2週間後に位相差顕微鏡で観察する.

⓫ 必ず移植翌日，マウスの状態や縫合部位を確認する.

⓬ 動物は毎日観察し，定期的に体重を測定する. 腫瘍の生着を認めたら少なくとも週1回はノギスで腫瘍径を測定記録する.

2. 継代移植

❶ 腫瘍径が直径10〜15 mm程度になったら[*14]，イソフルラン吸入麻酔下にてマウスの腋窩を切開して放血し（脱脂綿にて吸収する）安楽死させる.

❷ マウスをうつ伏せにし，コルク板に手足をピンで固定後，摘出部位の皮膚をアルコールで消毒する（毛の飛散防止も兼ねる）.

❸ 直剪刃と有鈎ピンセットで腫瘍より一回り広範囲の皮膚を切開し，腫瘍が皮膚に触れないよう有鈎ピンセットで皮膚の両端を引っ張りながらピンで固定する.

❹ 直剪刃とピンセットで傷つけないよう無菌的に腫瘍を摘出し，5％PSを加えたDMEMを少量入れたディッシュ（60 mm）に摘出した腫瘍を入れる[*15].

❺ 摘出腫瘍を曲剪刃で1〜2 mm角程度に細切し，**1.**❹〜⓬を行いマウスへ移植する[*16]. 残りの組織は病理組織検査を行うとともに，凍結保存する[*17].

❻ 初代の腫瘍は継代移植とともに病理組織検査を必ず行う.

❼ ❶〜❺の操作をくり返し，5代継代したPDXを樹立株と判定する.

3. 腹水（CART）からのPDX作製方法

❶ 腹水（CART）からの腫瘍細胞の回収方法はII-2を参照のこと.

❷ 細胞の移植は，遠心後の細胞にPBS（－）を加え細胞浮遊液を作製する. 生細胞数を算定し，1×10^7個/PBS 200 μL/匹に調製し，1 mLシリンジ（注射針26G）を用いてマウスの皮下に移植する[*18].

4. 組織の病理組織検査

異種移植（PDX）腫瘍の一部を10％中性緩衝ホルマリン液にて固定し，標準の方法に準じて病理組織標本を作製し鏡検する. 方法の詳細は文献7，8，9および参考図書1を参照のこと.

[*14] 著しい体重減少，立毛やうずくまりなど瀕死状態の場合は，腫瘍が10 mmに満たない場合でも，動物が死亡する前に安楽死させ継代を優先させる.

[*15] すべて滅菌した器具や消耗品を使用し，皮膚切断用と腫瘍摘出用の器具は使い分ける.

[*16] 皮下移植は背面片側/1匹×2匹，もしくは背面両側/1匹に行う.

[*17] 病理組織検査，凍結保存は各継代につきできる限り行う.

[*18] 細胞数が少ない場合は，マトリゲルを用いて移植を行う. 遠心後の細胞に，マトリゲル200 μLを加え懸濁し，1 mLシリンジ（注射針26G）に充填する. 移植直前まで氷上に置きマウスに皮下移植する.

5. 組織の凍結保存

❶ ディッシュ（60 mm）内で1～2 mm角程度に曲剪刃にて細切した組織片を，4℃のセルバンカーに浮遊させる．

❷ この組織浮遊液を2 mLクライオチューブ1本に1.5 mLずつ移す[19]．

❸ クライオチューブをBICELL®に入れ[20]，－80℃ディープフリーザーで一晩で放置する．翌日，クライオチューブをとり出し液体窒素容器に移し替える．

❹ 凍結組織の再移植の際は，クライオチューブを融解し[21]，10％FCS，1％PSを加えたDMEMを適量（10 mL）入れた15 mLまたは50 mLの遠心チューブに，浮遊組織片をセルバンカーごと移して遠心（1,000 rpm，3分間）する．上清を除き1％PSを加えたDMEMを少量入れたディッシュ（60 mm）に組織片を移し，移植針に充填後マウスへ皮下移植する．

*19 クライオチューブに入れる組織片の量は，10～15組織片/本が望ましい．

*20 BICELL®の使用により－80℃保存下でも緩速凍結が可能であり，高い生存率を保った状態で凍結保存できる．使用済みBICELL®はアルコール消毒後4℃で保管し再利用する．

*21 凍結ストック融解時は，液体窒素容器からクライオチューブをとり出し，即ドライアイスや液体窒素中にて運搬し，温度の上昇を避けることが重要である．そこから37℃高温槽にクライオチューブを浸し急速解凍することで生存率を保ったまま融解できる．

実験例

1. PDX作製効率

われわれは胃がん外科症例232検体をマウスに皮下移植したところ，114例の生着が認められた．このうち病理組織学的検査により40例ががんと診断され，最終的に35例のPDXが樹立できた（作製効率：15.1％）（表）．生着した114例中のがん以外の68例がリンパ球増殖性病変，1例は線維腫，5例はマウス由来の腫瘍であった[7]．

2. 病理組織学的特性の解析

ヒト原発腫瘍（図3A）とPDX腫瘍（図3B）をHE染色し病理組織像を比較した．PDX腫瘍の形態は管腔形成を認める分化型胃がんであり，ヒト原発腫瘍と類似していた．

3. 継代を重ねたHER2陽性胃がんPDXの病理組織の確認と免疫表現型の付加

HER2陽性の症例について，継代を重ねることにより病理組織像に変化は認められるのか，また表現型は保持されるか否かを検討した[7]～[9]．PDX腫瘍組織を新たなSCIDマウスに15代継続して皮下移植した結果，15代継代時にも分化型胃がんの組織型を保存していた．

図4Aに初代，図4Bに6代継代後の組織像を示す．同様に15代継代を施行した他の3検体においても，いずれも病理組織型に変化は認められなかった．また免疫染色により初代（図4C）と6代継代後（図4D）を比較した結果，継代後もHER2陽性となり免疫表現型は保持されていた．

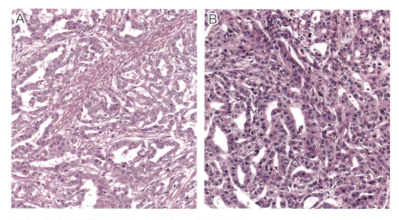

図3 ヒト原発腫瘍とPDX腫瘍の病理組織像

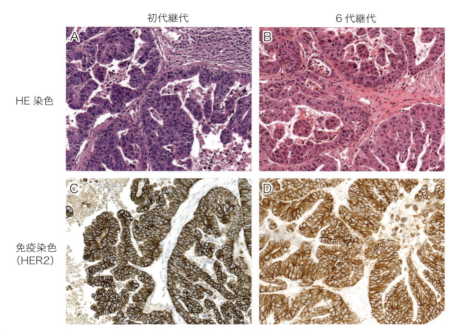

図4 継代を重ねた場合の病理組織像と免疫染色の比較

4. 細胞株の樹立と樹立効率

　　われわれはPDX腫瘍を中心に手術検体およびCART材料について，組織片培養法[10)11)]によって細胞株の樹立を試み，計32株の培養細胞の樹立に成功した（表）[7)]．前述のPDX腫瘍40症例から23細胞株（樹立効率：57.5％），手術検体（原発腫瘍）から直接初代培養し[12)]，2細胞株を樹立した．さらに，腹水（CART）17症例から7細胞株を樹立した（樹立効率：41.2％）．樹立に成功した32株の培養細胞の品質管理の一貫として，マイコプラズ

表　PDX ならびに培養細胞株の樹立株数と病理組織型の内訳

種類	樹立総数	材料の由来組織		病理組織型	
		手術由来（232）	腹水由来（17）	分化型腺がん	低分化型腺がん
PDX	35	35	0	27	8
細胞株	32	25	7	10	20

細胞株の病理組織型は，マウスへの移植腫瘍（CDX）を検査した．

マ検査（ICLAS Monitoring center 実験中央研究所），ヒト細胞認証試験（short tandem repeat genotyping：STR）（プロメガ社）を施行した．マイコプラズマ検査はすべての細胞株において陰性であった．また，ヒト細胞認証試験の結果は，いずれの細胞株も基盤研 JCRB 細胞バンク（医薬基盤・健康・栄養研究所 JCRB 細胞バンク）のデータベースとは一致しない，それぞれ独立した新規のヒト由来培養細胞であった．

5. 細胞株の腫瘍原性の確認

樹立した 32 細胞株の腫瘍原性の確認のため，培養細胞をマウスへ移植し腫瘍形成の有無を試験した．1×10^7 個/PBS 200 μL/匹に調製し，1 mL シリンジ（注射針26G）を用いて SCID マウスの皮下に移植した．その結果，30 株がマウスに生着し腫瘍形成を認めた（現在，残り 2 株は移植試験中である）．これは CDX（cell line-derived xenograft）であり，移植継代可能であった[7]．

入手法および技術支援の方法

培養細胞株および PDX 腫瘍の分与に関しては，国立がん研究センター東病院病理・臨床検査科（桑田　健）に依頼のこと．また，技術支援は，国立がん研究センター先端医療開発センターバイオマーカー探索 TR 分野に依頼があれば対応する．

トラブルへの対応

■検体組織の輸送はできるか
→検体組織は組織保存液に浸して 4℃もしくは氷中にて運搬する．やむをえず移植が翌日になる場合は，そのまま 4℃で一晩保管する（腫瘍組織が大きい場合は最大でも 1 cm 角に切断後，保存液へ浸す）．

■検体組織に微生物の汚染が推定されるが移植できるか
→大きな検体組織であれば直剪刃で分割し，検体洗浄液中にて 6 ウェルプレートに同液を入れ順番にすすぎ洗浄する．冷蔵庫 4℃にて一晩保管し，プロトコールの移植方法に従い，翌日も 6 ウェルプレートにて洗浄後，通常通り移植する．

■継代するにつれ，腫瘍がヒト由来がん細胞ではなく，Bリンパ球が増殖してしまう

→初代のPDX腫瘍を継代する際は必ず病理組織検査を行い，がんか否かの判定をする．初代PDX腫瘍でがん細胞にBリンパ球が混在する場合は，継代するごとにBリンパ球が増生し，Bリンパ球増多症に置き換わることが多い．したがってAE1/3の免疫染色などの病理組織検査は継代後も必ず行うことが肝要である．

■ヒトがんを移植したが，形成した腫瘍はマウス由来であった

→移植に使用する動物は6〜8週齢程度が望ましい．加齢動物では系統差もあるが宿主由来がんが発生することがある．動物とヒト由来の鑑別には免疫染色などの病理組織検査が有用である．

◆ 文献

1）厚生労働省：全国がん登録の概要．2016．https://www.mhlw.go.jp/content/10900000/000468976.pdf（2019年5月閲覧）
2）Shoemaker RH：Nat Rev Cancer, 6：813-823, 2006
3）Ledford H：Nature, 530：391, 2016
4）Clohessy JG & Pandolfi PP：Nat Rev Clin Oncol, 12：491-498, 2015
5）Gao H, et al：Nat Med, 21：1318-1325, 2015
6）Krepler C, et al：Cell Rep, 21：1953-1967, 2017
7）Kuwata T, et al：Cells, 8：585, 2019
8）Nishida Y, et al：Gastric Cancer, 18：458-466, 2015
9）Kawazoe A, et al：Gastric Cancer, 20：407-415, 2017
10）Yanagihara K, et al：Cancer Sci, 95：575-582, 2004
11）Yanagihara K, et al：Cancer Sci, 96：323-332, 2005
12）Yanagihara K, et al：Int J Cancer, 54：200-207, 1993
13）東北大学動物実験センター：補遺8 実験動物に用いられる代表的な麻酔薬．http://www.clar.med.tohoku.ac.jp/regulations.html（2019年8月閲覧）

◆ 参考図書

1）「病理組織染色ハンドブック」（高橋清之，他／著），医学書院，1999
2）「細胞培養なるほどQ&A」（許南浩／編），羊土社，2004
3）「Patient-Derived Xenograft Models of Human Cancer」（Wang Y, et al, eds），Humana Press, 2017

V PDX/PDOX

6 食道がん（扁平上皮がん）の PDX作製法

齋藤伴樹，大橋真也，武藤 学

はじめに

食道の内腔表面は扁平上皮粘膜により裏打ちされ，基底層（basal layer）とそこから分化した傍基底層（parabasal layer）で構成される[1][2]．基底層の基底細胞はサイトケラチンのK5やK14[3]，転写調節因子のp63[4]やSOX2[5]を発現し，傍基底層の傍基底細胞はK4やK13，インボルクリンやフィラグリンを発現する[6]～[8]．食道上皮の恒常性は，発がん性化学物質や放射線，炎症性サイトカインなどにより影響を受け，さらに上皮成長因子（EGF）受容体，Notchシグナル伝達経路などを介し，食道上皮の再生，増殖，分化，アポトーシスなどが生じる[9]～[13]．

食道がんは世界で7番目に罹患率が多く6番目に死亡率の高いがん種である[14]．食道がんには扁平上皮がんと腺がんの2つの組織学的サブタイプがあり[15]，扁平上皮がんは特に東アジアやアフリカの一部地域に多く認められ[16]～[18]，腺がんは欧米に多く認められる[19]．食道がんの予後は不良で，近年の外科治療や放射線療法，化学療法の進歩にもかかわらず，5年生存率は15～25％程度である[20]．これまで食道がんの基礎研究は，食道がんの細胞株で作製したゼノグラフト腫瘍を用いて前臨床試験を行い，それらの結果をもとに臨床試験が計画され実施されてきた．しかし前臨床試験で有意な抗腫瘍効果が得られていても，実際の臨床試験では必ずしも有意な臨床効果が認められないことがあり[21][22]，こうした結果の乖離は，がん細胞株が実際のがん組織の腫瘍内不均一性を十分に反映していないことによる可能性がある[23]．一方，近年提唱された，がん患者組織由来のPDX（patient-derived xenograft）モデルは，患者自身のがん組織を免疫不全マウスに移植した実験系で[24]，食道がんの分野でも食道がんPDXモデルが作製され薬効評価を含めたさまざまな治療開発に応用されている[25]～[27]．

最初の食道がんPDXモデルは1981年に報告され，扁平上皮がんおよび腺がんの両方で確立された[28]．最近の報告では，食道がんPDXの初代生着率は32～40％であり，扁平上皮がんおよび腺がんで生着率に差はない[25][29][30]．組織が低分化であることが高い生着率に寄与すると報告されている[25]．食道がんPDX腫瘍の大部分は，元の腫瘍組織に病理学的および遺伝学的に類似しており，複数回の継代後でもそれらの特徴が保たれている[29][30]．

これまでにわれわれの研究室においても食道がんPDXモデルを樹立し，前臨床薬物評価試験に応用してきた[31][32]．われわれは組織採取後，マウスに移植するまでの時間をできるだけ短くして，さらに検体の処理のしかたについても工夫を行い，初代検体や凍結保存後

178　患者由来がんモデルを用いたがん研究実践ガイド

の生着率の向上を試みている．本稿では，われわれの研究室における食道がんPDXモデルの樹立に関するプロトコールについて概説する．

準　備

- □ 食道がん組織
- □ 6〜10週齢のヌード（BALB/cAJcl – nu/nu）マウス（日本クレア社）[*1]
- □ 洗浄液：A 500 mL ＋ B 5 mL ＋ C 2.5 mL
  - A）HBSS（＋）（富士フイルム和光純薬社，#084-08965）
  - B）Pen Strep（Penicillin-Streptomycin）（サーモフィッシャーサイエンティフィック社，#15070-063）
  - C）Gentamicin（10 mg/mL）（サーモフィッシャーサイエンティフィック社，#15710-064）
- □ 70％エタノール
- □ イソフルラン吸入麻酔液「ファイザー」（ファイザー社，#1119701G1092）
- □ 滅菌器具（眼科用剪刀，眼科用鑷子，鉗子，持針器）
- □ 滅菌シャーレ
- □ 滅菌濾紙
- □ 針付ナイロン縫合糸 弱湾角針 針サイズ13 mm 糸サイズ5-0（松田医科工業社，#MM13 5-0N）
- □ 動物実験用ガス麻酔システム（DSファーマバイオメディカル社，#SF-B01）
- □ 生物学的安全キャビネット
- □ CryoStor CS10®（HemaCare社，#210102）
- □ Mr.Frosty®（サーモフィッシャーサイエンティフィック社，#5100-0001）

[*1] 免疫不全マウスの扱いに関しては，V-7を参照．

プロトコール

食道がんPDXの樹立

1）組織の採取

❶ 倫理委員会の承認を得た上で患者の同意を取得する．

❷ 4℃で冷却した洗浄液と10％ホルマリンをそれぞれ[*2]検体チューブに用意する．

[*2] 洗浄液および10％ホルマリンは想定される検体量の10倍以上とする．

179

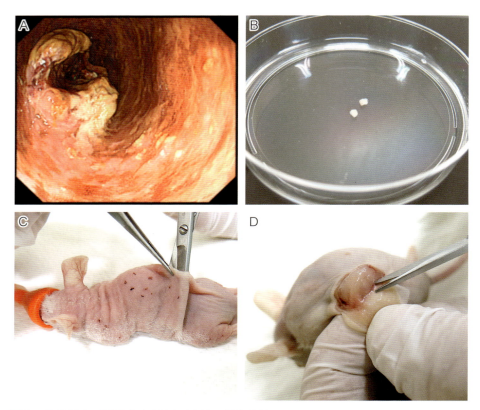

図1 食道がん（扁平上皮がん）PDXの樹立方法
A）親腫瘍の採取．B）腫瘍の処理．C）PDX移植．D）PDX腫瘍の採取．

❸ 手術検体あるいは内視鏡生検検体より腫瘍を採取[*3]する（図1A）．

❹ 採取後は，氷上で冷却した洗浄液に入れて保存し，可及的すみやか[*4]に2）の作業へ移行する．10％ホルマリンに入れた検体は親腫瘍の病理組織学的評価として適宜処理する．

2）組織の処理

❶ 生物学的安全キャビネット内を消毒[*5]して作業スペースを確保する．

❷ 組織はシャーレ上の洗浄液でよく洗い[*6]，眼科用剪刀[*7]を用いて1〜1.5 mm角に細断し新たな洗浄液中に静置する（図1B）．

3）組織の移植

❶ ガス麻酔器をキャビネット内に移動ないしはシリコンチューブなどを使用して麻酔ガスがキャビネット内で利用可能にする．

❷ BALB/cAJcl-nu/nuマウスを麻酔瓶に入れ4〜5％の濃度で導

[*3] 汚染されている検体あるいは正常・異型上皮しか採取されていない検体では樹立効率が低下するため，深層の組織を用いるとよい．

[*4] 組織の阻血時間が長いほど生着効率は低下するため，当施設では採取後30〜60分間以内に移植を行っている．

[*5] 無菌性を確保するためにすべての手順はBSL2のキャビネット内で行われることがよい．

[*6] 食道カンジダ症が組織採取前に判明ないしは疑われる場合にはさらにAmphotericin B 2.5 μg/mLの添加も検討するとよい．

入し，立ち直り反射の消失を確かめた後に麻酔瓶から出し腹臥位にし，2〜3％の濃度で直接吸入[*8]させ維持麻酔を行う．

❸ 70％エタノールを背部へ噴霧しキムワイプで清拭することでマウスの背部を清潔にする．

❹ 眼科用鑷子を用いて背部の皮膚をつまみ上げ，背部正中[*9]に対して垂直方向に長さ5〜8mmの切開を置く．

❺ 眼科用剪刀を切開部に挿入し，皮下組織と筋膜の間を這うように側腹部に向けて剪刀の先端を進め，剪刀を開閉し開排することで15mm程度の皮下ポケットを形成する（図1C）．

❻ 鉗子を用いて腫瘍片を皮下ポケットに挿入[*10]する．

❼ 創部を5-0ナイロンで縫合閉鎖[*11][*12]する．

❽ マウスを清潔なケージにいれ，麻酔からの回復を確認する．

❾ 初代の移植の場合は1匹につき1カ所の移植とし，複数のケージに分け[*13]管理する．

4）移植後の管理

❶ 移植直後の経過

移植後1週間までに腫瘍が移植された皮下には隆起を触知するが，2週間目には一時的に隆起は消失することが多い．移植後1〜4カ月程度で移植部位に再度皮下の隆起（腫瘍）が出現しはじめる．移植後6カ月までに腫瘍形成を認めない場合は生着しなかったと判断する．

❷ 腫瘍径の計測

デジタルノギスなどを用いて皮下の隆起を腫瘍径として毎週計測[*14]する．腫瘍重量が体重の10％を超える（腫瘍体積が合計で2,000mm³/匹を超える）場合は安楽死を検討する目安[*15]となる．

❸ 体重測定

体重を毎週測定する．数日間で20％以上の体重減少がある場合は安楽死処置を検討する目安[*15]となる．

5）PDXの摘出

❶ 対象のマウスを頸椎脱臼などにより安楽死させる．

❷ 腫瘍近傍に皮膚切開を置き，腫瘍側の皮膚を指で牽引しながら剪刀を用いて腫瘍と皮下組織の間を丁寧に剥離（図1D）し，可能な限り一括して腫瘍を摘出する．

❸ 腫瘍径（実測）を測定する．

[*7] ヒト組織を取り扱うため，ヒト病原体による組織の潜在的感染を想定した上で手順を行うとよい．

[*8] 直接吸入はシリコンチューブに連結したノーズコーンを用いるとよい．

[*9] 背部に切開を置くことで左右側腹部へのアプローチが可能となるとともにマウスが縫合糸を自ら噛み切ることが難しくなる．

[*10] 皮下ポケットの深部にまで十分腫瘍が移動したことを確認するために肉眼的に皮下の隆起を確認するとよい．

[*11] 結紮する力が強すぎると皮膚が切断され創部離解をきたすため，創部が肉眼的に合っていることが確認できる程度の結紮で十分である．

[*12] 縫合糸は2，3日程度で自然に脱落することがある．ほとんどの場合，再縫合は不要である．

[*13] 自動給水システムの不具合によりケージ内のマウスが全滅するリスクがあるため，ケージを分散しておくとよい．

[*14] 腫瘍サイズが500mmを超えた時点でPDXは継代や凍結保存を検討する．

[*15] 環境省「実験動物の飼養及び保管並びに苦痛の軽減に関する基準の解説」の「人道的エンドポイント」の項に従う．

6）PDXの継代

2）と同様である．腫瘍量に余裕があれば，1カ所の背部創部から左右側腹部へ剪刀を進めて皮下ポケットを作り，2カ所に皮下移植を行う．

7）PDXの凍結保存

2回以上安定して継代できた腫瘍は，PDXモデルが樹立されたと判断して凍結保存[*16]する．腫瘍は，氷上で冷却した2 mLのCryoStor CS10® を入れたクライオチューブに入れ，4℃ですみやかに運搬した後にMr.Frosty® を用いて1℃ずつ温度を下げ，−80℃を24〜48時間維持した後に液体窒素中で長期間保存する[33]．

[*16] 凍結保存した食道がんPDXを用いた継代は報告されていないが，当施設では行われている．

8）凍結保存されたPDX組織を用いた継代

液体窒素からとり出された検体は37℃温浴槽で80秒間程度解凍し，シャーレを用いて洗浄液で3回程度良く洗って保存液中のDMSOを落とし，2）の手順に即して移植を行う．

実験例

内視鏡下生検で得られた食道扁平上皮がんをマウスへ移植したところ，移植後1，2カ月目で皮下の隆起を全例（5/5）で認めた．図2で示すようにPDX腫瘍の病理組織像は親腫瘍の病理組織像に類似する．樹立したPDX腫瘍を2，3代にわたり継代することで数十匹のマウスにPDX腫瘍を樹立することが可能で，このように増殖させたPDX腫瘍を用いることで前臨床薬物試験や腫瘍生物学的な検証を行うことができる．

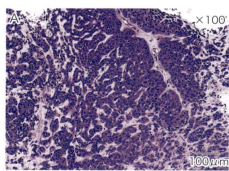 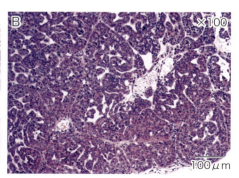

図2　低分化扁平上皮がん
A）親腫瘍．B）PDX腫瘍．

入手法

　食道がんPDX腫瘍の提供は，倫理の制約のため，現時点では共同研究により供与可能である．現在，食道扁平上皮がんPDX腫瘍および食道腺がんPDX腫瘍を樹立している．
　問い合わせ先：京都大学大学院医学研究科腫瘍薬物治療学講座 大橋真也（ohashish@kuhp.kyoto-u.ac.jp）

 トラブルへの対応

■初代PDXの生着効率が悪い場合
→腫瘍側の因子としては，移植する腫瘍のviabilityが低下していないか，あるいは適切な腫瘍病変が採取できているかである．組織を採取してから免疫不全マウスに移植するまでの時間を極力短くし，腫瘍のviabilityをなるべく高く保ち移植することが望ましい．手術検体では血管処理から検体採取までの時間をなるべく短くするよう，手術室と連絡・連携を密に行う必要がある．内視鏡下検体では比較的阻血時間の短い検体を得ることができるため，よりviabilityの高い状態で移植を行うことができると考えられる．しかしながら食道がんに対する内視鏡下生検は予期せず異形成病変を採取する可能性もある．そのため内視鏡所見をよく確認して検体を採取することが重要である．レシピエント側の因子としては免疫不全マウスの選択をどうするかである．われわれがPDX作製で用いているマウスはBALB/cAJcl-nu/nuマウスであるが，より免疫不全の強いSCIDマウスやNOD-SCIDマウスを用いた報告もあり[3,4]，生着率に影響を及ぼす可能性が考えられる．

◆ 文献

1）MESSIER B & LEBLOND CP：Am J Anat, 106：247-285, 1960
2）Doupé DP, et al：Science, 337：1091-1093, 2012
3）Takahashi H, et al：Histopathology, 26：45-50, 1995
4）Daniely Y, et al：Am J Physiol Cell Physiol, 287：C171-C181, 2004
5）Que J, et al：Development, 134：2521-2531, 2007
6）Viaene AI & Baert JH：Histochem J, 27：69-78, 1995
7）Banks-Schlegel S & Green H：J Cell Biol, 90：732-737, 1981
8）Dale BA, et al：J Invest Dermatol, 81：90s-95s, 1983
9）Andl CD, et al：J Biol Chem, 278：1824-1830, 2003
10）Jiang M, et al：J Clin Invest, 125：1557-1568, 2015
11）Kagawa S, et al：Oncogene, 34：2347-2359, 2015
12）Naganuma S, et al：Am J Cancer Res, 2：459-475, 2012
13）Ohashi S, et al：Gastroenterology, 139：2113-2123, 2010
14）Bray F, et al：CA Cancer J Clin, 68：394-424, 2018
15）Rustgi AK & El-Serag HB：N Engl J Med, 371：2499-2509, 2014
16）Kamangar F, et al：J Clin Oncol, 24：2137-2150, 2006
17）Pickens A & Orringer MB：Ann Thorac Surg, 76：S1367-S1369, 2003
18）Bosetti C, et al：Int J Cancer, 122：1118-1129, 2008
19）Lagergren J, et al：N Engl J Med, 340：825-831, 1999
20）Enzinger PC & Mayer RJ：N Engl J Med, 349：2241-2252, 2003

21) Crosby T, et al：Lancet Oncol, 14：627-637, 2013
22) Ilson DH, et al：J Clin Oncol, 32：4007, 2014
23) Tabassum DP & Polyak K：Nat Rev Cancer, 15：473-483, 2015
24) Kelland LR：Eur J Cancer, 40：827-836, 2004
25) Zhang J, et al：Lab Invest, 94：917-926, 2014
26) Wu X, et al：J Transl Med, 10：180, 2012
27) Hou W, et al：Oncol Rep, 30：707-714, 2013
28) Kitamura M, et al：Tohoku J Exp Med, 135：259-264, 1981
29) Dodbiba L, et al：Lab Invest, 93：397-407, 2013
30) Dodbiba L, et al：PLoS One, 10：e0121872, 2015
31) Mizumoto A, et al：J Gastroenterol：doi:10.1007/s00535-019-01549-x, 2019
32) Karakasheva TA, et al：Cancer Res, 78：4957-4970, 2018
33) Ivanics T, et al：Lab Invest, 98：947-956, 2018
34) Cho SY, et al：Mol Cells, 39：77-86, 2016

V PDX/PDOX

7 非上皮性腫瘍（肉腫）の PDX作製法

髙橋真美，近藤　格，今井俊夫

はじめに

　　肉腫は，骨・筋肉・脂肪・神経などの非上皮性細胞から発生する悪性腫瘍である．肉腫の発生頻度はきわめて低く，悪性腫瘍全体に占める割合は約1％という希少がんである[1]．種類が非常に多く多様性に富むことから，診断や治療法の選択が難しいことも多い．また，症例が少ないことから新規治療薬の開発も進みにくい．少ない症例の検体を研究に役立てるためには，それらを増やして用いることができる培養細胞株やPDX株の樹立がきわめて有用である．国立がん研究センターでは，2014年6月に希少がんセンターを開設し，希少がんの診療や研究に力を注いでおり，希少がんである肉腫の手術症例も多いことから，われわれは，希少がんセンターと連携して肉腫をはじめとする希少がんPDX株の樹立に取り組んだ．本稿では，当センターの病理部門の研究者が従来行っていたPDX作製法を元に，当センター動物実験施設において，肉腫のPDX株樹立用に作成したプロトコールを紹介する．さらに，論文発表済みの肉腫樹立株の入手法について述べる．

準　備

1. 器具

1）耐熱性器具類

　　金属などの耐熱性の器具類は滅菌ロールバッグに入れて，オートクレーブ（121℃ 20分間）をかけて滅菌したものを用いる[*1]．

□ 移植針：太 直径2.5×長さ85 mm（13G）（夏目製作所，#KN-391），中 直径2.0×長さ85 mm（14G）（夏目製作所，#KN-391）

□ 自動縫合器本体：9 mm用（夏目製作所，#C-29-8）

□ 縫合クリップ：9 mm（夏目製作所，#C-29-9）

□ クリップ除去用ピンセット（クリップリムーバー）（夏目製作所，#C-29-10）

□ ハサミ大

□ ハサミ眼科用

□ ピンセット大

*1　アルミホイルで包んでオートクレーブ滅菌しても良い.

- ☐ ピンセット小
- ☐ ミニスパーテル
- ☐ カミソリ刃
- ☐ 脱脂綿
- ☐ 麻酔びん（または500 mLビーカー）
- ☐ アイスペール

2) ディスポーザブルプラスチック器具類（γ線滅菌済）
- ☐ 60 mmプラスチックシャーレ
- ☐ 1.5 mLチューブ
- ☐ 15 mLチューブ
- ☐ 50 mLチューブ
- ☐ クライオチューブ

2. 機器
- ☐ 超低温フリーザー（－80℃）
- ☐ 液体窒素保存容器（－196℃）
- ☐ オートクレーブ
- ☐ 乾燥器
- ☐ 小動物用体重計
- ☐ 電子天秤
- ☐ 小動物用電気バリカン
- ☐ デジタルカメラ
- ☐ クリーンベンチ，安全キャビネット

3. 試薬
- ☐ 30％イソフルラン/プロピレングリコール[*2]（文献2参照）
  AにBを濃度30％となるように加える.
  - A）プロピレングリコール
  - B）イソフルラン（動物用医薬品）
- ☐ 抗生物質添加ハンクス平衡塩溶液[*3]
  AにBを濃度×1となるように加える.
  - A）HBSS（Hanks' balanced salt solution）（－）フェノールレッド不含
  - B）ペニシリン-ストレプトマイシン溶液（×100）
- ☐ 中性10％ホルマリン緩衝液（1 L入り）[*3]
- ☐ 細胞凍結保存液（血清タイプ）：CELLBANKER® 1 plus（日本全薬工業社，#CB021）
- ☐ 細胞培養液：RPMI-1640

[*2] 動物用の麻酔薬に用いる. 新品の両試薬をクリーンベンチ内で開封し，調製はクリーンベンチ内で行う. イソフルランは揮発性であるので，必要量を滅菌チューブに用時調製して混和し，蓋にパラフィルムを巻いて密閉する.

[*3] 新品をクリーンベンチ内で開封し，分注はクリーンベンチ内で行う.

プロトコール

1. マウスの導入

　PDX株の樹立には，高度免疫不全の NOD.Cg-*Prkdc*^{scid}*Il2rg*^{tm1Sug}/*Jic*（NOG）マウスや NOD.Cg-*Prkdc*^{scid}*Il2rg*^{tm1Wjl}/*SzJ*（NSG）マウスを用いている[*4]．これらは遺伝子組換えマウスであるので，所属機関での遺伝子組換え実験計画書の申請・承認後，動物実験計画書の申請を行い，これらの承認後に使用可能となる．NOGマウスに関しては，インビボサイエンス社に在庫を問い合わせてとり置きをしてから発注する．NSGマウスに関しては，日本チャールス・リバー社に問い合わせ，発注する．入荷時の週齢はブリーダーによって異なり，NOGマウスは6週齢が基本，NSGマウスは4週齢から入荷可能で，週齢によって価格が異なる．入荷してから約1週間馴化した後に，一般状態に異常が認められないことを確認して実験に用いる．

2. 移植用臨床検体の調製

　臨床検体の研究への使用には，「人を対象とする医学系研究に関する倫理指針」（平成26年12月22日制定，文部科学省・厚生労働省）に従い，所属機関の規定に則り，研究倫理審査委員会に計画書を提出し，審査を経た後に人権および利益の保護，個人情報の取り扱いに配慮し，匿名化を行った後に行う．

1）検体の受けとり

　残余検体の研究利用に対する患者の同意があり，HIV，HBV，HCV感染検査が陰性であることを確認した症例について，病理検体採取後の手術検体の一部を病理医より受けとる．受けとった組織は滅菌シャーレに入れ，乾燥しないように少量のHBSS（抗生物質添加）を垂らし，アルミホイルに包んで氷上に置く．運搬には，氷を入れたアイスボックスを用いる．

2）検体の調製

　検体組織の取り扱い時はゴム手袋，必要に応じてゴーグルなど保護具を着用する．シャーレ上で写真撮影し，組織の大きさ・形状などを記録用紙に記入する．安全キャビネット内で，滅菌したカミソリを用いて組織を2〜3 mm角の大きさに細断する．壊死部分などは除外する．検体量が十分ある場合は，RNA/DNA解析用〔必要に応じて RNA*later*™ Solution（サーモフィッシャーサイエンティフィック社，#AM7020）や Allprotect Tissue Reagent（キアゲン

[*4] 移植検体の種類によって GVHD（graft-versus-host disease）[3] が起きやすいときや生着率の高いがん種の場合などには，SCID-beige マウス（日本チャールス・リバー社）を用いることもある．

社，#76405）に浸漬する〕の凍結組織保存や組織像確認のための組織のホルマリン固定，培養細胞樹立用のサンプリングなども行う．組織量が少ないときは移植を優先する．移植用組織にHBSS（抗生物質添加）を垂らし，シャーレをアルミホイルで包んで氷上に置き，アイスボックスで動物実験施設まで運ぶ．アルミホイルに包んだシャーレをパスボックスに入れ，アルコール噴霧，UV照射をした後，クリーンエリア側からとり出し，ただちに氷上に置く（滅菌したアイスペールにクリーンエリアの製氷機の氷を入れる）．

3. 免疫不全マウスへの検体の移植

1）マウスの麻酔（簡易法*5）・毛刈り

❶ 滅菌した麻酔びん*6中に滅菌ペーパータオルを入れ，30％イソフルランを少量たらして蓋をする．補助麻酔用の15 mLチューブ中にも滅菌脱脂綿を入れ，30％イソフルランを少量たらす．

❷ マウスを麻酔ビンに入れ，麻酔がかかったらすぐにとり出して補助麻酔用チューブを鼻先に置く（図1A）*7．

❸ 電気バリカンでマウスの腰部から背部の毛を刈る（図1B）．

2）皮下移植

❶ 2～3 mm角程度に細断した組織片を数個*8，移植針に先の細いピンセットで充填する（図2）．

❷ 移植針を挿入する腰部をアルコール綿で消毒し，はさみで切り込みをいれる（図3）．

❸ 移植針を皮下に挿入し背部（腎直上周辺）に移植しクリップで留める*9．

❹ 耳カット（R，L，RC，LC，N）で識別する*10．

*5 麻酔薬濃度を一定に保てる麻酔装置の使用が望ましいが，それがない場合は，麻酔薬イソフルランを30％の濃度になるようにプロピレングリコールに混ぜて揮発を抑えれば，麻酔びんを使用した簡易法でも麻酔できる．麻酔の維持には脱脂綿を入れた15 mLチューブをノーズコーン代わりに用いる．文献2参照．

*6 500 mLの耐熱ガラスビーカーにアルミホイルで蓋をしてオートクレーブ滅菌したものでも良い．

*7 麻酔が深くなり過ぎないよう常に気を配る．呼吸回数などを指標として補助麻酔を外すなどして調節する．

*8 移植量は提供された検体量にもよるが，移植1カ所につき1～10片程度．初代は生着しにくいので，できればやや多めに1カ所4～8片程度を移植する．肉腫は手術時の腫瘍サイズが大きいことが多いので，多めに移植した．継代時は3～5片程度が適当．

*9 検体につきマウスを2～3匹程度用いることが可能な場合は，1匹に1カ所でよいが，1検体につきマウス1匹の場合は，背部2カ所に移植を行っている．クリップは2，3日で外すことが可能．

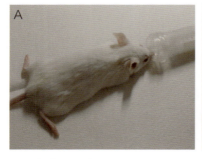 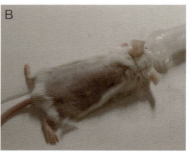

図1 マウスの麻酔・毛刈り
A）麻酔をかけたマウスの鼻先に補助麻酔用のチューブを置いて麻酔状態を維持する．B）毛刈りをしたマウス．

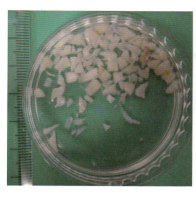
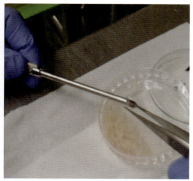

図2 移植用組織検体の準備
細断した組織片を移植針に充填する.

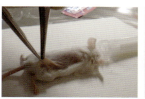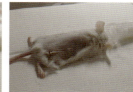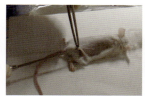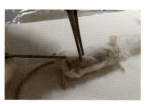
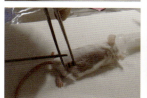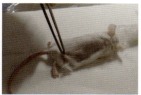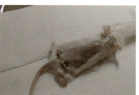

図3 組織検体のマウスへの移植
ピンセットで臀部から腰部辺りの皮膚をつまみ，はさみを立てるようにして切り口が直線になるように5 mm程度の切り込みを入れる．切り込みから皮下に移植針を挿入し，組織片を押し出した後，皮膚の上からピンセットで移植した組織片を押えながら移植針を抜く．切り口をピンセットでつまんで皮膚の内側を合わせ，縫合用クリップで留める．

4. 皮下腫瘍径の計測，体重測定

1) 皮下腫瘍径の計測

デジタルノギスで皮下腫瘍径を毎週計測する．腫瘍径のデータをエクセルファイルに入力し，グラフを作成する．腫瘍体積が500 mm^{3}以上のマウスは腫瘍摘出，継代や凍結保存の対象となる[*11]．前回測定時より腫瘍体積が100 mm^{3}以上増加したマウス，腫瘍の厚みが5 mmを超えたマウスもリストアップし，必要に応じて数日後の再測定を行い，継代時期を決定する．

2) 体重測定

マウスの体調管理のために毎週体重を測定する．体重のデータをエクセルファイルに入力し，グラフを作成する．前回測定時より1 g以上体重減少がみられたマウスをリストアップし，翌日以降に再測

*10 同一ケージに複数のマウスを飼育するときは，耳カットなどにより個体識別を行う（R：右切り込み，L：左切り込み，RC：右切りとり，LC：左切りとり，N：カットなし）．

*11 動物福祉の観点から，腫瘍の大きさがマウスの体重の10％に達する前に継代や凍結保存を行う．

定し，さらに減少するかどうかをチェックする．マウスの体重減少
が続く場合は，GVHD[3]やリンパ腫の発生，その他腫瘍の発生，感
染などが疑われるので，早めにゼノグラフトを摘出して継代するな
どの対策をとり，該当マウスを安楽死させる[*12]．

5. PDX の摘出・継代

1）皮下腫瘍摘出の目安

❶ 腫瘍重量がマウスの体重の10％を超えないように，1カ所移植
の場合は腫瘍体積が2,000 mm³，2カ所移植の場合は1カ所に
つき1,000 mm³を超えないようにする．腫瘍によっては体積の
増加に伴い内部が壊死するので注意．継代の目安は，1カ所移植
の場合は1,000 mm³，2カ所の場合は1カ所につき500 mm³以
上．腫瘍体積が以下の❷，❸を満たせば，300 mm³程度で継代
しても問題はない．

❷ 腫瘍の増殖期に移植する方が継代後の生着が良いので，腫瘍体積
が最小時の3倍以上に増加していることを確認する．腫瘍が大き
くても退縮傾向にあるときの継代は避ける．

❸ 高さ5 mm以上であること．体積が大きくても平坦な腫瘍は増
殖が良くない．

2）皮下腫瘍の摘出

❶ マウスを麻酔し，腫瘍周辺の毛を刈り，背部腫瘍の写真撮影をす
る（図4A）．

❷ 安楽死後，皮下腫瘍を摘出する．摘出前にアルコール綿でマウス
体表を消毒し，表面の皮膚を切り開いた後，新たなピンセットと
はさみを用いて腫瘍を無菌的にとり出し滅菌シャーレに入れ，
HBSSで洗浄する．

3）ゼノグラフト組織サンプルの保存・継代

❶ 摘出した腫瘍は滅菌シャーレに入れて写真撮影し，腫瘍径と重量
を測定する（図4B）[*13]．

❷ その後，カミソリで切り分け，一部は15 mLチューブに入れ，
10％中性緩衝ホルマリン液に浸漬して標本作製用に固定する．

❸ RNA抽出用サンプルは，RNA *later*™ SolutionもしくはAll-
protect Tissue Reagentを入れた1.5 mLチューブに入れて浸
漬する（4℃で一晩置いた後，とり出してクライオチューブに移
し，−80℃凍結保存）．

❹ 継代用の組織は2〜3 mm角に細断して，1〜10片程度（平均
3〜5片）を移植針に充填し，継代用マウスに麻酔下で再移植

[*12] 動物福祉の観点から，数日間
で20％以上の体重減少や活
動低下，うずくまりなどが認
められたマウスは安楽死させ
る．

[*13] 「ゼノグラフト継代（摘出）用
紙」にスケッチして必要事項
を記入する．

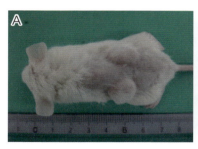 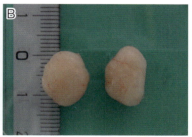

図4　皮下腫瘍の摘出
A) マウス背部の皮下腫瘍．B) 摘出した腫瘍．

する．
❺ －80℃凍結保存用もしくはゼノグラフト株凍結保存用サンプルにはHBSSを少量垂らしてシャーレを氷上に置き，動物室より退室後，安全キャビネット内で滅菌ピンセットを用いて保存チューブに移し，ただちに凍結する．
❻ 必要に応じて一部を細胞培養に供する．

6. 細胞凍結保存液による凍結保存

2回以上安定して継代できた腫瘍は，継代可能ゼノグラフト株として凍結保存する．

❶ 滅菌シャーレに細胞培養液を入れ，その中で腫瘍組織を1〜2 mm角程度に細断する．
❷ 遠心チューブに回収して1〜2回細胞培養液で洗浄する．
❸ 遠心（1,200 rpm，3分間）して上清を除き，細胞凍結保存液CELLBANKER® 1 plusを加えてクライオチューブに分注する．組織片が充分に細かければ，先が太めのピペットで分注できるが，上手く吸えない場合はミニスパーテルを滅菌してペレットをすくって分注し，後から1本あたり約1 mLのセルバンカーを加える．
❹ チューブの蓋の周りにパラフィルムを巻く．
❺ －80℃で一晩以上凍結させた後，なるべく早く（できれば3日以内，遅くとも2週間以内に）気相液体窒素タンク[*14]に移して保存する（移動時はドライアイスを入れたアイスボックスに入れ，温度上昇を極力避ける）．

7. 凍結保存株の生着確認

凍結後1週間以上経った保存株のうち，各1本を解凍してマウスに移植し，生着を確認する．

[*14] 液体窒素を介したタンク内での微生物などのコンタミを防ぐため，気相保存タンクを用いることが望ましい．液相タンクを用いる場合は，クライオフレックスなどを用いてクライオチューブを密封してから保存する．

1）解凍

❶ 15 mLの遠心チューブに細胞培養液を10 mL入れておく．

❷ 液体窒素タンクからとり出した凍結チューブをドライアイスを入れたアイスボックスで培養室に運び，37℃の湯浴でなるべく手早く融かして（〜2分間），チューブの中身を❶の細胞培養液に入れる．

❸ 15 mLチューブを遠心（1,200 rpm，3分間）して上清を除き，もう一回細胞培養液で洗浄する．

❹ 組織のペレットを1.5 mLチューブに移す．15 mLチューブを200 μLのHBSSで洗い，1.5 mLチューブに移す．

❺ 組織のペレットを移植針に入れてマウスに皮下移植する．残りの細胞懸濁液も1 mLの注射筒に吸いとり，皮下注射（25G注射針）する．

2）皮下移植

3. を参照．

■ 樹立例

これまでにわれわれは，脂肪肉腫，粘液線維肉腫，未分化多形肉腫，悪性神経鞘腫瘍，骨肉腫，軟骨肉腫，横紋筋肉腫，滑膜肉腫，平滑筋肉腫，神経周膜種，明細胞肉腫，CIC-DUX4肉腫，隆起性皮膚線維肉腫，間葉性軟骨肉腫などの症例からPDX株の樹立を行っている．そのうち，CIC-DUX4肉腫[5]，明細胞肉腫[6]，未分化多形肉腫[7]，骨原発平滑筋肉腫[8]，骨肉腫[9]，多形横紋筋肉腫[10] のPDXから培養細胞株を樹立し（図5），報告した．

■ 入手法

われわれの樹立したPDXを肉腫の研究に活かしていただきたく，リクエストに応じて提供している．ただ，PDXは継代すると形質や分子背景が変わることから，無限に増殖する細胞株とは異なる取り扱いが必要である．したがって，PDXの提供については，研究内容について討議し，共同研究契約を締結するようにしている（問い合わせ先：近藤格）．企業へは，施設間の共同研究契約または有償MTAで提供している．本書に記載したプロトコールに関する問い合わせがあれば，できるだけ対応する．

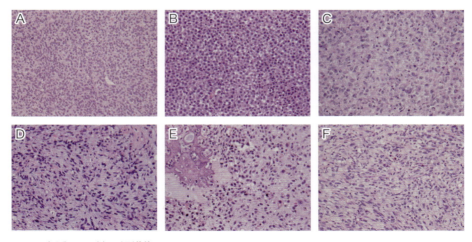

図5　肉腫PDX株の組織像
A) CIC-DUX4肉腫[5]．B) 明細胞肉腫[6]．C) 未分化多形肉腫[7]．D) 骨原発平滑筋肉腫[8]．E) 骨肉腫[9]．F) 多形横紋筋肉腫[10]．対物レンズ×40で撮影．

  トラブルへの対応

■生着率・樹立率が低い

→移植腫瘍片の生着率は，がん種によって大きく異なる．また，初代の移植片が生着しても，1回目の継代で消失してしまうことがある．2回以上継代できた場合にはその後も安定的に継代できることが多いので，3代目以降のゼノグラフト組織を凍結株として保存し，凍結株を再移植して生着が確認できた場合を樹立としている．われわれの経験では，肉腫では，全体としては30〜40％の樹立率であったが，その組織型によって樹立率は大きく異なった．また，樹立期間もがん種・組織型によって異なる．腫瘍の悪性度が高いもの，低分化なもの，がん細胞密度が高いものなどが樹立率が高いという印象である．また，肉腫の場合は，移植後，いったん，腫瘍が肉眼的に消失して数カ月経ってから急に増大してくることがあり，2, 3カ月で腫瘍が形成されなくても諦めてしまわない方が良い．初代の生着に時間がかかっても，継代をくり返せば生着・増殖期間は短縮されていくことが多い．

■ヒト組織移植に起因するマウスの異常

→NOGやNSGのような高度免疫不全マウスでは，移植腫瘍の生着は高いが，一方で，移植片由来のヒトの末梢血単球細胞が生着すると，宿主のマウス細胞に対して免疫反応を起こすGVHD[3]を発症することがある．GVHDを発症したマウスは，急激な体重減少を起こし，衰弱するので，安楽死させる必要がある．肉腫症例の移植でのGVHD発生は稀であった．また，患者がEBウイルスを保有していた場合，移植片由来のヒトのリンパ球に感染してリンパ腫瘍様病変を引き起こす[4]．大腸がんや胃がんをNOGマウスに移植した場合のリンパ腫瘍様病変の発症率は約4割で非常に高いことが報告されているが[4]，肉腫の場合は約1割程度で，それほど高くはない．

◆ 文献

1 ）Ducimetière F, et al：PLoS One, 6：e20294, 2011
2 ）Nagate T, et al：J Vet Med Sci, 69：1137-1143, 2007
3 ）Ito R, et al：Transplantation, 87：1654-1658, 2009
4 ）Fujii E, et al：Exp Anim, 63：289-296, 2014
5 ）Oyama R, et al：Sci Rep, 7：4712, 2017
6 ）Sakumoto M, et al：In Vitro Cell Dev Biol Anim, 54：163-176, 2018
7 ）Kito F, et al：Tiss Cult Res Commun, 37：133-145, 2018
8 ）Oyama R, et al：In Vitro Cell Dev Biol Anim, 54：458-467, 2018
9 ）Kito F, et al：In Vitro Cell Dev Biol Anim, 54：528-536, 2018
10）Oyama R, et al：Tiss Cult Res Commun, 38：1-12, 2019

V PDX/PDOX

8 非上皮性腫瘍（GIST，小児がん）のPDX作製法

大津　敬，北河徳彦，後藤裕明，田中祐吉，宮城洋平

■ はじめに

　　担がんモデル動物は株化細胞と比べ，より生体内における腫瘍の状態に近いと考えられ，手術検体を移植して作製するPDXはより患者の状態を反映していると考えられる．われわれは治療対象のモデル系を構築するとして，多くのがん種でPDXを作製してきた[1]．

　　ヒト腫瘍をマウスに移植し継代をくり返すことで，腫瘍組織を構成する血管などの間質系がマウス由来の細胞に置き換わることが知られている．このような，ヒト由来細胞とマウス由来細胞が混在している試料から抽出したRNAのシークエンスから，ヒト細胞とマウス細胞での遺伝子発現を区別でき，腫瘍細胞どうし，間質細胞どうし，また，腫瘍細胞と間質細胞の，それぞれの相互作用（主にリガンド-レセプターの相互作用）の解析が可能である[2][3]．

　　このPDXの特徴を活かし，希少がんの腫瘍細胞と間質細胞の相互作用から治療標的の探索をめざして，非上皮性腫瘍および小児がんを対象に研究を進めている．小児がんは肺転移巣切除検体を使用しているが，多くのがん種が含まれるので，がん種に合わせた検体の取り扱いに留意し，継代ごとに組織型を確認するとよい．本稿では，非上皮性腫瘍および小児がんのPDXの作製方法とその活用について述べる．

⦿ 準　備

1. 研究計画の立案

　　臨床情報および検体の取得，使用する実験動物，解析結果の取り扱いなどについて，関係法令を遵守した計画を策定する．

1）研究倫理審査委員会（IRB）の承認を受ける

　　PDXを用いた実験は，すなわち，ヒト検体を使用する実験である．そのため使用する検体は，「人を対象とする医学系研究に関する倫理指針」などの法令を遵守し，研究協力者（手術検体を提供してもらう患者）から事前に同意を得た上で提供を受けたものでなければならない．また，研究全般を通して個人情報保護法などの法令も遵守しなければならない．われわれは，前向き観察研究として研

究倫理審査委員会（IRB）の承認を受けて研究を実施している[*1].手術検体については，患者ごとに担当医から事前にIRB承認済み文書による説明を行い，同意書を取得した上で提供を受けている．ゲノム，エクソーム，RNAシークエンス解析結果などの個人情報に該当するデータの取り扱いには十分注意する．

2）遺伝子組換え実験の実施承認を受ける

PDX作製にNSGマウスなどの遺伝子組換え動物を使用する場合は，カルタヘナ法などの法令を遵守し，施設ごとの規程などに従って事前に遺伝子組換え実験実施の承認を受けるなどの手続きを行う．遺伝子組換え動物の購入，搬送，実験に際しては，法令などを遵守する．

3）動物実験の実施承認を受ける

実験動物を使用するにあたり，動物愛護管理法などの法令を遵守し，施設ごとの規程などに従って，事前に動物実験実施の承認を受ける．実験計画策定の際には，主要な学術誌での投稿規程などを確認し，実験動物の取り扱いなどが成果発表の支障とならないよう留意する．「AMED支援国際誌プロジェクト」作成の「動物を用いた研究論文：国際学術誌の投稿規定とARRIVEガイドライン」などを参考にするとよい．

2. NSGマウス

日本チャールス・リバー社から購入している．MTAなどの契約について，事前に業者などに確認する[*2].

3. 主な試薬

☐ 培地（RPMI medium, 25 mM HEPES）
☐ バンバンカー
☐ 10％中性緩衝ホルマリン（HE染色および免疫染色用）
☐ PAXgene Tissue（主にマイクロダイセクションによる核酸分析用）
☐ アロンアルファ
☐ イソフルラン
☐ 液体窒素

4. 主な機器・消耗品

☐ 移植針（ϕ 2.5 mm）
☐ プラスチックシャーレ（ϕ 100 mm）
☐ チューブ（15 mL, 30 mL, 50 mL）
☐ クライオチューブ（1.5 mL）

[*1] 施設によっては，研究計画の申請からIRB開催，承認まで2カ月程度を要するので，関係部署に早めに相談すると良い．

[*2] 免疫不全マウスの扱いに関しては，Ⅴ-7を参照．

- ☐ ニトリルグローブ
- ☐ ハサミ
- ☐ ピンセット
- ☐ メス（no. 11）
- ☐ カミソリ（76カミソリ）（日新EM社，#4761）
- ☐ 吸入麻酔装置
- ☐ 保温プレート
- ☐ 発泡スチロールボックス
- ☐ 滅菌ドレープ
- ☐ アルミホイル

プロトコール

1. 患者説明と同意取得

担当医から，対象となる患者にIRB承認済みの説明文書により研究の趣旨などを説明する．同意が得られれば検体分取用チューブの用意や移植用マウスの準備を行う．

2. 手術検体の処理

❶ 手術検体の受けとり．手術前に，担当医に培地10 mLを入れた30 mLチューブを預け，手術検体はすみやかに培地へ入れてもらうよう，依頼する．

❷ 検体を受けとったらすみやかに氷冷する．ただちに安全キャビネットへもち込み，処理を行う．すぐに移植ができない場合，週末を挟む程度であれば氷冷で保管し，その後に処理を行うことも可能である．移植が検体取得から3日目以降であれば，下記 **3. ❷** のように凍結保存する方がよい．

3. 検体のクリーンアップ

❶ 検体を φ100 mmシャーレに移し，血餅などを除き培地でよく洗う．血管や結合組織，明らかに壊死した部位をとり除きながら組織を数mm角程度に切り分ける．必要に応じて，培地，シャーレを交換する．これらの操作はできるだけ氷冷にて行う．

❷ ただちにマウスへ移植するときは，組織片を15 mLチューブに培地10 mL（RPMI）とともに入れ，氷冷のまま動物実験室（SPF）へもち込む．移植までに時間がかかるようであれば，組織片を2 mL程度のバンバンカーでリンスした後，1 mLバンバンカーで凍結保存する．

❸ 組織のリンスに使用した培地やバンバンカー（廃液），残余組織などは，次亜塩素酸処理後に廃棄する．使用したプラスチック製品やメスは感染性廃棄物ボックスへ廃棄する．使用したピンセット，ハサミは次亜塩素酸溶液でリンスし洗剤で洗浄する．

4. 組織片の皮下移植

❶ マウスへの移植はイソフルラン麻酔下で行うが，安全に使用するために，吸入麻酔装置を使用する（図1A）．

❷ 実験台に保温プレートを置き，滅菌ドレープを敷く．組織片を培地 10 mL を入れた φ100 mm シャーレに移し，1本の移植針に3片の組織片を詰める（図1B）．検体が十分あれば，マウス2匹の左右腹側，計4カ所に移植する．組織片を詰めた移植針4本の準備ができてから，マウスの麻酔を開始する．

❸ マウスの背側など移植針を挿入する部位の毛を刈り（図1C），メスで皮膚に1〜2 mm 程度の切れ目を入れる（図1D）．

❹ 移植針を切れ目から挿入し，皮膚をしっかり押さえながら先端が腹側部に達するまで進める（図1E）．このとき，移植針の先端で筋層を傷つけないように注意する．

❺ 押棒で組織を腹側皮下に押し出し，移植針を抜く．皮膚の切れ目周辺の水分をペーパーで吸いとり，アロンアルファを垂らす（図1F）．

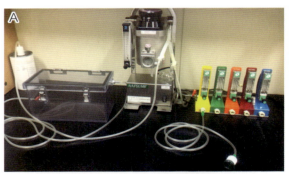
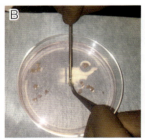
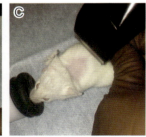
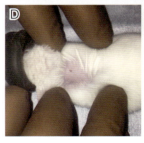
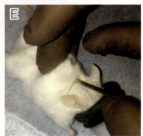
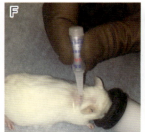
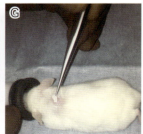

図1 組織片の皮下移植

❻ 傷口が開かないように，アロンアルファの上に5 mm角程度に切ったキムワイプを置き（図1G），メスなどで軽く押さえてなじませる．

5. 皮下腫瘍径の測定

❶ 移植の2～3週間後から毎週，麻酔下で体重を測り，皮下の腫瘍が肥大しているかを確認する．腫瘍が確認できれば，デジタルノギスで長径・短径を計測する．

❷ 最初の移植から継代3代までは，長径が15～20 mmになったところでPDXを採取する．

6. PDXの採取

1）摘出

❶ 実験台に滅菌ドレープを敷き，ノギス，ハサミ，ピンセットなどを準備する（図2A）．

❷ マウスをイソフルラン麻酔後に安楽死させ，腫瘍をとり出す．

❸ 各腫瘍を10 mLの培地を入れたφ100 mmへ移し，それぞれ腫瘍サイズ（L×W×H）を測定し，症例ごとのPDX番号を付与する．

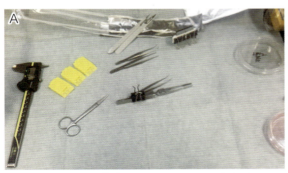
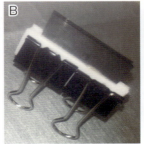
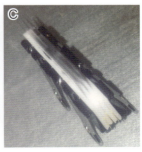
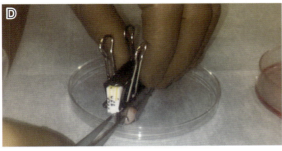
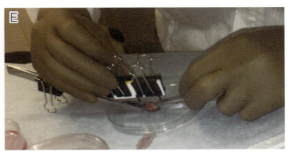

図2 PDX固定用組織片の切り出し

2) パラフィン包埋用組織の固定

❶ がん種によって，骨肉腫では内部に骨組織が偏在している，肝芽腫では血腫ができるなど，内部組織が一様ではない．このような腫瘍から全体像を得られる組織片を切り出すため，テフロンシート（1 cm×4 cm×1.5 mm 厚）をスペーサーとして，3枚のカミソリをクリップで固定した，簡易切り出し用具（図2B，C）を準備する[*3]．

❷ 摘出した腫瘍のサイズを測定し，パラフィン切片作製用の組織片を切り出す．腫瘍を角型セル用ピンセットで挟み，先曲がりピンセットで押さえつつ，カミソリを細かく動かしながら，腫瘍の長軸に沿ってゆっくりと降ろしていく（図2D，E）．

❸ 腫瘍から最大割面を含む1.5 mm 厚の組織片2枚を切り出すことができる（図3A，B）．

❹ それぞれを，PAXgene Tissue と10％中性緩衝ホルマリンで固定する．PAXgene Tissue の固定時間は常温で2時間程度とし，緩衝液への移し替えが翌日になるときには，キットをあらかじめ冷蔵しておき，4℃，12時間程度の固定とする．

3) RNA 解析用組織の凍結保存

❶ パラフィン包埋用組織を固定した後，残りの組織を数mm角に

[*3] 「76カミソリ」は軽く触れるだけでも切れるので，取り扱いには細心の注意をはらうこと．

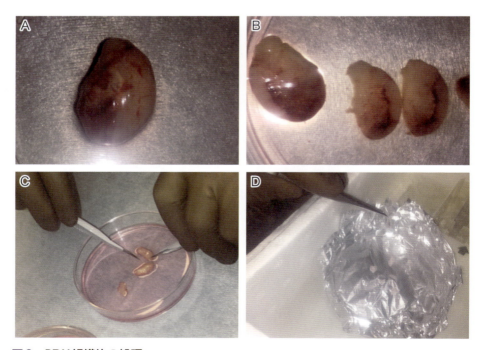

図3　PDX組織片の処理

切り分ける（図3C）．このとき，血腫や壊死部位などを除くようにする．

❷ 組織片の最大10片をRNA解析用組織として，凍結保存する．発泡スチロールボックスに7分目ほど入れた液体窒素に，器状にしたアルミ箔をのせたプラスチックディッシュを浮かべる．アルミ箔の上に組織片を落とし，すみやかに凍結する（図3D）．組織片表面の水分を殺菌したキムワイプなどに軽く吸わせること，アルミ箔を揉んで細かい皺を作っておくことで，組織片がアルミ箔に凍り付きにくくなる．

❸ 順調にいけば，安楽死させてから30分以内でRNA解析用組織を凍結できる．残りの組織片は氷冷し，動物実験室外へもち出す．

7. PDX組織の保存

❶ 組織片を2～3日以内に継代移植する場合は，そのまま氷冷保存とする．長期保存する場合は，バンバンカーで洗浄後にあらかじめバンバンカー（0.8 mL）を分注したクライオチューブ（1.5 mL）に入れる．これらの作業はクリーンベンチ内で行う．組織片を入れたクライオチューブは−80℃で24時間以上保管し，液体窒素タンクへ移す．

❷ 凍結組織を移植する際は，ウォーターバス（37℃）で融解し，完全に融ける前に培地で希釈する．ただちに遠心して上清を交換し，氷冷する．

実験例

　　GISTに関しては，NOGプロジェクト[1]で作製したPDXからヒト腫瘍細胞の単離を試みている．GIST・PDXを種々のプロテアーゼで分散して得た細胞を，コラーゲンタイプⅠやマトリゲルでコートしたディッシュ上で，また，マトリゲル中で培養し，Mouse cell depletion kit（ミルテニーバイオテク社）で処理するなどしているが，現在のところ，ヒト腫瘍細胞のみが増殖する条件の特定には至っていない．

　　小児がんについては，これまで12症例の肺転移巣切除検体でPDX作製を試み，10症例の検体がNSGマウスに生着している（表）．このうち，ユーイング肉腫のPDXから同所移植モデル（PDOX）を作製した．

1. PDXからPDOXの作製

　　組織片（4片）をHBSS（Ca²⁺，Mg²⁺不含）で洗浄し，60 mmディッシュに移してメス（no.11）で見た目にペースト状になるまで細かくした．この時，HBSSは加えず，氷冷で1～2分間程度で行う．HBSSを加えて15 mLチューブに移し，遠心して上清を除き，3 mL

表　小児がん症例の一覧

がん種	移植症例数	生着症例数（3代継代数）
骨肉腫	4	3 (2)
横紋筋肉腫	1	1 (1)
肝細胞がん	2	1 (1)
ユーイング肉腫	1	1 (1)
悪性ラブドイド腫瘍	1	1 (1)
悪性筋上皮腫	1	1 (0)
卵黄嚢腫瘍	1	1 (0)
肝芽腫	1	1 (1)
合計	**12**	**10 (7)**

のLiberase TM（ca. 0.1 U/mL，ロシュ・ダイアグノスティックス社）を加えて37℃，15分間，インキュベーターで振盪した．Liberase TM処理終了後に7 mLのHBSSを加え，70 μmメッシュで濾し未消化組織を除き，遠心後に1.4 mLのHBSSに懸濁し，細胞数を確認した（$1.9×10^5$ cells/mL）．1.5 mLチューブに入れた細胞懸濁液を遠心後に250 μLのHBSSに懸濁し氷冷した．

氷上保管した細胞をSPF実験室にもち込んだ．NSGマウス2匹に細胞懸濁液100 μL（$1.1×10^5$ cells）をイソフルラン麻酔下で尾静脈投与した．投与には針付注射器（ニプロ社，27G）を使用し，ほぼ全量を静脈投与した．

小児がん症例（ユーイング肉腫肺転移）検体のPDX（移植から約2カ月で皮下から採取）およびPDOX（尾静注投与から約2カ月半で肺から採取）から作製した切片のHE染色（図4A，B），抗マウスCD31染色（図4C, D）および抗ヒトCD31抗体染色（図4E, F）を示す（スケールバー＝300 μm）．腫瘍の内部には多くのマウス由来の血管が走っていることが確認できる．

2. PDXからのRNA抽出

凍結組織からのRNA抽出には，QIAGEN RNeasy Plus mini kitを使用した．液体窒素で凍結した組織1片を250 μLのBuffer RLT Plus中で破砕した．Micro Smash（トミー精工社）を使用する場合は，専用チューブにジルコニアビーズ1個を入れ，常温3,000 rpm，30秒間×3回の破砕を行った．BioMasher（ニッピ社）を使用する場合は，組織塊が見えなくなるまでよくすりつぶした．破砕液を遠心し（10,000 rpm，3分間），キットの用法に従いRNAを抽出，およそ20 μLのRNA溶液を得る．RNAの品質チェックのため10倍希釈液を用意し，まず，微量分光光度計（NanoPhotometer P-Class，Implen社）で定量し，Bioanalyzer（RNA 6000 Nano）で品質を確認した．われわれがPDXから抽出したRNAのRIN値は，平均9.3（SD＝0.46，n＝58，range：8.0～10.0）であった．

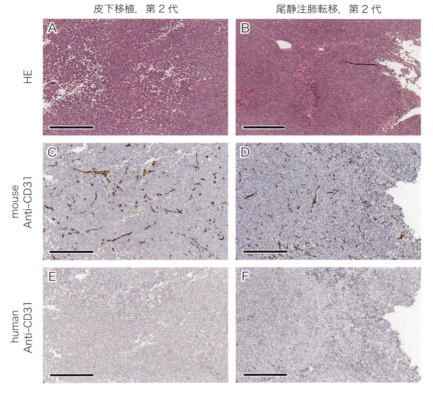

図4 ユーイング肉腫（肺転移巣）由来PDXの組織像

入手法

文献1に記載のPDX（GIST症例を含む）に関しては，原則として共同研究契約締結後に提供が可能なので，ご相談いただきたい．

 トラブルへの対応

■**継代後に腫瘍が形成されない**
→壊死部位が多くないか，組織標本を確認する．
→壊死部位が多い凍結組織を移植するときは，融解後に通常の移植に用いる数倍量の組織をメス2本で細かく刻み，壊死組織を沈殿させないように低速（100 G程度）で遠心し，沈殿を移植する．
→PDX採取時，肉眼または実体顕微鏡下で色，艶などが異なる部位が確認できれば，それらを別々に凍結し，組織標本で腫瘍細胞が多い部位を確認して継代する．

◆ 文献

1） Chijiwa T, et al：Int J Oncol, 47：61-70, 2015
2） Komura D, et al：BMC Genomics, 17：899, 2016
3） Nakano K, et al：J Toxicol Pathol, 31：293-300, 2018

V PDX/PDOX

9 胃がん・食道がんの同所移植

柳原五吉，小松輝夫，飯野由貴，渡邊　寛

はじめに

　　ヒトがんをマウスに移植する異種移植においては，移植経路によって形成した腫瘍の生物学的特性が反映されない場合がある．本来の発生臓器に腫瘍を移植する同所移植（同所性移植あるいは正所性移植：Orthotopic Implantation）は，実際の患者の腫瘍と同様に浸潤，転移することが知られている[1]．これは移植腫瘍が由来する臓器に生着し増殖することで，間質組織との相互作用などによりがん微小環境が整い腫瘍内不均一性や薬物代謝・薬物送達も再現され，ヒトがんを反映する移植経路と考えられている．胃がんの中で難治がんとして知られるスキルス胃がんは，胃漿膜下に移植することにより形成した腫瘍は患者の組織像に類似した所見を再現でき，さらに腹膜播種性転移（腹膜播種）も惹起した[2][3]．したがって，皮下および腹腔ならびに静脈内などの異所移植に比し患者の状態をより踏まえたモデルと考えられている[4]．最近，患者由来異種移植（Patient-derived Xenograft：PDX）においても同所に移植するPDOX（Patient-derived Orthotopic Xenograft）を用いたマウスモデルは新薬の発見やその効果判定にきわめて有用と注目されている[5]．本稿では胃がんを中心に説明し，食道がんの同所移植も実験例として記述する．さらに，胃がんの同所移植の応用実験として腹膜播種モデルの作製[4][6]について簡単に紹介する．

準　備

1. 実験動物

　　免疫不全動物であるヌードマウス（BALB/c-nu/nu），SCIDマウス（C.B-17/ler-scid/scid），NOGマウス（NOD/Shi-scid, IL-2Rγ KO），NSGマウス（NOD.Cg-Prkdc^scid II 2rg^tm1Wjl/SzJ），ヌードラット（F344/NJcl-rnu/rnu）などから移植の目的に適合する動物を選択し，実験動物取り扱い業者からSPF（specific pathogen free）動物として購入する*1．

2. 移植細胞・組織

　　対数増殖期にある培養細胞（〜1×10^6/50 μL/匹）調製後，また

*1　免疫不全マウスの扱いに関しては，V-7を参照．

は固形腫瘍は採取後1時間以内に移植する．患者由来組織の準備に関してはⅤ-5を参照のこと．

3. 器具などの滅菌・消毒

移植操作は病原微生物の感染を防止することが重要である[7]．細胞や組織に直接触れる器具は滅菌し，移植処置は無菌的に施行するのは当然であるが，その周辺の環境も清潔に保持することが重要である．移植する細胞や組織の調製などはクリーンベンチ内で行う．移植に必要な器具類は事前に点検し，移植針，剪刃，ピンセット，オートクリップアプライヤーなどはオートクレーブ滅菌し，動物実験施設内の実験室などに準備する．滅菌済みの消耗品を準備するが，未滅菌の物品は滅菌する．

4. 麻酔

実験動物への麻酔は苦痛を軽減させる動物福祉の観点だけでなく，動物を保定して確実に施術する科学的視点や動物からの咬傷防止の安全面からも必須の事項である．同所移植処置は洗練した高度な手技が要求されるので全身麻酔で行う．麻酔中は動物を死亡させぬよう行動，呼吸など全身状態を詳細に観察することが肝要である．適切な麻酔法として，三種混合麻酔，塩酸ケタミン＋塩酸キシラジン混合麻酔[*2]，イソフルラン吸入麻酔が推奨されている．われわれは手術の侵襲度を考慮し，三種混合麻酔薬の注射麻酔とした（約90分間の麻酔時間が得られる）[8]．以下に麻酔薬の調製を記載するが，詳細は東北大学動物実験センター（http://www.clar.med.tohoku.ac.jp/regulations.html）の「補遺8 実験動物に用いられる代表的な麻酔薬」を参照のこと．

> *2 塩酸ケタミンは麻薬であるので取り扱い免許が必要である．

□ 三種混合麻酔薬の調製

マウス用には塩酸メデトミジン0.75 mg/kg体重＋ミダゾラム4 mg/kg体重[*3]＋酒石酸ブトルファノール5 mg/kg体重になるように生理食塩水で希釈する．ラットには塩酸メデトミジン0.375 mg/kg体重＋ミダゾラム2 mg/kg体重＋酒石酸ブトルファノール2.5 mg/kg体重になるように生理食塩水で希釈し，いずれも皮下または腹腔内に注射する[8]．施術終了後，メデトミジン拮抗薬（塩酸アチパメゾール，マウス・ラットの必要量：0.75 mg/kg体重）調製液を皮下または腹腔内注射する．三種混合麻酔薬および拮抗薬の投与量は，マウス体重10 gあたり0.1 mL，ラット体重100 gあたり0.5 mLとする．

> *3 ミダゾラムは向精神薬であるので厳重な管理が必要である．

5. 試薬・器具・消耗品

□ 麻酔薬（三種混合麻酔，拮抗剤）

206　患者由来がんモデルを用いたがん研究実践ガイド

□ 培養液RPMI1640
□ 眼科用直剪刃（YDM社，#82573/CA47S）
□ 眼科用曲剪刃（YDM社，#82574/CA47C）
□ 先細無鈎ピンセット（夏目製作所，A-5）
□ 先細有鈎ピンセット（夏目製作所，A-6）
□ リングピンセット（夏目製作所，A-26）
□ マイクロ剪刀直型105 mm（夏目製作所，#MB-50-7）
□ 30G注射針NO.30（デンドロニクス社）
□ 1 mLシリンジ（モノタロウ社，#MDS-1mL）
□ 9 mmオートクリップアプライヤー（日本ベクトン・ディッキンソン社，#427630）
□ 9 mmオートクリップ・ウンドクリップ（日本ベクトン・ディッキンソン社，#427631）
□ 9 mmオートクリップリムーバー（日本ベクトン・ディッキンソン社，#427637）
□ 滅菌ガーゼ（40×40 mm）
□ 滅菌綿棒
□ 保温ヒーターマット（37℃に調整）（東京硝子器械社，#FHP-450S，または夏目製作所，#KN-475-3-35）あるいは白熱灯
□ 照明スタンド

プロトコール

1. 移植細胞・組織の調製

培養細胞

　対数増殖期の培養細胞について，付着細胞は分散処理後，あるいは浮遊細胞はそのまま遠心（700 rpm/5分間）にて回収する．新たな培養液に懸濁後，細胞数を調整し（$1×10^6$個/50μL/匹）シリンジに吸引後，氷上に置く．

固形腫瘍（がん組織）

❶ あらかじめ培養用6ウェルプレートに洗浄液（抗生物質添加RPMI1640培養液あるいはPBS，V-5を参照）4 mLを入れておく．

❷ クリーンベンチ内で無菌的に摘出したがん組織を無鈎ピンセットにて掴み❶の液の中に入れ，すすぎ洗いした後，別のウェルに順番に移し6回洗浄する．

❸ 新たなディッシュ（60 mm）に移し，コーナーに組織を集め，

曲剪刃の先端にて1〜2mm角に細切する（組織片を乾かさないように少量の培養液RPMI1640の存在下で細切する）[*4].

❹ ディッシュ中の細切した腫瘍組織片に適量（3〜4mL）の培養液を加える（氷上で行う）.

2. 移植処置

❶ 以下の処置は動物福祉に配慮し，麻酔下にて苦痛軽減を図りながら施術する[*5].

❷ 直剪刃で腹部の表皮および腹膜を切開し，胃の位置を確認し，無鉤ピンセットで保持する（図1A，B）.

❸ 引き出した胃をマウスの下腹部においた滅菌ガーゼ上に置き移植部位を確認する（図1C，I）[*6].

細胞（培養細胞）移植の場合

❹ 図1Dに示すように左手の無鉤ピンセットで胃を保持，右手にあらかじめ細胞浮遊液（50 µL）を吸引した1 mLシリンジをもち，腺胃[*7]部位の漿膜内に細胞浮遊液を注入する（図1E）.

❺ ゆっくりとシリンジを抜き，傷口を綿棒で1分間ほど圧迫し，液漏れを防止する（図1F）[*8]. 以降の処置は❽に続く.

組織（固形腫瘍）移植の場合

❻ ❸までの処置は同様である. 図1Jに示すように左手の無鉤ピンセット（あるいはリングピンセット）で胃を保持，右手にあらかじめ培養液RPMI1640（50 µL）を吸引したシリンジをもち，腺胃部位の漿膜内に培養液を注入し，ドーム様の膨らみを確認する. → で示した（図1K）.

[*4] 組織を挫滅させずに鋭角に切断するために曲剪刃の先端の手入れを行う.

[*5] 有毛の動物はあらかじめ手術部位の毛刈りをする.

[*6] 移植しやすいようマウスの向きを変える.

[*7] マウスやラットの胃は，食道につながる前胃（扁平上皮組織）とヒトの胃に相当する後胃あるいは腺胃（腺上皮組織）の2室に分かれている.

[*8] 通常の処置では，ほとんど出血しない.

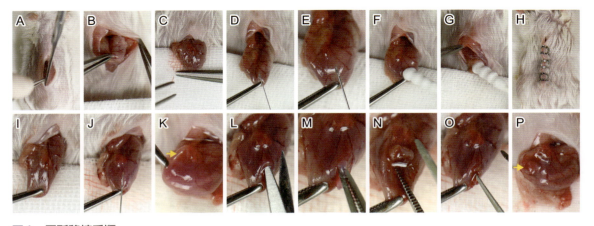

図1　同所移植手順
上段が培養細胞の移植，下段は固形腫瘍の移植.

❼ そのドーム様の膨らみをマイクロ剪刀で切開し（図1L），その切開部位に無鈎ピンセットで準備した腫瘍組織片を挿入する（図1M）．さらに無鈎ピンセットの片側で組織片を押し込む（図1N，O）．次に綿棒で漏れや逆流のないよう1分間ほど圧迫する．腫瘍組織片の位置を➡で示した（図1P）．

❽ 胃を綿棒で慎重に腹腔内へ戻す（図1G）．以降の処置は細胞および組織移植ともに同様である．

❾ 切開した左右の皮膚（腹膜）をつまみ，皮膚を9mmオートクリップアプライヤーにてクリップ止めする（図1H）．

❿ 施術した動物を37℃に調整した保温ヒーターマット上の飼育ケージ，あるいはあらかじめ白熱灯照射にて温めた飼育ケージに移し，麻酔から覚醒するまで術後の出血などの有無を観察する[*9]．

⓫ 覚醒したら本来の飼育ケージに移す．

⓬ 翌日，出血の有無や縫合の不具合など施術の成否を確認し，問題があれば対処する．

[*9] 三種混合麻酔薬にて麻酔し，覚醒後体温の低下をきたすため加温する．

3. 同所移植腫瘍の観察

同所移植腫瘍は皮下移植とは異なり腫瘍の成長を肉眼的に観察することやノギスによる腫瘍径の計測も不可能である．そのため，発光や蛍光を利用したイメージング解析は有用な手段である．われわれの実験では移植部位が深部なので蛍光よりは発光イメージングを用いている．すなわち，がん細胞にルシフェラーゼ遺伝子を導入し，その細胞を移植する[*10]．観察時に基質であるルシフェリンを投与後，その発光を in vivo imaging 装置（IVIS Lumina，住商ファーマインターナショナル社）で捕捉，解析することができる[6) 9) 10)]．移植翌日に標的臓器に移植されているか否か，移植した細胞の漏れの有無なども確認できる．また，同一個体を生きたまま時系列で客観的に観察することが可能であり，きわめて有力な観察機器である．

[*10] 遺伝子導入した細胞を移植した動物は，遺伝子組換え動物となるため，取り扱いもその規定に則り行う必要がある．

■ 実験例

1. 食道がん同所移植

食道がんの細胞株や組織を免疫不全マウスに皮下移植し，肺・肝臓への遠隔転移能を評価するには，年単位の経過観察が必要となる．そのための同所移植には，マウスの食道は小さ過ぎて移植操作が困難なことからヌードラットを使用する．これにより，肺・肝臓転移能やリンパ管侵襲の評価が可能となる．

ヌードラットを麻酔下で開腹し，胃を引き下げ，腹部食道を露出，眼科用メスにて，食

道筋層を3 mmほど切開し，新鮮食道がん組織片（1～2 mm角）を傷口の周辺に押し込む．食道壁の傷口は縫う必要はなく，開腹部のみ縫合する．また，胸管内リンパ液には転移性のがん細胞が溜まっていることが示唆されており[11]，その沈渣を一度，免疫不全マウス

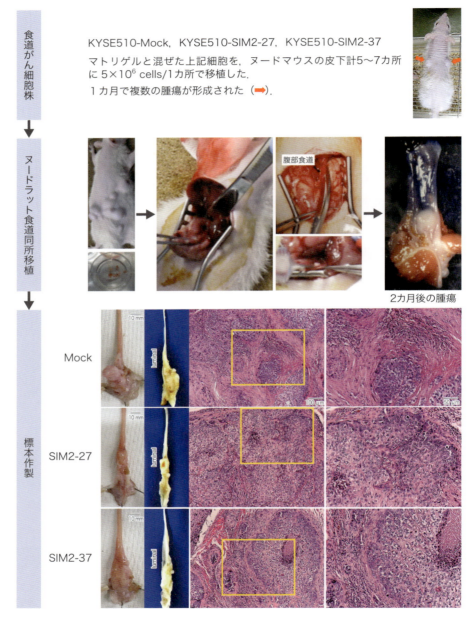

図2　食道がん同所移植の実験例
中央）ヌードラットへの同所移植で形成された腫瘍の摘出過程を示す．腫瘍は食道壁を貫通して形成されている．下）同所移植で形成された腫瘍とその切片のヘマトキシリン・エオジン染色，SIM2遺伝子導入株2株は，いずれも高分化扁平上皮がんの病理組織像を示した（黄色四角）．右図は黄色□の拡大写真を示す．

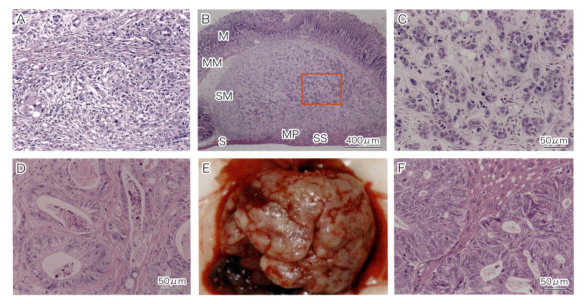

図3 低分化型腺がんと分化型腺がんの同所移植後の組織像
(Bは文献6, D, E, Fは文献10より引用)

（ヌードマウス）の皮下に移植し, 形成された腫瘍組織片（1〜2 mm角）をヌードラットの食道に移植することにより, 原発組織片の移植では観察されないリンパ管侵襲が認められる[12]. 本稿では, 食道がんの分化と化学放射線療法感受性を誘導するSIM2遺伝子を導入した食道がん細胞株の同所移植例を示す[13]. 図2のように, 扁平上皮がん移植腫瘍が形成された.

2. 胃がん同所移植腫瘍の病理組織学的検索

低分化型腺がんとしてスキルス胃がん（びまん浸潤性胃がん・4型胃がん）の典型的な組織像を図3Aに示す. がん細胞（印環細胞）は散在し, 繊維芽細胞などの間質細胞の増生が認められる. このスキルス胃がん由来培養細胞株HSC-44PEを樹立し[3], さらに腹膜播種性転移細胞亜株44As3を分離した[4]. この培養細胞をヌードマウスに同所移植し形成した腫瘍の7日目の組織像を図3Bに示す（M：粘膜層, MM：粘膜筋板, SM：粘膜下組織, MP：固有筋層, SS：漿膜下組織, S：漿膜層）. 粘膜下組織内で活発に増殖しているがん細胞が認められる[6]. 赤枠部分の拡大図を図3Cに示すが, 粘膜下組織内の間質増生とがん細胞が散在している. 皮下など異所移植では髄様がんの形態を示すが, 同所移植は患者の組織像に近いものであった.

次に, 樹立した分化型腺がん由来培養細胞HSC-57をヌードマウスに同所移植後の腫瘍の組織像を図3Dに, また肝臓に転移した肉眼写真とその組織像を図3E, Fに示す. いずれの組織も腺管形成を認め典型的な分化型腺がんの病理組織像であり, 原発組織と類似していた[10].

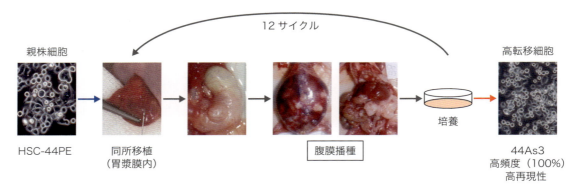

図4 腹膜播種マウスモデルの作製
左から3〜5枚目の写真は文献6より引用．

表 樹立した腹膜播種性転移株の同所移植後の生存期間，腫瘍形成及び転移能

転移細胞	親株細胞	生存期間(日)	腫瘍形成	腹膜播種性転移 大網	腸間膜	腹膜	横隔膜	腹水形成	リンパ節	肝臓	膵臓
44As3	HSC-44PE	35±15 (22〜65)	15/15 (100%)	15/15	15/15	15/15	9/15	15/15	15/15	13/15	8/15
58As1	HSC-58	32±5 (23〜42)	15/15 (100%)	15/15	15/15	14/15	11/15	15/15	15/15	13/15	6/15
58As9	HSC-58	45±13 (22〜68)	15/15 (100%)	15/15	11/15	10/15	9/15	15/15	15/15	8/15	4/15
60As6	HSC-60	30±8 (21〜45)	14/14 (100%)	14/14	14/14	12/14	8/14	14/14	12/14	6/14	6/14
39As8	HSC-39	42±11 (33〜62)	12/12 (100%)	12/12	12/12	10/12	7/12	10/12	8/12	5/12	3/12
85As2	MKN-45	24±8 (15〜37)	13/13 (100%)	13/13	13/13	9/13	5/13	11/13	8/13	6/13	5/13

データは転移した個体数／腫瘍形成個体数である．

3. 腹膜播種（腹膜播種性転移）モデルの作製

同所移植の応用例として腹膜播種モデルの作製について簡単に記載する（スキームを図4，表に示す）．腹膜播種は低分化型腺がん，特にスキルス胃がんの再発および転移形式の中でもきわめて高頻度に認められ，予後を決定する重要な因子である．われわれはスキルス胃がん由来培養細胞を樹立し，生物学的特性を解析した[3]．この細胞をヌードマウスに同所移植し，惹起した腹膜播種ならびにがん性腹膜炎の腹水中のがん細胞を回収し再び同所移植をくり返す，いわゆるstepwise selectionにより，播種能が高く転移能形質の安定した腹膜播種株を分離した[4]．この細胞をヌードマウスに同所移植すると3〜4週間後には広範な腹膜播種を惹起し，血性腹水が貯留し瀕死の状態となる[4,6]．このような腹膜播種を誘発する細胞株は現在6細胞株[4,14,15,16]が利用可能である（表）．

■入手法および技術支援の方法

転移細胞株の分与に関しては，アカデミアの研究者とは研究目的，期間，成果の取り扱いなどを明記した有体物移動合意書（Material Transfer Agreement：MTA）を締結し，原則無償で譲渡している．企業とは施設間の共同研究契約または有償MTAで譲渡している．

同所移植の技術支援は，国立がん研究センター先端医療開発センターバイオマーカー探索TR分野に依頼があれば対応する．

 トラブルへの対応

■同所部位より腹膜に腫瘍が形成されてしまう

→移植した腫瘍細胞の漏れが原因と考えられる．移植直後の滅菌綿棒による圧迫を1～2分間程度確実に行うなど移植手技の習熟に努める．また，漏れた細胞による腫瘍形成は完全には避けられない．薬剤投与実験などは実験群の匹数を多めに設定し，腹部皮下に腫瘍形成を認めた個体は外す．

■形成した腫瘍の体積のバラツキが大きくなってしまう

→移植した細胞数が一定でないことが考えられる．細胞数を調製した細胞浮遊液を氷中に保管し，移植直前にボルテックスし，一匹分の量をシリンジ吸引し移植する．（一匹ごとに慎重に行う）．

■術中に出血してしまう

→ピンセットで臓器を保持する際，あるいは剪刃で切断する場合は血管の位置を確認し，慎重に血管を避けて行う．

◆文献

1) Hoffman RM：Invest New Drugs, 17：343-359, 1999
2) Yashiro M, et al：Clin Exp Metastasis, 14：43-54, 1996
3) Yanagihara K, et al：Cancer Sci, 95：575-582, 2004
4) Yanagihara K, et al：Cancer Sci, 96：323-332, 2005
5) Lwin TM, et al：J Surg Oncol, 118：253-264, 2018
6) Yanagihara K, et al：Cancer Res, 66：7532-7539, 2006
7) 栁原五吉：7章 移植実験および細胞株の樹立についてのQ&A.「マウス・ラットなるほどQ&A」（中釜斉，他／編），pp177-191，羊土社，2007
8) 岡村匡史：LABIO21：5-9, 2016
9) 栁原五吉：腹膜播種モデル.「がん─疾患モデルの作製と利用」（中村卓郎／編），pp98-115, エル・アイ・シー，2012
10) Yanagihara K, et al：Ther Deliv, 5：129-138, 2014
11) Kim DH, et al：Oncol Rep, 16：1053-1059, 2006
12) 渡邊 寛, 他：Biotherapy, 10：1332-1337, 1996
13) Tamaoki M, et al：Cancer Sci, 109：1121-1134, 2018
14) Fujita T, et al：Cancer Sci, 104：214-222, 2013
15) Kurashige J, et al：Sci Rep, 6：22371, 2016
16) Yanagihara K, et al：Nutr Cancer, 65：578-589, 2013

V PDX/PDOX

10 膵臓がん・十二指腸がんの同所移植

柳原五吉，小松輝夫，飯野由貴

はじめに

　難治性がんとして知られる膵臓がん（浸潤性膵管がん）は，診断時には膵管壁を超えて膵実質にまで浸潤している進行がんである．リンパ節転移，肝転移，腹膜播種などの頻度も高く，きわめて予後不良であり[1]，本邦の5年相対生存率は10.0％（女性9.4％，男性10.5％）である[2]．これは早期診断の難しさに加え，標準化学療法による低い奏効率（膵臓がんのゲノムの複雑さと腫瘍内不均一性，間質増生や腫瘍血管に乏しい組織学的特徴が薬剤デリバリーを阻害する[3]ことなど）があげられる．新たな視点に立つ診断，治療戦略の開発が切望されているが，そのためには膵臓がんの特徴を踏まえた臨床症例に可能な限り近似した動物モデルの確立が必須である．

　がんとその周囲の宿主組織とのがん微小環境においては，さまざまな細胞間における直接的な相互作用や，サイトカインなどの液性因子を介する間接的な相互作用によってがんの発生や増殖進展（浸潤，転移）が制御されている．同所移植の意義についてはV-9"胃がん・食道がんの同所移植"で述べたが，発生した臓器に腫瘍を移植する同所移植は，腫瘍本来の微小環境において細胞や液性因子との相互作用により，異所移植ではみられない転移能などのがん細胞の特性が発揮するものと考えられる[4]．最近，患者由来異種同所移植（patient-derived orthotopic xenograft：PDOX）が注目されている[5]．われわれは組織（固形腫瘍）を比較的容易に同所移植する方法を確立した．本稿では膵臓がんの同所移植を中心に説明し，実験例として薬剤感受性試験および腹膜播種モデルの作製[6]について簡単に紹介する．さらに，希少がんとして知られる十二指腸がんの同所移植も実験例として記述する[7]．

準　　備

□ **実験動物**

　ヌードマウス（BALB/c-nu/nu），SCIDマウス（C.B-17/ler-scid/scid），NOGマウス（NOD/Shi-scid,IL-2RγKO），NSGマウス（NOD.Cg-Prkdc^scid Ⅱ2rg^tm1Wjl/SzJ），ヌードラット（F344/NJcl-rnu/rnu）などの免疫不全動物から移植の目的に沿う動物種・系統を選択し，実験動物取り扱い業者からSPF（specific pathogen free）動物として購入する*1.

□ 移植細胞・組織

培養細胞株は細胞バンク〔医薬基盤・健康・栄養研究所，理化学研究所，ATCC（American Type Culture Collection）など〕から購入，あるいは研究者から譲渡を受ける．細胞は取り扱い説明書などに従い培養を行う．患者由来組織に関してはV-5を参照のこと．

□ 試薬・器具・消耗品および器具などの滅菌・消毒ならびに麻酔

V-9の記述とほぼ同様であり省略するので前稿を参照のこと．

*1 免疫不全マウスの扱いに関しては，V-7を参照．

プロトコール

1. 移植材料の準備

培養細胞の場合

対数増殖期の細胞を付着細胞は分散処理後，浮遊細胞はそのまま遠心沈殿（700 rpm/5分間）にて回収する．新たな無血清培養液に懸濁後，細胞数を調整し（1×10^6個/50 μL/匹）シリンジに吸引後，氷上に置き，1時間以内に移植する．

固形腫瘍（がん組織）の場合

❶ あらかじめ培養用6ウェルプレートに洗浄液（抗生物質添加RPMI1640培養液あるいはPBS，V-5を参照）4 mLを入れて置く．

❷ クリーンベンチ内で無菌的に摘出したがん組織を眼科用無鈎ピンセット（以下ピンセット）にて掴み❶の液の中に入れ，すすぎ洗いした後，別のウェルに順番に移し6回洗浄する．

❸ 新たなディッシュ（60 mm）に移し，コーナーに組織を集め，眼科用曲剪刃（以下曲剪刃）にて1〜2 mm角に細切する（組織片が乾かぬように極少量のRPMI1640培養液の存在下で行う）．

❹ ディッシュ中の細切した腫瘍組織片に適量の培養液を加える（氷上で行う）．

2. 移植処置

❶ 以下の処置は動物福祉に配慮し，麻酔下にて苦痛軽減を図りながら施術する*2．開腹前にマウスを横臥位（右下）に寝かせ，体を上下に軽く揺すると，膵臓が上部になるので引き出しやすい．

❷ 眼科用直剪刃（以下直剪刃）で腹部の表皮および腹膜を切開し（図1A）*3，脾臓直下の膵臓を優しくピンセットで摘み（図1B）*4，血管に触れないように注意しながら引き出す*5．

*2 マウスは固定ピンで留めず自由にする．

*3 表皮の切開，腹膜切開，新たな臓器に触れる際は，その都度器具を交換する．ピンセットは切開時には有鈎，臓器を保持する場合には無鈎を使用する．

*4 ピンセットによる膵臓の保持は出血しやすいので弱めとし，血管にむやみに触れない．

*5 引き出しにくい場合には再度，横臥位にする．

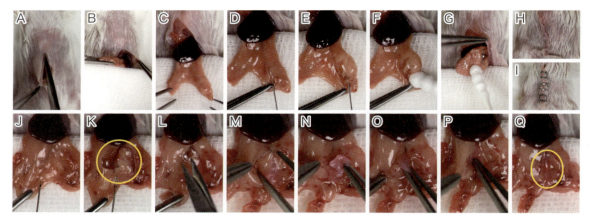

図1 同所移植手順（上段が培養細胞の移植，下段は固形腫瘍の移植）

❸ マウスの下腹部においた滅菌ガーゼ上に引き出した膵臓を置く．膵臓の両端をピンセットで保持し直し，図1Cのように広げる．膵臓の形状を良く観察し，滅菌綿棒（以下綿棒）でしっかりと広げる[*6]とともに表面の濡れを拭き[*7]移植部位を確認する．

細胞（培養細胞）移植の場合

❹ 図1Dに示すように左手のピンセットで膵臓を保持，右手に1 mLシリンジをもち，膵臓の漿膜内に細胞浮遊液（50 μL）をゆっくりと注入し，膨らみを確認する（図1E）[*8]．

❺ ゆっくりとシリンジを抜き，刺入口を綿棒で1分間ほど圧迫し，液漏れを防止する（図1F）．

❻ 臓器を腹腔内へ戻す．左手のピンセットで開口部を広げ，右手の綿棒は臓器が元の位置に自然に戻るのを手助けする程度とする（図1G）．

❼ 切開した左右の皮膚（腹膜）を閉じ（図1H），皮膚をオートクリップアプライヤーにて止める（図1I）．

❽ 施術した動物をヒーターマット（37℃）上においた保温ケージ（白熱灯照射にて温めたケージも可）に移す．三種混合麻酔薬を使用した場合は拮抗薬を投与後，保温ケージに移す．その後覚醒するまで，出血の有無などを観察する．

❾ 覚醒したら本来の飼育ケージに戻す．翌日，出血の有無や縫合の不具合など施術の成否を再確認し，問題があれば対処する．

組織（固形腫瘍）移植の場合

❿ ❶〜❸までの処置（図1A，B，C）は同様である．

⓫ 図1Jに示すように左手のピンセットで膵臓を保定，右手にあら

[*6] 膵臓はヒダのように折り重なっている．

[*7] 表面の濡れを拭くことで，液が漏れた際に確認しやすい．

[*8] 注入圧が強すぎると漏出する．

かじめRPMI1640培養液を吸引したシリンジをもち，膵臓の漿膜内に培養液（50 μL）を注入し，ドーム様の膨らみを確認する（図1K）．

⑫ そのドーム様の膨らみをマイクロ剪刀で切開し（図1L），その切開した漿膜の左切開部位を左手のピンセットで掴み，切開部位を右手のピンセットで広げる（図1M）．

⑬ 左手のピンセットで掴んだまま，右手のピンセットで準備した腫瘍組織片を挿入する（図1N，1O）．

⑭ さらにピンセットで組織片を押し込み（図1P），腫瘍組織片が確実に挿入されているか確認する（図1Q）．

⑮ 以降の処置は❻に続く．

3. 同所移植腫瘍の観察

V−9でも述べたように，同所移植腫瘍の外観的観察は不可能であり，イメージング解析が有力な手段となる．膵臓は深部であり，われわれは発光イメージングを用いている．がん細胞にルシフェラーゼ遺伝子を導入し移植後，観察時にルシフェリンを投与し，その発光を*in vivo* imaging 装置（IVIS Lumina, 住商ファーマインターナショナル社）で解析できる[6) 8) 9)]．

実験例

1. 膵臓がん同所移植腫瘍の病理組織学的検索

低分化型腺がん由来培養細胞TCC-Pan2[6)]をSCIDマウスに移植後，形成された腫瘍の組織像（HE染色）を図2Aに，図2Bは同一部位のアザン染色像を示す．典型的な膵がんの間質増生パターンではないが，線維芽細胞ががん細胞を取巻くようなpericellular fibrosis様構造が認められた．図2Cはリンパ節転移の組織像である．次に，分化型腺がん由来培養細胞Sui74[10)]の同所移植後の腫瘍のHE染色組織像を図2Dに，同一部位のアザン染色像を図2Eに示す．分化型腺がんにおいても間質細胞の増生が認められ，原発組織とも類似していた．また，肝臓に転移したSui74の組織像（HE染色）を図2Fに示す．いずれの組織も腺管形成を認め分化型腺がんの病理組織像であった（栁原五吉他，未発表）．

2. 同所移植腫瘍に対する薬剤感受性試験

われわれはルシフェラーゼ遺伝子導入ヒト膵臓がん細胞Sui68Luc[10)]をSCIDマウスに同所移植する実験モデルを作製した．このモデルは*in vivo* imagingにより膵臓局所でのがんの生着と同一個体における腫瘍動態を時系列に観察できる．Sui68Lucを移植後，3日目から膵臓がんの標準治療薬であるゲムシタビン（GEM）（腹腔内）およびS-1（経口内）の単

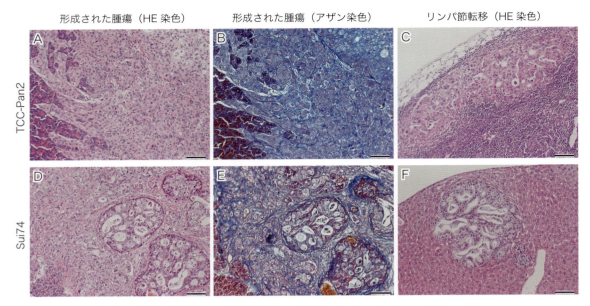

図2 低分化型腺がんと分化型腺がんの同所移植後の組織像（スケールバー：100 μm）
A，B，Cは文献5より転載．

単独投与，あるいは併用投与試験を施行した（図3A）．その結果，S-1あるいはGEM単独群は対照群に比し，増殖抑制が認められるものの投与が終了すると急速に再増殖した．しかし，両者の併用群では有意に腫瘍増殖が抑制され（図3B，C），生存期間が延長した（栁原五吉他，未発表）．

3. 腹膜播種（腹膜播種性転移）モデルの確立

腹膜播種の原因となるがんは胃がん，大腸がん，卵巣がんであるが，膵がん，胆道がんからも起こる．われわれは膵臓がん（低分化型腺がん）患者の腹水中のがん細胞から培養細胞TCC-Pan2を樹立し，生物学的特性を解析した．この細胞をヌードマウスに同所移植し，発症したがん性腹膜炎の腹水中のがん細胞を回収し，再び同所移植する過程をくり返した（図4）．このstepwise selectionにより，播種能が高く転移特性の安定した腹膜播種亜株Pan2MmLucの分離に成功した．この細胞を同所移植すると3～4週間後には広範な腹膜播種を惹起し，血性腹水が貯留し瀕死の状態となる．転移細胞株Pan2MmLuc細胞と親株TCC-Pan2細胞を同所移植し，その生存率と転移能を比較したところ（表），Pan-2MmLuc細胞における転移能の亢進が明瞭であった[6]．

4. 十二指腸がんの同所移植と形成した腫瘍の病理組織学的検索

1）移植処置

移植部位の「表側か裏側か」は，マウスの十二指腸を観察して施術しやすい方を選択する．同所移植の準備・移植処置は動物の開腹段階までは，膵臓がんのプロトコール **2.** に順ずる．

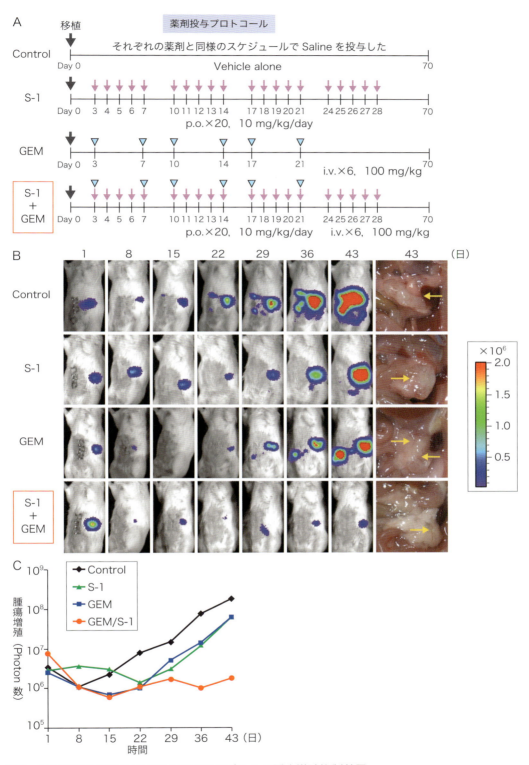

図3 同所移植モデルにおける GEM および S-1 の腫瘍増殖抑制効果

S-1 は大鵬薬品工業社より提供.

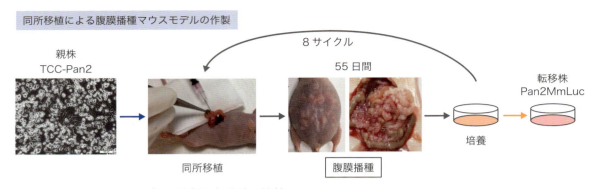

図4 腹膜播種マウスモデルの作製と転移能の比較

表 転移細胞Pan2MmLucと親株TCC-Pan2細胞の同所移植後の生存率と転移能の比較（ヌードマウス）

細胞株	生存率（日）	膵臓における腫瘍形成	腹水形成	転移					
				腸間膜	腹膜	横隔膜	リンパ節	肝臓	脾臓
TCC-Pan2	60.4（38〜103）	8/9（89%）	5/9（56%）	8/9	8/9	6/9	4/9	6/9	1/9
Pan2MmLuc	49.6（41〜58）	10/10（100%）	10/10（100%）	10/10	10/10	10/10	9/10	8/10	4/10

肝臓：膵臓腫瘍の進展による浸潤を含む，脾臓：微小転移巣．

2）表側からの移植

❶ マウスを開腹し，ピンセットで胃を掴み十二指腸とともに引き出し，マウスの下腹部においた滅菌ガーゼ上に置く（図5A）．

❷ 十二指腸の移植部位を決定するため，綿棒で十二指腸球部を中心にその前後を平らにし，移植部位と液漏れの確認ができるように表面の濡れを拭きとる[*9]．

❸ 図5Bのように術者にとって針が最も刺しやすい位置にマウスを置く．図5C矢印のように十二指腸球部の側面に沿って針を刺す方向を決め，左手のピンセットで幽門部付近を保持，右手に1 mLシリンジ[*10]をもち，十二指腸の漿膜内に細胞浮遊液（30〜40 μL）を注入し，膨らみを確認する（図5D）[*11]．ゆっくりとシリンジを抜き，刺入部を綿棒で1分間ほど圧迫し，液漏れを防止する（図5E）．

❹ 以後の処置は膵臓がんのプロトコール2．❻以降に順ずる．

*9 綿棒で拭く際に力が強いと胃と腸が外れるので注意する．

*10 デントロニクス注射針（はんだや社，#HS-2739A No.30 針径0.30mm/針長12mm）を使用する．

*11 注入部位はドーム様に膨らむ．

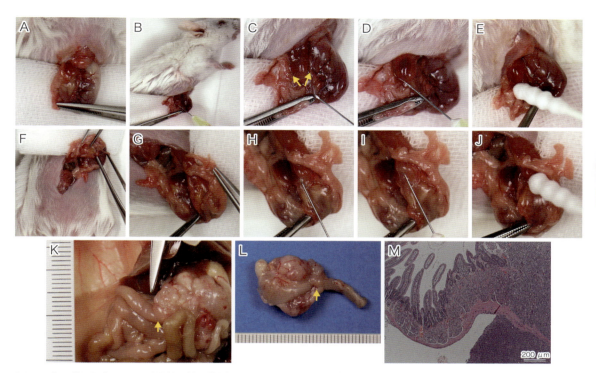

図5 十二指腸がんの同所移植手順（培養細胞の移植，上段が表側，中段は裏側）
移植手順をA〜Jに示す．Kは移植部位の十二指腸に形成された腫瘍，Lは胃とともに摘出した十二指腸の腫瘍（→）を示す．Mは十二指腸に形成された腫瘍の組織像を示す（HE染色）．（Mは文献6より転載）

3）裏側からの移植

❶ 胃を保持し十二指腸を引き出し，胸部側においたガーゼ上に胃を裏返して置く（図5F）．

❷ 移植しやすくするため，マウスの頭部を術者の手前右手側になるように向きをかえる．

❸ 裏側は平滑で施術しやすいが膵臓で覆われており，移植するには膵臓を左右に寄せる必要がある（図5G）*4．

❹ 綿棒で十二指腸球部（その前後）を平らにし，移植部位を確認できるよう拭く*7．

❺ 左手ピンセットで幽門洞大湾を保持し，幽門括約筋から針を刺入する．

❻ 十二指腸球部へ針先を進め，刃面（カット面）を上にして針先が刺入できた段階で刃面を少し回転させ腸管内側に向くようにする*12．

❼ 注射筒（30G）のプランジャ（押し子）が重い*13ことを確認しながらゆっくりと細胞浮遊液を注入し（30〜

*12 注入時に漿膜が薄いため破れやすいので針先の方向を変える．

*13 プランジャに抵抗力がある場合は十二指腸漿膜内へ針が刺入しており，軽いと腸管を突き抜けている．

40 μL）（図5H），腸管表面にドーム様の膨らみができることを確認する（図5I）．

❽ ゆっくりと針を抜き，綿棒で漏れのないように抑える（図5J）．細胞浮遊液の漏れがないことを確認後，胃を表向きにして腹腔に戻す．以後の処置は膵臓がんのプロトコール2.❼以降に順ずる．

■ 入手法および技術支援の方法

　細胞株の分与に関しては，アカデミアの研究者とは研究目的，期間，成果の取り扱いなどを明記した有体物移動合意書（Material Transfer Agreement：MTA）を締結し，原則無償で譲渡している．企業とは施設間の共同研究契約または有償MTAで譲渡している．

　同所移植の技術支援は，国立がん研究センター先端医療開発センターバイオマーカー探索TR分野に依頼があれば対応する．技術者による手技指導は有償となる．

トラブルへの対応

■**腫瘍のサイズ（体積・重量）のバラツキが大きい**
　→Ⅴ-9のトラブルへの対応を参照のこと．

■**同所部位より腹膜・皮下に腫瘍が形成されてしまう**
　→Ⅴ-9のトラブルへの対応を参照のこと．

■**膵臓への同所移植の術中に出血してしまう**
　→膵臓は多数の血管がありピンセットで臓器を保持，あるいは剪刀で切断する場合は血管の位置を慎重に確認し，血管を避けて施術する．

■**十二指腸球部に細胞液を注入し膨らみができ，続けて注入したら破裂した**
　→十二指腸球部は胃や膵臓に比し移植部位のスペースが少ない．細胞浮遊液を30 μL入れる場合は，硬いプランジャ（押し子）をきわめてゆっくり注入することを意識し，少しずつ継続的に注入する．

■**十二指腸に注入した細胞液が胃側に移入してしまう**
　→胃の幽門より十二指腸側に刺入し，大弯側から刺入しないこと．移植した細胞が逆流する．

◆ 文献
1）Egawa S, et al：Pancreas, 41：985-992, 2012
2）国立がん研究センターがん対策情報センター：がん診療連携拠点病院院内がん登録2008-2009年5年生存率集計報告書．2018.
https://ganjoho.jp/reg_stat/statistics/brochure/hosp_c_reg_surv.html（2019年7月閲覧）
3）Saito Y, et al：Eur J Cancer, 46：650-658, 2010
4）Fidler IJ：Cancer Res, 50：6130-6138, 1990
5）Hoffman RM：Nat Rev Cancer, 15：451-452, 2015
6）Yanagihara K, et al：Pancreas, 48：315-322, 2019

7） Yanagihara K, et al：Oncotarget, 9：36503-36514, 2018
8） Yanagihara K, et al：Cancer Res, 66：7532-7539, 2006
9） Yanagihara K, et al：Ther Deliv, 5：129-138, 2014
10） Yanagihara K, et al：Cancer Sci, 99：1859-1864, 2008

V PDX/PDOX

11 国立がん研究センター研究所 FIOCでの上皮性腫瘍PDX モデルの樹立例

髙橋真美，今井俊夫

はじめに

患者由来異種移植（patient-derived xenograft：PDX）モデルについては，日本国内においても1980年代からヌードマウスを用いて行われており，例えばB型肝炎ウイルスを産生する肝細胞がんモデルなどの報告がみられる[1]．国立がん研究センター中央病院に隣接した環境の中，同センター研究所では患者由来検体の提供を受けた多様な研究が積極的に推進されている．PDXの樹立に関しては，中央病院病理科の病理医であり研究所の病理部においてもまさに患者由来検体による研究活動を中心的に推進されていた廣橋説雄元総長や金井弥栄元部長（現慶應義塾大学）が患者固形がんの組織構成を維持した可移植系モデルとして，基礎研究の一環として推進されていた．幅広くがんモデルマウスの開発やその特性解析を研究テーマとしてきたわれわれ動物実験グループを含め，研究所・基盤的臨床開発研究コアセンター（FIOC）として手術検体の病理診断後の余剰組織を中心にNOGマウスやNSGマウス皮下に移植して体系的にPDXモデルの樹立を開始したのは2013年頃であり，がん種ごとの特性解析については現在進行中の段階である．国立がん研究センターでPDXの樹立を活発に進めることができるのは，包括的同意を含めた患者さんのご協力と病理科をはじめとする病院各科の医師の理解によるところが大きい．FIOCでのPDXライブラリー確立の主な目的は，新規抗がん剤候補の非臨床段階での薬効評価であり，従来の細胞株由来異種移植（cell line-derived xenograft：CDX）モデルと比較したその有用性は，がん細胞自体に加え，線維芽細胞など間質細胞の構築も維持されている点で広く認識されている．また，汎用されている従来の細胞株においては，元の患者の臨床情報がほとんどなく，治療薬奏功性や薬剤耐性，再発・転移などの患者の臨床情報が付随した自家樹立PDXモデルを複数用いて新規抗がん剤の開発を行うことは非常に有意義である．PDX作製には数カ月以上の時間がかかることが多いが，将来的に樹立期間が短縮されれば，個別の患者の治療薬選択に役立てられる可能性もある．一方，重度に免疫機能が欠如したNOGマウスやNSGマウスを使用する点において，免疫細胞をヒト化したモデルに関する研究の今後のさらなる発展が期待される．本稿では，FIOCで樹立した上皮性腫瘍のPDXモデルの特徴について述べる．

準　備

　重度免疫不全のNOGマウスやNSGマウスを使用することに加え，日和見感染菌を含む細菌やウイルスが混入している可能性が否定できない患者由来検体をそれらマウスに移植する点において，マウスの疾患防止を目的とした衛生管理とヒトに対するバイオハザード管理の両面から動物実験施設の運用には十分な配慮が必要となる．具体的には，当研究所の動物実験施設で飼育されている他のマウスからの感染症防御とヒト由来病原体による実験・飼育担当者や周囲環境へのバイオセーフティレベル2（BSL2）対策である[2]．動物施設に搬入する器材・資材の徹底した消毒・滅菌，ヒト・モノの一方通行による動線管理，使用済みケージの消毒後搬出などのルールを徹底している．

プロトコール

　PDX樹立・継代・保管に関する準備・方法については他稿を参照されたい．患者由来検体を受けとった後にマウスに移植するまでの間は，検体を氷冷して運搬するが，細胞・組織培養液に浸漬するか否かについてはがん種により多様である．移植までの時間は1時間から数時間以内が望ましく，特に消化器系のがん組織については生着率に大きく影響するようである．NOGマウスやNSGマウスが高価であり，使用動物数の削減といった動物実験倫理の観点からも1症例の手術検体を移植するマウスは1～2匹である場合が多い．ただし，われわれが大腸がんや子宮体がんの手術検体を3～4匹に移植したところ，生着したマウスと生着しなかったマウスがいたこと，症例の一部では樹立したPDXの組織像が異なっていたことなどから，提供を受ける検体が長径数mm程度であっても組織内多様性があることを示したものと考えている．

がん種ごとの特徴と実験例

1．大腸がん

　移植後に生着が確認できるまでの期間が1～2カ月程度であり，生着までが比較的短いがん種である．生着率について文献では70％程度と他のがん種に比べて高率な樹立が期待できるとされている[3]．われわれがNOGマウスやNSGマウスを用いて移植した際の生着率は30～40％程度で，残り30％は移植部位からのリンパ腫の発生により継代を断念してい

る．また，6カ月以上生着が確認できずに断念する症例が30％程度存在する．大腸がんに関してPDXの樹立に用いるマウス系統とリンパ腫の発生率との関連について詳細は不明であるが，ヌードマウスに比べNOD-SCIDマウスが生着しやすいとの報告があるため[3]，大腸がんの場合はNOGマウスやNSGマウスよりも，他の系統を用いることでリンパ腫の発生率を下げられる可能性がある．いったん生着すると長径が5 mm程度（40〜50 mm[3]）まで増殖する期間も1カ月程度と比較的早いが，一方で増殖とともに内部での壊死，または腺腔内への壊死細胞の蓄積がみられることから，長径が6〜7 mm（100 mm³程度）になった時点で継代するのが望ましい．

組織学的には，構成する腺管の大きさやがん細胞の異型性などの特徴が元の腫瘍組織とPDXとは類似している．一方，間質組織についてはヒト由来のものがマウス由来のものに入れ替わる過程においてその数量は変化する傾向がある．

2. 膵臓がん

がん微小環境を維持しているPDXモデルは，膵がんのように間質を多く含む腫瘍の研究や治療薬開発には特に有用である．しかしながら，膵がんでは，移植検体中のがん細胞の割合が非常に少ないことが多く，生着・増大開始までに時間がかかる傾向がある．膵がんをヌードマウスに移植した場合の最初の継代までの期間の中央値は約5カ月で，早く増えるタイプの膵がんと遅いタイプがあり，継代間隔の平均は各々2カ月程度と3カ月以上であるという論文報告がある[4]．また，元の腫瘍の大きさが3.5 cm以上の場合の方が樹立率が高いということが報告されている[5][6]．われわれは，主に検体組織量が多い症例の余剰検体をNOGマウスに移植し，PDX株の樹立を行っている．腫瘍が生着するまで長期間（〜1年）待つと，樹立率が高くなる傾向がある．

膵がんPDX樹立率の報告例は，53 %（NOGマウス）[7]，56 %（NOD-SCIDマウス）[5]，43 %（nu/jマウス）[4]，71%（NSGマウス）[6]である．

組織像は元の腫瘍組織と類似しているが，間質はマウス由来に置き換わり，がん細胞の割合は元の腫瘍とやや異なる場合がある（図1）．膵がんの多くは膵管がんであるが，腺房

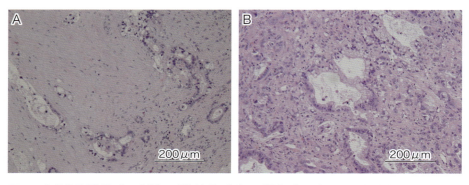

図1　高分化型膵管がん症例の手術検体（A）と樹立ゼノグラフト株（B）の組織像
ゼノグラフトにおいても豊富な間質成分が維持されている．

細胞がんや神経内分泌腫瘍などの稀な膵臓がんのPDX株樹立も試みている．

3. 肺がん

　肺腺がんの特殊型である浸潤性粘液腺がんを中心に，肺がんの手術検体をNSGマウスに移植してPDX樹立を行った．大部分の移植片は移植後すぐにいったん生着するが，増殖を開始するまでに1〜2カ月程度かかり，その後は一定速度で増大するものが多い．一方，増減をくり返しながら徐々に消失してしまうものも2〜3割ある．2代目，3代目が増大するのもそれぞれ7〜8割で，3代目の腫瘍が得られるのは元の症例数の4割程度であるが，そのうち半数くらいは2代目から3代目の時点でリンパ腫に置き換わってしまっていることがあるので，組織像の確認が重要である．いったん増大しはじめると，1〜2カ月で300〜500 mm³に達する．内部で壊死が起こりやすいので，継代は中心の壊死部分を避けて行う．肺がん症例では，胸水検体も移植対象となるが，がん細胞以外に血球成分などを多く含むので，GVHD（graft-versus-host disease）[8]を起こしやすい．血球を除くか，NOGやNSGより免疫不全度が低いマウスに移植するなどの対応によってGVHDの発症を抑える必要が

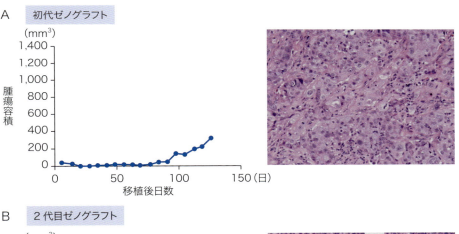

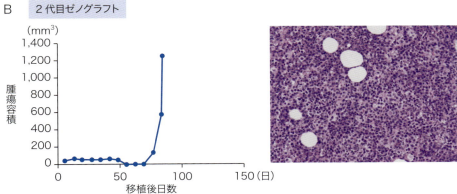

図2　肺腺がんALK遺伝子融合型変異症例由来ゼノグラフトの増殖曲線と組織像
A）初代ゼノグラフトはゆっくりと増殖し，組織像は腺がんであった．B）2代目ゼノグラフトは移植2カ月過ぎから急激な増殖を示したが，組織像はリンパ腫に置き換わっていた．

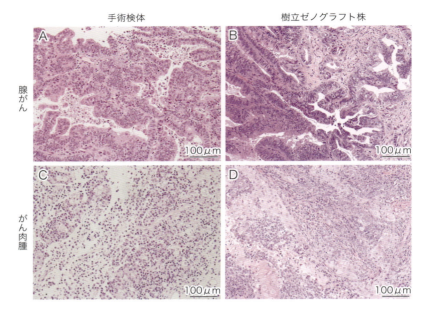

図3 子宮体がん由来ゼノグラフトの組織像
腺がん症例の手術検体（A）と樹立ゼノグラフト株（B）は乳頭状増殖を示す類似した組織像を呈する．がん肉腫症例の手術検体（C）に比べて樹立ゼノグラフト株（D）では上皮成分がやや増加している．

ある．

　肺がんPDX樹立率の報告例は，8％（NOGマウス，リンパ腫の発生は17％）[8]，66％（NSGマウス，リンパ腫の発生は20％）[7]，33％（NSGマウス）[9]，46％（NOD-SCIDマウス）[10]，17％（BALB/cマウス）[10]とさまざまである．

　組織像は元の腫瘍組織と類似している．間質が少ないタイプの方が増殖速度が速い．希少な融合型遺伝子変異をもつPDX株の樹立をめざしたが，リンパ腫の発生やGVHDの発症により成功しなかった（図2）．EGFR遺伝子変異を有する転移性PDX株などが樹立できている．

4. 子宮体がん

　移植後に生着が確認できるまでの期間が2〜6カ月程度であり，増殖が活発になるまでに一定期間を要するがん種である．生着率は40〜50％程度で，リンパ腫の発生はわずかながら認められる．また，12カ月間生着が確認できずに断念する症例が50％程度存在する．いったん生着して継代を進めると50 mm³以上まで数週間〜1カ月程度で増殖する症例もみられる．一方で増殖とともに内部で壊死して白色化する症例もみられることから，400〜500 mm³程度になる前に継代するのが望ましい．継代時に内部の壊死を確認した場合は，当該部分は継代や凍結保存に用いないようにする．がん肉腫の症例については組織に一定の硬度や弾力性があるため細切する際なども取り扱いが容易である．一方，腺がんの症例については嚢胞形成あるいは強い粘液産生を伴うことがあり，細切する際などの取り扱いが難

しい症例が含まれる．

　組織学的には，がん肉腫については上皮成分の構成割合が移植部位や継代により多様化する場合があるが，腺がんについては元の腫瘍組織とPDXとは類似している（図3）．

入手法

　内外部アカデミアの研究者へは，研究目的，期間，成果の取り扱いなどを明記した有体物移動合意書（Material Transfer Agreement：MTA）または共同研究契約（外部）のもと，原則無償で提供され（MTAの雛形は読者からの問い合わせがあれば提供），MTAに明記された実験に使用できる．企業へは，施設間の共同研究契約または有償MTAで提供している．

トラブルへの対応

■**移植した手術検体などのマウス皮下での生着率が低い**
→マウス系統についてはヌードマウスに比べてNOD-SCIDマウス，さらにNOGマウスあるいはNSGマウスの方が高い生着率が期待できる．また，消化器系のがんについては，手術検体などの元組織を培養液，保存液などで冷蔵保存する時間が長いと生着率が低下するため，当日中のできるだけ早い時間内で移植する．

■**PDX組織を凍結，融解後に再移植したが生着しない**
→PDX組織のうちヒトの間質成分がマウスのものに置き換わるまでの間は，凍結，融解後に再移植した際に生着しない場合がある．3回以上継代したものを用いるようにする．

◆ 文献
1) Matsui T, et al：Gastroenterology, 90：135-142, 1986
2) 「Laboratory biosafety manual, Third edition」（World Health Organization, eds），2004
3) Brown KM, et al：Oncotarget, 7：66212-66225, 2016
4) Pergolini I, et al：PLoS One, 12：e0182855, 2017
5) Jun E, et al：Anticancer Res, 36：517-521, 2016
6) Guo S, et al：FASEB J, 33：873-884, 2019
7) Chijiwa T, et al：Int J Oncol, 47：61-70, 2015
8) Ito R, et al：Transplantation, 87：1654-1658, 2009
9) Guerrera F, et al：PLoS One, 11：e0145100, 2016
10) Wu J, et al：Cancer Manag Res, 10：6695-6703, 2018

V PDX/PDOX

12 実験動物中央研究所が保有・維持しているヒト腫瘍株

浦野浩司

はじめに

　実験動物中央研究所（以下，実中研）のPDXコレクションの起源は1970年代に遡り，そのきっかけは国内初となるヌードマウス量産システムの確立と深く関連している．当時，国内における実験動物の品質向上に努めていた故・野村達次（前実中研所長）を中心とするグループはSPF（specific pathogen free）/無菌動物の飼育・生産システムの確立に成功しており，1973年デンマークのDr. Friisより導入したヌードマウスを量産化していた．免疫不全動物であるヌードマウスを実験ツールとして普及させるため，野村らはがん研究領域に着目した．それ以前の動物がんをツールとしたがん治療研究に比べ，ヒト腫瘍を実験ツールとして利用できれば臨床成績予見性が格段に向上することは容易に想像された．そのため，さまざまながん種について多数の臨床材料をヌードマウスに移植し，in vivoで継続的に増殖する腫瘍株として樹立していった．また，樹立された腫瘍株を液体窒素下で凍結保存する技術を合わせて開発し，必要に応じてin vivo化できる維持・保存システムを構築することによって実験ツールとしての利便性を飛躍的に向上させたのである．

　これらの技術開発を経て，実中研のPDXコレクションは現在約230株を数えている．当時，宿主の病態を検索することによって，担がんマウスとして新たな腫瘍随伴性症候群を発見し創薬に結実した例がある．すなわち，コロニー刺激因子（granulocyte colony stimulating factor：G-CSF）産生腫瘍の発見およびそれを基にしたG-CSF遺伝子のクローニングが顆粒球減少症治療薬の開発につながったのである（図1）．このように，実中研PDXは研究ツールとして医学の発展に貢献してきた[1) 2)]．一方，実中研で維持されているPDXコレクションは本邦におけるPDX研究黎明期に収集された株が大半であることから，近年飛躍的に進んだ各種解析手法による遺伝子情報などについては必ずしも解析もしくはデータベース化されておらず，ユーザーの需要を満足させる研究ツールとして完備・提供できていないのが現状である．これらの弱点を克服すべく，現在，遺伝子情報などの解析を急いでいる[3)]．

　また，実中研PDXのレシピエントとしてヌードマウスが汎用されてきたことはすでに述べたが，その後NOGマウス[4)]をはじめとするさまざまな免疫不全マウスが開発されてきたことに伴い，これらをレシピエントとして臨床材料の可移植性向上を図る試みもなされている[5)]．本稿では，実中研が現在保有・維持しているヒト腫瘍株とその樹立法について概説する．

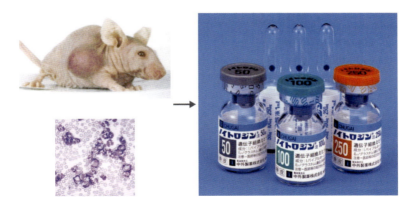

図1 実中研PDXからの創薬の一例
担がんヌードマウス血中で白血球の著しい増加が認められたことから研究が進み，顆粒球減少症治療薬レノグラスチム（製品名：ノイトロジン，中外製薬社）が開発された．（中外製薬社ウェブサイトから転載）

実中研維持腫瘍株

実中研で凍結保存しているヒト腫瘍株および腫瘍ごとの主たる組織型を表に示した．

表　実中研で維持しているヒト腫瘍株

がん腫	株数	主たる組織型
胃がん	21	adenocarcinoma
肺がん	36	non small cell carcinoma, small cell carcinoma
大腸がん	10	adenocarcinoma
膵臓がん	4	adenocarcinoma
食道がん	11	squamous cell carcinoma
肝・胆道系がん	15	adenocarcinoma
乳がん	20	medullary carcinoma, invasive ductal carcinoma
脳腫瘍	24	glioblastoma
甲状腺がん	5	anaplastic carcinoma, squamous cell carclinoma
造血系腫瘍	9	malignant lymphoma
骨肉腫	6	osteosarcoma
筋肉腫	5	leiomyosarcoma
腎臓がん	9	renal cell carcinoma
卵巣がん	4	adenocarcinoma, serous papillary
皮膚がん	3	malignant melanoma
子宮頸部がん	6	squamous cell carcinoma
小児腫瘍	11	neuroblastoma

その他：膀胱がん，前立腺がん，子宮内膜がんなど（各若干数）．

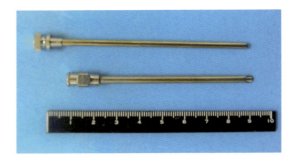

図2 実中研オリジナルのトロカール（移植）針

　実中研PDXは上述のように臨床材料をヌードマウスに移植することによって樹立された．提供された腫瘍塊をヌードマウスに移植するにあたり独自の移植針（トロカール針）を作製した（図2）．すなわち内径3.0 mmの外套筒と内針を組合わせることにより腫瘍片を「ところてん」方式でマウス皮下に押し出し移植したのである．この方法により臨床材料をより短時間で移植することが可能となっただけでなく継代移植時の操作も簡便化され，より効率的な作業が可能となった．また，「粒」として移植するので腫瘍は塊状に増殖しやすく，腫瘍の大きさが揃った担がんマウスを数十匹単位で必要とする抗がん剤スクリーニング試験などに適用しやすい（腫瘍塊の大きさを揃えやすい）というメリットがある．一方，「粒」として移植するため腫瘍細胞数を同定することは不可能であり，生着性試験など定量性が重視される試験には適さない点はデメリットとして理解しておく必要がある．凍結保存に際しても細胞としてではなく組織片（2～3 mm角の腫瘤）として凍結されていることから，融解・移植に際してはトロカール針の使用が前提となる．

準　備

- 眼科用直鋏，眼科用無鈎ピンセット
- 移植針（トロカール針，内径3 mm）
- 90 mm径シャーレ
- 生理食塩水または培養液（RPMI1640など）
- 希ヨードチンキ綿，アルコール綿
- ペーパータオル
- 恒温槽

プロトコール

　レシピエントは免疫不全動物となることから，すべての作業は滅菌・消毒した器具を用いてSPF環境下で実施する[*1]．以下，凍結保存材料の融解・移植，in vivoでの増殖および次世代への継代移植に

*1 免疫不全マウスの扱いに関しては，V-7を参照．

ついて述べる．なお，生体材料であるがゆえ，すべての腫瘍株が必ず生着・増殖することが保証されるものではなく，腫瘍株ごとに増殖速度は異なることを留意されたい．より多くの腫瘍片（細胞）を回収するためには，1匹のヌードマウスからより大きい腫瘍塊を回収することが望ましいが，腫瘍増殖に伴い中心部が栄養不足のため壊死すると，回収できる腫瘍片（細胞）がかえって少なくなることがある．また，担がん状態で腫瘍塊が大きくなると宿主動物の負担も増大するため，動物福祉の観点からも事前に一定の基準（例：腫瘍重量が体重の10％を超えない状態で安楽死させる）を設け，必要以上に動物に苦痛を与えないよう留意することが重要である．

1. 凍結腫瘍株の融解および移植

❶ 液体窒素（液相もしくは気相）中で保管されている凍結アンプルを37℃温湯中で融解する（通常1〜2分間）．

❷ 融解したらただちにアンプルをレシピエント飼育場所に搬入し，内容物をシャーレ上に移す．

❸ ピンセットで複数の腫瘍片（3〜10片）をトロカール針の先端から注入する．その際，凍結保護剤の洗浄・除去操作は不要である．

❹ ヌードマウスの腰部（後肢付け根）の皮膚を数mm切開しトロカール針を皮下に挿入する．

❺ 肩部（前肢付け根）までトロカール針先端を進め，内筒を押して腫瘍片を皮下に移植する．

❻ トロカール針を抜きとる．

❼ 必要に応じて皮膚を縫合する*2.

2. 増殖と観察

❶ 皮下に移植した腫瘍片は1〜2週間で生着しその後増殖ステージに移行し，数週間で10〜20 mm径に増殖する．

❷ 担がんマウスについては，前述の腫瘍体積増加に伴う宿主の負担に留意するだけでなく，がん随伴症候群やいわゆるwasting syndromeの有無についても充分留意する（図1に例示した担がんマウスの白血球増加症は，ヌードマウス体表の色調変化を見逃さなかったことが発見の契機となった）．

3. 継代移植

❶ 頸椎脱臼など適切な方法で担がんマウスを安楽死させ，ペーパータオルに置く．

*2 トロカール針挿入により，皮膚創が拡大したり，出血している場合など．実験動物用オートクリップ（myNeuroLab製）の使用も可．

❷ 腫瘍周囲の皮膚を希ヨードチンキ綿で清拭し，乾燥後アルコール綿で清拭する．

❸ 眼科用直鋏およびピンセットを用いて皮膚ごと腫瘍塊を摘出しシャーレ上に置く．

❹ シャーレ内で腫瘍塊から皮膚，結合組織などを可能な限り除去する．

❺ 増殖性が高い（壊死していない）と思われる部分から約3mm角の腫瘍片（トロカール針に収まる大きさ）を複数成形（トリミング）する．

❻ 継代移植の目的が次世代でより多くの腫瘍片を回収すること（凍結サンプルの作製など）なら，複数（5〜8個程度）の腫瘍片を1カ所に移植する．

❼ 継代移植の目的が抗がん剤スクリーニングのために腫瘍の大きさが揃った複数の担がんマウスを作製することなら，極力大きさを揃えた腫瘍片を1粒ずつ複数の動物に移植する（1粒移植）．

4. 再凍結

❶ 安楽死から腫瘍塊摘出までは 3.❶〜❹に準じる．

❷ シャーレに5〜15mL程度（回収できた腫瘍塊の量によって調節）の凍結保護剤（CELL BANKERなど）を添加する．

❸ 凍結保護剤の浸透を図るため，腫瘍片は1〜2mm程度に細切する．

❹ クライオチューブに5〜10個程度の腫瘍片と1〜1.5mLの凍結保護剤を入れる．

❺ バイセル（日本フリーザー社）にクライオチューブを収容し，ディープフリーザー内で一晩静置する．その後液体窒素タンクへ収容する．

■ 入手法・問い合わせ先

〒210-0821 神奈川県川崎市川崎区殿町3-25-12
公益財団法人実験動物中央研究所　試験事業部
https://www.ciea.or.jp/contact.html　（実中研HP）
電話：044-201-8528　FAX：044-201-8529

　いずれの腫瘍株についても凍結アンプル（5〜10個程度の腫瘍片含有）もしくは担がんマウスでの提供が可能であるが，原則として1年間の使用権を有償で提供する．その際，第

三者への譲渡禁止，目的外使用の禁止などを規定した誓約書の提出が必要となる．また，腫瘍株の在庫状況は常に変動するため在庫については事前に確認されたい．

 トラブルへの対応

■**抗がん剤スクリーニング用担がんマウス作製時に腫瘍塊の大きさがそろわない**
→腫瘍片成形時に移植する腫瘍片の大きさを可能な限り揃える（3 mm角）．また，想定使用数よりも多くの動物に1粒移植し，その中から担がん腫瘍の大きさの揃った個体を選抜して試験に供する．ただし，「使用動物の削減」に逆行する可能性があるため，事前検討（IACUCでの審査など）が必須である．

■**腫瘍の増殖速度，組織型が背景データやオリジナルと異なっている**
→腫瘍細胞は増殖が活発であることから長期に使用する（継代をくり返す）ことによって，細胞として亜系化するリスクは回避できない．また，組織型としてマウス線維芽細胞の混入リスクがあるなど，オリジナル腫瘍の形質維持には常に留意すべきである．亜系化・マウス組織化を避けるためには，in vivoでの継代移植は必要最小限にとどめ凍結保存を心掛けること，定期的に免疫染色などによりヒト由来組織・腫瘍であることを確認することが肝要である．

■**感染症に罹患した疑いがある**
→PDX試験系には免疫不全マウスを使用するため，日和見感染症をはじめとする各種病原微生物に罹患するリスクが常に伴う．したがって同環境で飼育するおとり動物による定期的モニタリングにより，飼育環境の清浄度を確認する必要がある．また，不幸にしてマウス肝炎ウイルス（MHV）[6]，乳酸脱水素酵素ウイルス（LDHV）[7] あるいは *Mycoplasma pulmonis* 等宿主由来病原微生物感染が発生した場合，動物を早急に処分し，実験および飼育施設を適切な方法でクリーン化することで被害を最小限にとどめることが重要である．

◆ **文献**
1）「ヌードマウスと抗癌剤評価」（野村達次，他／編著），蟹書房，1991
2）「The nude mouse and anticancer drug evaluation」（Central Institute for Experimental Animals, eds），1996
3）Udagawa C, et al：Exp Ther Med, 15：1339-1359, 2018
4）Ito M, et al：Blood, 100：3175-3182, 2002
5）Chijiwa T, et al：Int J Oncol, 47：61-70, 2015
6）Takakura A, et al：Exp Anim, 49：39-41, 2000
7）Ohnishi Y, et al：J Natl Cancer Inst, 87：538-539, 1995

V PDX/PDOX

13 福島PDXコレクション

土橋　悠，片平清昭

はじめに

福島県立医科大学の医療－産業トランスレーショナルリサーチセンター（TRセンター）で実施している「福島医薬品関連産業支援拠点化事業（福島事業）」は，生体試料を収集・保存し，それらをそのまま研究機関などに提供する，いわゆる「バイオバンク事業」とは異なる．すなわち，①微量な生体試料を情報に変換する，②当該生体試料を加工して増やす（がん組織由来培養細胞や担がんマウスなど），③極微量生体試料の解析技術（DNAマイクロアレイ，タンパク質マイクロアレイなど）を開発する，などにより生体試料を最大限に活用することをめざしている．さらに，これらの成果を活用して，化合物の薬効や毒性評価システムの開発などにも取り組んでいる（https://www.fmu.ac.jp/home/trc/）.

近年，NOGマウス（NOD.Cg-$Prkdc^{scid}Il2rg^{tm1Sug}$/ShiJic）[1] などの複合免疫不全マウスの開発に伴い，PDX（patient-derived xenograft）モデルが一層作製しやすくなった．PDXモデルは，患者由来のがんの特徴を維持しており，さまざまながん基礎研究や薬効評価試験において有用性の高いモデルである[2]．欧米では活用しやすい環境構築をめざして，PDXモデルのライブラリー化が進められている[3][4]．日本国内においても大規模なPDXライブラリーやデータベースの構築が期待されている[5].

当TRセンターでは，患者から提供された微量がん組織をNOGマウスに移植し，PDXモデルの作製を行いその集積化に努めている．これまでに，移植技術の工夫などにより生着率の向上をめざしてきた．その一方で，患者由来のがん組織が免疫不全マウスに生着したからといって，必ずしも元のがんの特徴をそのまま維持・継承しているとは限らないという疑義もあったため，生着した腫瘍は下記に述べるような評価を行い，それらの特徴を明確化している．PDXマウスモデル作製のための詳細なプロトコールは，本章の前述各稿の記述に委ねることとし，本稿では福島事業の成果物である福島PDX® について解説する.

福島PDX® とは？

福島事業では，下記に示す樹立条件を満たすものを「福島PDX®（F-PDX®）」と命名した．F-PDX® 作製に使用する検体は，創薬にかかわる研究開発に提供することを含めたインフォームド・コンセントを得たもののみを対象としている.

236　患者由来がんモデルを用いたがん研究実践ガイド

F-PDX® の樹立条件は，①造血器腫瘍系では2世代以上の継代が可能であること，固形腫瘍系は3世代以上の継代が可能であること，②凍結腫瘍組織の再生着を確認したもの，③各世代における病理組織学的解析，網羅的遺伝子発現解析，細胞表面抗原発現解析などによって腫瘍の特徴が確認されたもの，である．さらに，F-PDX® 作製に利用した同じ腫瘍の培養細胞化も実施しており，樹立した患者由来の培養細胞塊を福島PDO®（IV-6を参照）と呼称している[6]．また，臨床検体からの直接移植による生着が困難であった腫瘍が，培養細胞化後のF-PDO® を移植することによって樹立できた例もある．したがって，F-PDO® を移植して樹立したF-PDX® もある．

これまでに樹立したF-PDX® は，多発性骨髄腫などの希少がんを含む造血器腫瘍系34系統，固形腫瘍系102系統の合計136系統である（2019年7月現在）．F-PDX® はヒト感染症検査を実施しすべて陰性であることを確認している．検査項目は，B・C型肝炎ウイルス，ヒトTリンパ好性ウイルス，ヒト免疫不全ウイルス（HIV-1，HIV-2），梅毒，パルボウイルスである．F-PDX® 樹立の過程で取得した病理組織学的解析結果，網羅的遺伝子発現解析結果，細胞表面抗原発現解析結果，移植試験成績，臨床情報などを集約し，「福島PDXコレクションカタログ2017」を作成した．また，カタログの概要版として，「福島PDX一覧」を半年ごとに更新している．F-PDXコレクションカタログは，当TRセンターのホームページ（HP）（https://www.fmu.ac.jp/home/trc/）からカタログ閲覧の登録を行うと閲覧が可能となる．

「福島PDXコレクションカタログ2017」

1．造血器腫瘍系の頁（図1）

1）最上段に「系統名」と「カタログ番号」を提示

2）基本属性としての「F-PDXの特徴」と「移植サンプル」

「F-PDXの特徴」には，樹立に使用した免疫不全マウスの系統，移植部位，生着日数（中央値），病理組織所見，陽性マーカー（細胞表面抗原解析で陽性を示した抗原名），を記載している．「移植サンプル」には，患者からの検体採取部位，患者の性別と年齢，診断名，を掲載している．

3）病理組織像

病理組織像は脾臓および寛骨のヘマトキシリン・エオジン染色（HE染色）像と，抗ヒトCD45抗体を使用した免疫染色像を掲載している．

4）表面抗原解析

フローサイトメトリーによる表面抗原解析は，採取した単核球を免疫染色した結果（スキャッタグラム）を掲載している．

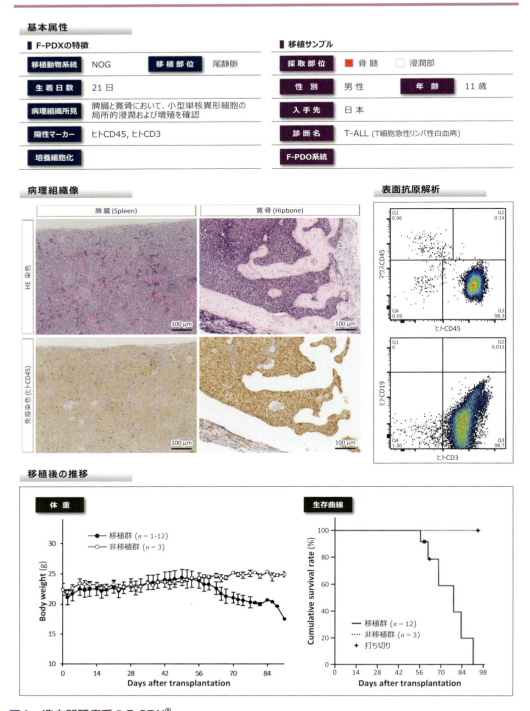

図1 造血器腫瘍系のF-PDX®
福島PDXコレクションカタログ2017より転載.

5） 移植後の推移

F-PDX® を多数の NOG マウスに同時に移植した場合におけるマウスの体重の推移とカプラン・マイヤー法による生存曲線を提示している.

2. 固形腫瘍系の頁（図2）

1） 最上段に「系統名」と「カタログ番号」を提示

2） 基本属性としての「F-PDX の特徴」と「移植サンプル」

「F-PDX の特徴」には，樹立に使用した免疫不全マウスの系統，移植部位，生着日数（中央値），病理組織所見，を記載している．「移植サンプル」には，由来（原発巣か転移巣，F-PDO），患者の性別と年齢，病理組織所見，を掲載している.

3） 病理組織像

病理組織像には，F-PDX® 由来のマウスモデルから摘出した腫瘍（F-PDX）と元の腫瘍（Patient）の HE 染色像を掲載している.

4） 移植後の推移

F-PDX® を多数の NOG マウスに同時に移植した場合におけるマウスの体重の推移と腫瘍サイズを掲載している.

3. 網羅的遺伝子発現解析（クラスタ分析）による評価の頁（図3）

DNA マイクロアレイで取得した F-PDX® および元の腫瘍の遺伝子発現プロファイルを用いて，F-PDX® を評価（クラスタ分析など）した結果を掲載している．図3は，29系統の F-PDX®（元の腫瘍および継代したものを含み全258サンプル）の中で比較的発現変動が大きい遺伝子群を用いたクラスタ分析により DLEU006 を評価した結果である.

▼で示した「DLEU006 の元の腫瘍サンプル」とそれから樹立した F-PDX®（DLEU006）（最上段のカラーバー「系統」において紫色で表示）が継代を重ねても（上から3つ目のカラーバー「継代」で P0〜P4）同じクラスタ（房）に属していることから，DLEU006 は元の腫瘍の特徴を維持し，かつ，継代してもその特徴が失われていないことを示している.

4. 臨床情報の頁

臨床情報（ドナー情報）として，性別，年齢，がん組織採取部位，臓器分類，診断名，占拠部位，大きさ，病期分類（原発腫瘍，所属リンパ節，遠隔転移），手術・病理所見，免疫組織学的検査，既往歴，放射線療法歴，化学療法歴，喫煙歴，飲酒歴，特記事項などについて，記述または該当項目を選択する形式で掲載している.

当該カタログには他にがん関連遺伝子の発現プロファイルの頁もあるが，紙面の都合で割愛した.

239

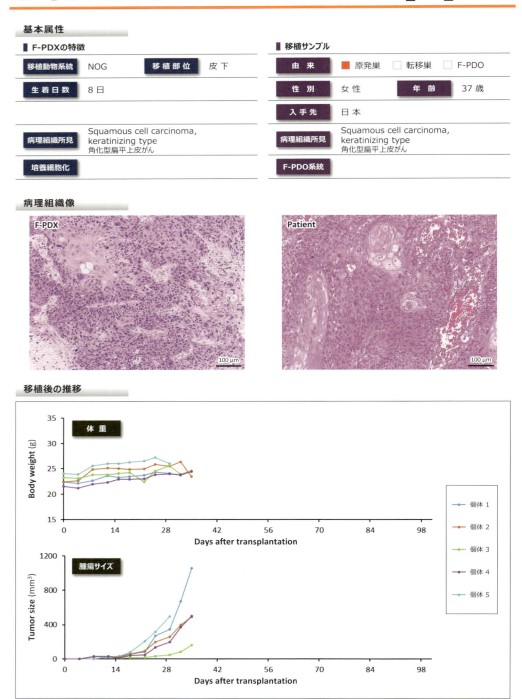

図2 固形腫瘍系のF-PDX®
福島PDXコレクションカタログ2017より転載.

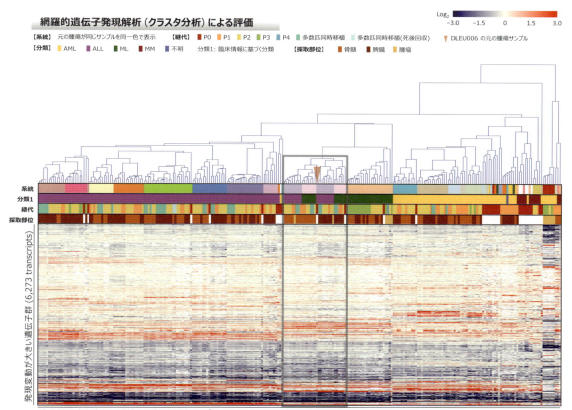

図3 網羅的遺伝子発現解析（クラスタ分析）による評価
福島PDXコレクションカタログ2017より転載.

F-PDX® の活用例（図4）

F-PDX® の活用例として，造血器腫瘍系F-PDXマウスモデルを用いた抗がん剤の薬効評価結果を紹介する．

1. 試験薬剤

- シタラビン（Ara-C）：40 mg/kg
- ネララビン（Ara-G）：100 mg/kg
- クロファラビン（CFB）：17 mg/kg

2. 試験概要

DLEU006（Catalog ID：F_PDX_000103）をNOGマウス16匹の尾静脈へ注射移植した．移植後2～3日ごとに体重測定を行い，7日ごとに尾静脈からの採血と脛骨からの骨髄採取を行った．血液は総白血球数の計数と単核球の表面抗原解析に使用し，血中単核球のヒト

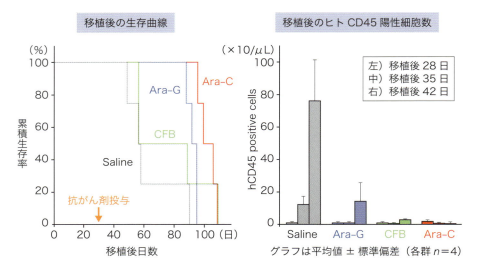

図4 造血器腫瘍系F-PDXマウスモデルを用いた抗がん剤の薬効評価
グラフは福島PDXコレクションカタログ2017より引用.

化率を算出した．骨髄は骨髄中単核球の表面抗原解析を行い，ヒト化率の算出に用いた．移植後28日目の骨髄中単核球のヒトCD45陽性率が均一になるように群分け（各群4匹）を行い，翌29日目から抗がん剤または対照溶媒（Saline）を投与した．抗がん剤投与後，白血病死するまで定期的に検査を続けた．その結果，抗がん剤投与群では対照群と比べ，ヒトCD45陽性細胞増殖の抑制と生存期間の延長が認められた．

F-PDX® の入手法

F-PDX®は，アカデミアや企業ともに，継代不可，1回の移植限定などの条件で，凍結腫瘍組織として富士フイルム和光純薬社，フナコシ社などから入手することができる．また，福島県立医科大学との有体物移動合意書（Material Transfer Agreement：MTA）を締結することで，継代可能な年単位のライセンス契約もできる．前述の当TRセンターHPから個別の照会にも対応している．

なお，NOGマウスは，遺伝子組換え動物に該当し，遺伝子組換え生物等の使用等の規制による生物の多様性の確保に関する法律（いわゆるカルタヘナ法）の適用対象であることから，研究機関長の承認が必要となる．

トラブルへの対応

適切な実験処置のため，下記のような留意事項を定めている．また，移植後における予期しない発生事象については，技術面からの助言などの具体的対応に努めることとしている．

■F-PDX® の取り扱いマニュアル

→PDXマウスモデルを作製するためには，免疫不全マウスの飼育管理やPDX組織の移植・継代などにおける実験処置技術が必要となる．そこで，福島事業ではF-PDX®を提供する際には，写真付の詳細な移植手順などを含めた取り扱いマニュアルを添付している．また，具体的な技術指導などの要望にも柔軟に対応している．

■PDXマウスモデルの特性

→F-PDX®に限らず，PDXマウスモデルは，移植対象の免疫不全マウスによる影響（系統，性別，移植週齢，飼育環境など）や移植するPDX組織（移植手技，PDXのロット，世代数など）の影響を受けることから，PDXマウスモデルの再現性の点で変動が大きい場合もある．カタログ中の移植後の推移で示した腫瘍生着日数や増殖状況，生存日数などの数値はあくまでも参考値であり，その値を保証するものではない．入手者は，余裕をもった移植計画を立てるとともに，薬効評価試験を実施する場合には対照群を設定することが重要である．

付記および謝辞
本事業は，東日本大震災復興プロジェクト「福島医薬品関連産業支援拠点化事業（福島事業）」の一環として実施している（プロジェクトリーダー：渡辺慎哉教授）．
がん組織の提供・使用などに同意された患者の皆様をはじめ，医療関係者，福島県，関係省庁など多数の皆様のご協力とご支援によるものです．すべての関係者の皆様に深謝いたします．

◆ 文献

1) Ito M, et al：Blood, 100：3175-3182, 2002
2) Chijiwa T, et al：Int J Oncol, 47：61-70, 2015
3) He S, et al：BMC Cancer, 18：550, 2018
4) Hidalgo M, et al：Cancer Discov, 4：998-1013, 2014
5) Okada S, et al：Chem Pharm Bull（Tokyo）, 66：225-230, 2018
6) Tamura H, et al：Oncol Rep, 40：635-646, 2018

V PDX/PDOX

14 まとめとその他，国内で樹立されたPDXの情報

佐々木博己

　本稿では，V章で紹介したPDXの樹立数，特徴，問い合わせ先をまとめ，さらに国内の他の研究者（施設）で樹立されたものの情報を加えた（**表**）．PDXは，編者ががん研究を開始した30年前から，外科や病理の先生が個人的には行っていた．しかし，分子標的薬などの革新的な薬の開発に利用されることなく，散逸した背景がある．現在は国や施設をあげて，企業との連携を図るプロジェクトが複数，立ち上がっている．欧米のプロジェクトも，すでにあるが，東アジアに多いがんや希少がんでは，自国でバイオアセット（生物財産）を確保することは重要である．

表　本書で紹介された，または国内で樹立された主なPDXの情報

項目	がん種と解説（文献含む）	特徴	問い合わせ先
V章-3	婦人科腫瘍： 乳がん（約150例から試み，樹立，数は問い合わせが必要）	成功率は10〜20％だが，再移植後は100％で生着，増大し，腺管構造をとる．	著者 （金沢大学がん進展制御研究所）
V章-4	膵がん（樹立数は問い合わせが必要）	初代PDXの形成には時間がかかるが，次世代は早く，原発腫瘍の分化度を保持する．	著者 （神奈川県立がんセンター） （昭和大学臨床薬理研究所）
V章-5	胃がん（5世代以上継代されたものが35株）： 分化型腺がん（27株） 低分化型腺がん（8株）	232例の外科切除検体から40例が生着し，5世代以上継代されたものが35株（15％），15代目でも分化度は保持されている．	著者 （国立がん研究センター EPOC）
V章-6	食道がん（樹立数，病理組織型は問い合わせが必要）	内視鏡検体のため，生着率が高く，ほとんどの症例で初代PDXが形成される（外科的切除検体では32〜40％）．	著者 （京都大学医学部）
V章-7	非上皮性腫瘍： 肉腫（樹立数，病理組織型は問い合わせが必要）	肉腫は非常に種類が多いが，34種から14種の肉腫の樹立に成功している．	著者 （国立がん研究センター研究所）
V章-8	非上皮性腫瘍： GIST（樹立数は本文中での言及の文献を参照） 小児肉腫（8種10株）	GISTは，PDX作製が困難だが，挑戦中，小児肉腫は12例から8種10株の樹立に成功している．	著者 （神奈川県立がんセンター）
V章-11	上皮性腫瘍： 大腸がん（45株） 膵がん，肺がん，子宮体がん（樹立数は問い合わせが必要）	国立がん研究センター研究所の基盤研究，研究開発支援，TR推進を担うFIOCのプロジェクトで樹立されている．	著者 （国立がん研究センター研究所）
V章-12	現在230株 多い順に，肺がん（36株），脳腫瘍（24株），胃がん（21株），乳がん（20株），肝・胆道系がん（15株），食道がん（11株），小児腫瘍（11株），大腸がん（10株），造血系腫瘍（9株），など	実験動物中央研究所のコレクション	著者 （実験動物中央研究所）
V章-13	カタログ化されているので，本書，該当項目で紹介されているURLへ	福島県立医科大学医療‐産業トランスレーショナルリサーチセンターのコレクション	著者 （福島県立医科大学）
その他	NIBIOHNの創薬等モデル動物研究プロジェクトのHPでリスト化	NIBIOHN難治性疾患研究開発・支援センターのコレクション	医薬基盤・健康・栄養研究所（NIBIOHN）
その他	多様ながん種（現在140株）	AMEDのCiCLE事業で推進しているJ-PDXプロジェクトで樹立中のもの	国立がん研究センターFIOCまたはEPOCのHP

注：樹立数は，本書の記載をさらに更新したものも含まれる．特徴は，著者の所見を含む．

244　患者由来がんモデルを用いたがん研究実践ガイド

VI

その他のモデル

VI その他のモデル

1 がんの鶏卵モデル

小松 葵，松本光太郎，玉野井冬彦

はじめに

　患者由来のがんモデルが近年注目されている．がんゲノムの解析によってわかったことは，がんがその種類によって遺伝的な性質が異なることや，個々の患者間においてもDNA情報が異なることなどがあげられる[1]．しかしゲノム情報のみから患者一人ひとりに最適な治療を選択することは難しい．がん細胞内のシグナル伝達系は複雑で，遺伝的情報に基づいたアプローチの効果を予測することが困難だからだ．そのため，患者のがんを直接調べる必要がある．患者由来のがんモデルをあげると第一に，免疫不全マウスを利用するPDX（patient-derived xenograft）モデル[2]がある．しかしこのモデルはがんの移植の効率が悪いこと，またコストが高いことなど問題点が多い．また患者の細胞を使って作製するがんスフェロイドがあるが，これは実際のがんと随分異なる．そこでわれわれは最近，発育鶏卵（ニワトリ胚子，以下鶏胚）を用いる移植実験モデル[3〜5]患者由来鶏卵（patient-derived chicken egg：PDcE）を提唱している（図1）．このモデルは簡便で安価なだけでなく，患者のがんを3，4日で再現できるという大きな利点がある．がんの形成が短期間でおきるのは免疫系が未発達であること，ニワトリ漿尿膜（chorioallantoic membrane：CAM）が栄養に富んでいることに起因すると思われる[6,7]．

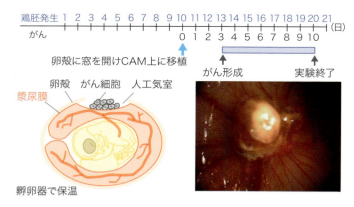

図1　がんの鶏卵モデル
受精卵を孵卵器で保温する．10〜11日後に窓を開けがんのサンプルをCAM膜上にのせる．3〜4日後にがんの形成がみられる．

鶏胚を移植実験に用いる研究は，1900年代にRous肉腫ウイルスを発見したRousが雌のニワトリに自然発生した肉腫を幼鶏や鶏胚に移植した結果，腫瘍が生着・増殖可能であることを発見したことがはじまりである[8]．その後のMurphyの報告によると，ラットやマウスの肉腫だけでなくヒト肉腫が鶏胚に生着し，鶏胚で腫瘍組織の継代が可能であることが明らかになった[9][10]．これらの報告以降，多くの研究者により鶏胚へのさまざまながんの異種移植実験が行われてきた[11]．日本においても1980年代には，鶏胚への腫瘍の移植方法として広く利用されているCAM法により，移植実験と抗がん剤感受性試験が試みられた[12][13]．

がんの鶏卵モデルは，患者由来のがんを再現するモデルとして非常に有効であると思われる．またこのモデルは超音波増感剤や放射線増感剤の評価にも有用である[14][15]．本稿では，がんの鶏卵モデルをつくる際の手順や注意事項について説明する．

準　備

- □ ヒトのがん細胞株
- □ 0.5 g/L-トリプシン／0.53 mmol/L-EDTA溶液（ナカライテスク社，#32778-05）
- □ 直径90 mm（浅型）接着細胞培養用シャーレ（住友ベークライト社，#MS-11900）
- □ 白色受精鶏卵（卵殻をライトで照らし内部を観測する際，白色の方が見やすい）
- □ デジタル孵卵器ビッグママ50（輸入代理店：ベルバード社，製造元：AUTOELEX社，#MX-50）
  設定…温度：37.5℃，湿度：65 %，転卵：1時間に1回
- □ 検卵用LEDライト（デジタル孵卵器ビッグママ50購入付属品）
- □ 卵運搬用ラック（紙）
- □ 解剖用両尖ハサミ（長さ11 cm）
- □ 解剖用ピンセット（大，先曲がり小）
- □ テガダーム™フィルムロール　ショートロール（スリーエム ジャパン社，#16004S）
- □ オプサイト　インサイス（スミス・アンド・ネフュー社，#4987）
- □ 高性能マイクログラインダー　Minitor Jet II（浦和工業社）
- □ 電着ダイヤモンドカッティングディスク　直径22 mm（ミニター社，#MC1121）
- □ 鋭針カニューレ34G×7 mm（リアクトシステム社）
- □ 1 mLシリンジ（ニプロ社，#08-010）
- □ 流動パラフィン（富士フイルム和光純薬社，#128-04375）
  オートクレーブ滅菌（121℃，20分間，以下すべてのオートクレーブについて同設定）して使用すること．
- □ PTFEリング（東京硝子器械社，オーダーメイド品：2 mmT×

10 mm×8 mm）

オートクレーブ滅菌して使用すること.

- □ 卓上型集塵機DC-3（ユタカ社）
- □ 70%エタノール
- □ キムワイプ
- □ 鶏卵観測用ハロゲン光源（モリテックス社，#MHAB-150W-100V）
- □ ハロゲン光源接続用2分岐ライトガイド（モリテックス社，#MWG-500R）
- □ 卵固定用コルクフラスコ台（外径60 mm）
- □ バイオハザードオートクレーブバッグ（サーモフィッシャーサイエンティフィック社，#01-814A）
- □ 1.5 mLマイクロチューブ
- □ 4%パラホルムアルデヒド・りん酸緩衝液（富士フイルム和光純薬社，#163-20145）
- □ 20%スクロース溶液

必要量に応じて，スクロース：滅菌水＝2：8の割合で作製する.

スクロース（富士フイルム和光純薬社，#193-00025）

滅菌水（ナカライテスク社，#06442-95）

プロトコール

1. 移植細胞株の準備

孵卵10日目となる移植日に合わせて，使用するがん細胞株を必要量まで増えるように培養しておく*1.

2. 鶏卵へのがん細胞株の移植

1）鶏卵モデルの準備

❶ 白色有精卵を孵卵場から購入し，受けとった日を孵卵0日として孵卵10日目まで湿度65%，温度37.5℃に設定した孵卵器で保温する. 1時間に1回の転卵設定にしておく.

❷ 孵卵10日目に，孵卵器の転卵設定を停止させる. LEDライトで卵の鈍端部を照らし，気室の位置や血管の有無を確認する. もし血管が見えない場合は，その卵は発生が進んでいないと判断できる.

❸ 卵を横にした状態で上からハロゲンライトで卵を照らし，太い血管が分岐しているポイントを探す. その部分の殻に，マジックペンで窓を開けるためのマーク（図2A①）をつける. また，気室

*1 目安として，移植当日には卵1個あたり$2×10^6$cells/20 μLの濃度で移植する.

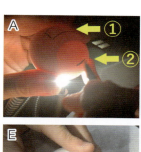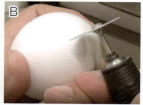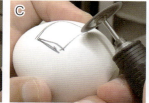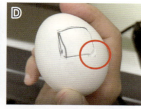
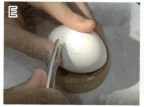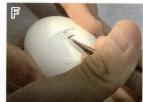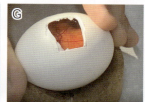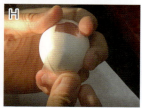

図2　鶏卵への移植準備

部分をカットする位置にもマークをつける（図2A②）．

❹ 卓上型集塵機をつけ，70％エタノールを噴霧したキムワイプで軽く卵殻を拭く．マイクログラインダーの回転数を最小に設定し，まずは鈍端部の気室の部分にダイヤモンドカッターで切り込みを入れて穴をあける（図2B）＊2＊3＊4．

❺ 次に❸でマークをつけた部分に沿って，卵殻膜を傷つけないように注意しながらダイヤモンドカッターで卵の殻に切り込みを入れる（図2C）＊5．切り目を入れた四角のうち一角をカッターで削っておくことで，ピンセットで卵殻を剥がしやすくしておく（図2D）．

❻ 卵を固定コルク台に乗せハロゲンライトで照らしながら，❺で切込みを入れた卵の殻の角に大ピンセットをひっかけて（図2E），ゆっくりと殻をとり除き卵殻膜がみえる状態にする．ライトを卵にくっつけながら，血管の位置を確認し，卵殻膜に大ピンセットの先をひっかけるようにして下に押し込み小さく破る（図2F）．このタイミングで卵殻膜とCAMの間に空気が入り，CAMが少し剥がれる．卵を優しく下のコルク台に数回打ち付けることで，完全にCAMが剥がれ落ちる．

❼ 剥がれたことを確認したら，残りの卵殻膜をピンセットでとり除き，完全に窓を開ける（図2G）．乾燥を防ぐために，オプサイトを上から貼る．このとき，最初に開けた気室部分の穴も同時に覆う（図2H）．このようにして窓を開けた卵はいったん孵卵器に戻す．

2) 移植用のがん細胞株の調製

❶ 移植用に培養しておいたがん細胞株を，培養用シャーレからトリ

＊2　卓上型集塵機ではなくドラフトチャンバーで作業してもよい．

＊3　卵を削る際の粉塵を吸い込まないように防護マスクを着用し，卓上型集塵機を使用するか，ドラフト内で作業する．

＊4　気室部分に穴を開けることで，卵殻に窓を開ける作業で卵殻膜とCAMの間に空気が入り，CAMが剥がれ落ちる．

＊5　深く切りすぎると中のCAMまで傷つけてしまうので注意する．

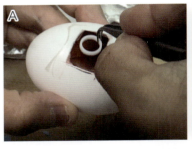 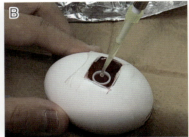 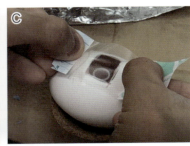

図3　鶏卵へのがん細胞株の移植

プシン2 mLを使って剥がす．

❷ 血球計算盤で細胞数を数え，卵1個あたり$2×10^6$ cells/20 μLの細胞数で移植できるように調製する．

3) CAM上へのがん細胞株の移植[*6]

❶ 孵卵器から卵を運び，卵を固定コルク台に乗せる．オプサイトを剥がし先曲がりピンセット小で滅菌済みPTFEリング（テフロンリング）を，血管が分岐している部分のCAM上に乗せる（図3A）[*7]．

❷ 乗せたテフロンリングの中に，調製した細胞懸濁液を20 μL滴下することで移植する（図3B）．最後にテガダームで卵の窓を閉じ（図3C），孵卵器に戻す．

❸ 移植2日後にテフロンリングを外す．

❹ 移植3日後には移植したCAM上に腫瘍が形成されていることが確認できる．

3．薬剤等投与液の静脈注射

1) 投与液の調製

目的の薬剤などを適切な溶液に溶かし，必要な濃度に調製する．

2) 投与用窓の作成

❶ 孵卵13日目に，ハロゲンライトで卵の側面を観測し，太い血管の位置を確認する．血管の位置に，移植したときと同様にマジックで投与する場所にマークをつける．

❷ ❶でマークをつけた場所に，移植したときと同様にしてダイヤモンドカッターで切り込みをいれる．

❸ 卵を固定コルク台の上に置きハロゲンライトで照らしながら，切り込みをいれた部分の殻を，大ピンセットで卵殻膜を傷つけないようにとり除く．

[*6] この作業はクリーンベンチ内で行う．

[*7] 卵を孵卵器から別の実験室などへ移動させる際，必要であれば卵運搬用ラックを使用する．

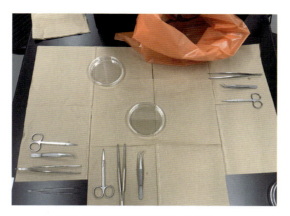

図4 鶏卵からの腫瘍組織採取の準備

3）静脈注射

❶ 1 mL シリンジで流動パラフィンを投与用窓の卵殻膜に数滴たらしライトで照らすと，血管が容易に確認できるようになる．ライトの位置を調整しながら，静脈注射しやすいように卵の向きを調整する．

❷ 1 mL シリンジに34G針をつけ，投与液を目的量とり血管に沿って注射する．投与後はオプサイトで投与用窓をふさぐ[*8][*9]．

4．CAM上の腫瘍組織採取

1）解剖準備

解剖用準備として，実験台にキムワイプを引く．解剖用ハサミ，先曲がりピンセット，ピンセット大を用意する．採取した組織を並べるためのシャーレや採取後の廃棄処理用バイオハザードオートクレーブバッグも準備しておく（図4）．

2）CAM上の腫瘍採取

テガダームを剥がし，腫瘍を確認する（図5A）．必要であれば腫瘍を採取しやすいように窓をハサミで切り広げる．腫瘍の周りのCAMを先曲がりピンセットで引っ張りながら（図5B），ハサミで腫瘍の周りを大きめに切りとる（図5C）．切りとった腫瘍をシャーレの蓋の方に置き（図5D），不要な部分をトリミングする[*10]．

3）採取した組織サンプルの保存（切片作製し解析する場合）

❶ 1.5 mL チューブに4％パラホルムアルデヒド・りん酸緩衝液を1 mL入れ，採取した組織を入れて一晩置いて固定する．

❷ 翌日20％スクロース溶液に置換し4℃の冷蔵庫で保存する．

---

*8 出血した場合は，キムワイプで数秒間〜数分間おさえて止血する．

*9 針の穴は下向きにして投与する．また，血流の流れと同じ方向に投与できるのが望ましい．

*10 透明なゼリー状の部分は腫瘍ではないので，ハサミやピンセットで腫瘍を壊さないように触って固さなども確認しながらトリミングする．

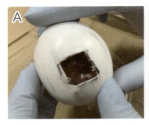 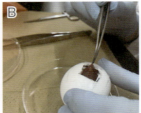 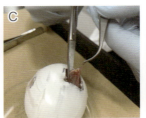 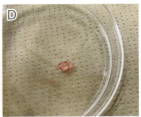

図5 鶏卵からの腫瘍組織採取

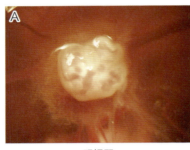 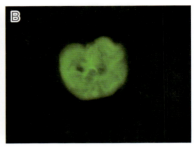

明視野　　　　　　　　　　　緑色蛍光（GFP）

図6 Ov8GFP細胞移植によるCAM上への腫瘍形成

実験例

実験例1

　Ov8GFP細胞の移植後3日目にCAM上に腫瘍形成が明視野にて確認できた（図6A）．Ov8GFP細胞はGFP発現するように開発されているため，形成された腫瘍はGFPによる緑色蛍光によっても検出が可能である（図6B）．

実験例2

　ドキソルビシンを埋め込んだ生物分解性のあるPMO（periodic mesoporous organosilica）ナノ粒子を静脈注射した場合，投与後3日目にCAM上に形成されたOv8GFP腫瘍が消失しているのが確認できた．明視野（上）と緑色蛍光（下）のどちらにおいても，腫瘍の変化を観察できた[3)][16)][17)]（図7）．（文献3より転載）

入手法および利用法

1. Ov8GFP株

　緑色蛍光タンパク質（GFP）とホタルルシフェラーゼの融合タンパク質を安定的に発現

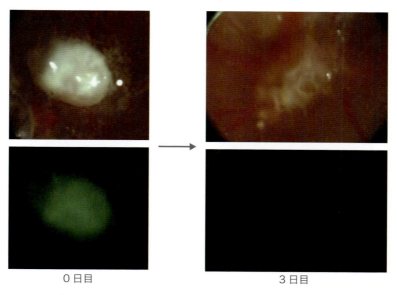

図7 抗がん剤静脈注射によるOv8GFP腫瘍への効果

する卵巣がん細胞を作製するには，ATCC（American Type Culture Collection）からOVCAR-8株（卵巣がん細胞）を購入し，CMV-p：EGFP-ffluc pHIV7ベクターなどを用いてOv8GFP細胞株を作製する[3]．Ov8GFP細胞は，インキュベーターにて37℃，5% CO_2 の条件下で培養する．培地はRPMI培地（10% FBS，1%ペニシリン/ストレプトマイシン添加）を使用し，2～3日おきにトリプシン処理をして継代を行う．

2. A549株（肺がん細胞）

ATCCから購入．Ov8GFP株と同様の条件下で培養し，培地にはDMEM（10% FBS，1%ペニシリン/ストレプトマイシン添加）を使用する[3]．

トラブルへの対応

■卵の発生状態が悪い
→有精卵の購入先からの輸送方法，輸送状態を確認し，卵を温度や湿度を一定に保つなどの安定した状態で配送してもらえるように，購入先に依頼する．室温配送でも季節によって卵が冷えすぎた状態や暑すぎる状態で輸送されることもある．その場合，専用の輸送箱を利用するなども考慮する．

■がん細胞を移植しても腫瘍が形成されない
→細胞の状態は良好だったか，細胞懸濁液は適正に準備したか，テフロンリングは固定されていたかを確認する．細胞懸濁液を準備する際に，細胞の剝がし方や懸濁する際に勢いよくピペッティングしすぎていないか，など手順を再確認する．また移植時に卵によってはCAMが斜めになっていたりして置いたテフロンリングが移動することがある．そ

の場合は，テフロンリングを置いた後，先曲がりピンセットで軽くテフロンリングを3
カ所ほど上から軽くおさえるようにして固定させる．

■うまく静脈注射ができない

→鶏卵の発育が弱いなどの理由で，血管が細いなど投与が困難な場合もある．一度投与し
てうまくできない場合は，同じ窓の別の血管部分に投与してみる．それでも難しい場合
は，移植用に開けた窓から投与を試みる．形成された腫瘍の周りには太い血管が集まっ
ているからだ．ただし，投与用窓にくらべ，CAMが卵殻膜から剥がれているため投与
する際に血管を突き破らないよう注意する．

◆ 文献

1） Tarhini A & Kudchadkar RR：Cancer Treat Rev, 71：8-18, 2018
2） Jung J, et al：Cancer Res Treat, 50：1-10, 2018
3） Vu BT, et al：Sci Rep, 8：8524, 2018
4） Nowak-Sliwinska P, et al：Angiogenesis, 17：779-804, 2014
5） Herrmann A, et al：Methods Mol Biol, 1464：97-105, 2016
6） Ribatti D：Rom J Morphol Embryol, 49：131-135, 2008
7） Janković BD, et al：Immunology, 29：497-508, 1975
8） Rous P：J Exp Med, 12：696-705, 1910
9） Murphy JB & Rous P：J Exp Med, 15：119-132, 1912
10） Murphy JB：J Exp Med, 17：482-493, 1913
11） Komatsu A, et al：Cells, 8：doi:10.3390/cells8050440, 2019
12） 佐々木琢磨：ファルマシア，23：58-62，1987
13） Shoin K, et al：Jpn J Cancer Res, 82：1165-1170, 1991
14） Abe C, et al：J Radiat Res, 52：208-214, 2011
15） Uto Y, et al：Anticancer Res, 34：4583-4587, 2014
16） Croissant J, et al：Adv Mater, 26：6174-6180, 2014
17） Croissant JG, et al：Chemistry, 22：14806-14811, 2016

Ⅵ その他のモデル

2 M2マクロファージと がん転移モデル

山口貴久，木下　淳，伏田幸夫

はじめに

　腫瘍組織に浸潤するマクロファージががん細胞の増殖，浸潤，転移を促進し，さらには腫瘍免疫を抑制することが明らかとなってきた．特に腫瘍内に浸潤するマクロファージはM2型のマクロファージ（M2マクロファージ）が多数を占めるとされ，M1マクロファージが抗原提示や免疫監視にはたらくのとは反し，腫瘍の進展に寄与していると考えられる．これらの観点より，M2マクロファージを *in vitro*, *in vivo* での実験に使用する有用性は高まっている．

　本稿では，われわれが行っている胃がん腹膜播種患者のがん性腹水から採取されるマクロファージ，またヒト血液より分離される単球を使用し，マクロファージへと分化する方法を解説する．マクロファージは継代培養が困難であるため，患者由来のマクロファージを実験に使用するために安定的に供給することは困難である．そのため，実際は末梢血由来の単球からマクロファージを作製し実験に使用することが多い．

準　備

- □ 単核球浮遊液（Lymphoprep tube：50 mL，もしくはFicoll-Paque PLUS液）
- □ 細胞剥離剤（Accutaseもしくは0.5％EDTA/PBS溶液）
- □ プラスチックフラスコ
- □ PBS（−）
- □ 10％FBS添加RPMI1640培地
- □ ヒト末梢血

プロトコール

1. がん性腹水からのマクロファージ回収

1）腹水の受取

❶ 胃がん腹膜播種患者から採取したがん性腹水にヘパリンなどの抗

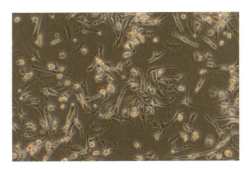

図1 胃がん腹膜播種患者のがん性腹水より採取したM2マクロファージ

　　凝固剤を添加する（腹水50 mLにヘパリン約500単位）．個人情報には十分留意する．また患者マクロファージを回収し実験に使用する場合は各施設での倫理委員会の承認が必須である．
❷ 75 cm^{2}フラスコに約10〜15 mLの腹水を注入し，37℃，5％ CO_2のインキュベーター内に静置する．培地は使用せずに得られた腹水をそのままフラスコに注入する．

2）細胞の回収

❶ 12〜24時間後に液を適切に廃棄し，さらにPBS（−）にて3回洗浄し浮遊細胞を除去し，フラスコにマクロファージが接着しているかを顕微鏡で確認する．ここで得られる接着細胞のほとんどがマクロファージとなる（図1）．

❷ 細胞剥離酵素（Accutase）にて細胞を剥がし10％FBS RPMI下にて実験に使用する．患者要因にもよるが未治療のがん性腹水に含まれる細胞の80％以上がM2マクロファージであることをフローサイトメトリーにて確認することができる[*1]．10％FBS RPMIに培地を交換後，数日間でM2マクロファージからM1マクロファージへの形質変化が起こることがあり，採取後はすみやかに実験に使用する必要がある．

❸ さらに純度を高めたい場合はMACSの細胞分離やフローサイトメトリーのソーティング機能を利用しCD68陽性CD163陽性細胞の分離を行い，M2マクロファージとして実験に使用する．

2. 末梢血単核細胞（peripheral blood mononuclear cells：PBMC）からのマクロファージ作製

1）末梢血から単核細胞を分離

　　PBMCは末梢血から分離された単核細胞であり，その中には単球やリンパ球を含んでいる．マクロファージは単球から分化する

[*1] しかしながら，化学療法によりマクロファージの減少やM1型への変化が起こることがあり，治療後のM2マクロファージの採取は比較的困難であると考えられる．

ため，PBMCから単球を分離し*in vitro*で培養し分化を行わせる[1]．ヒト単球細胞は市販されているが，高価でありここでは健常人ボランティアより末梢血を採取し培養する方法を紹介する．

❶ 健常人ボランティアより採血を行い，抗凝固剤としてヘパリンを添加する．15 mLの末梢血に同量の生理食塩水を添加し30 mLとする．Lymphoprep tubeは使用前に軽く遠心をかけ，Lymphoprep液を下部にためておき検体を注入する[*2]．

❷ 800×g，20分間で遠心分離を行う．血漿とフィルターの上層（Lymphoprep液）で囲まれた部位が単核細胞層となるため，同部位をピペットにて回収する．採取した単核細胞層には血小板が含まれているため，それを除去するために生理食塩水20 mLを加え，遠心300×g5分間で行い，沈殿物を回収する[*3]．

2）単球の分離

❶ 回収した単核細胞や以降のマクロファージ作製で使用する培地は10％FBS RPMIである．また使用するフラスコは6ウェルフラスコを使用している．得られた単核細胞を6 mLの10%FBS RPMI培地で撹拌し，各ウェルに2 mLずつ分注する．37℃，5% CO_2 環境下のインキュベーターにて約12～24時間培養を行う[*4]．

❷ PBS（−）にて2回洗浄，浮遊細胞を除去し，接着細胞が単球細胞となる．得られた細胞は，フローサイトメトリーにて80％以上がCD14陽性単球細胞であることが確認できる．なお，さらに純度を高めるために1）で得られた単核細胞をMACS磁気抗体やフローサイトメトリーにてCD14陽性細胞をソーティングし，単球として以降の実験に使用することは可能であるが，最終的に得られるマクロファージの精度や数はほとんど変わらない．

3）M1マクロファージへの分化

❶ 単球細胞に10％FBS RPMIを各ウェル2 mL添加，その後GM-CSF 50 ng/mLを添加し，5日間インキュベーターにて培養する[2]～[4]．

❷ 培地交換は行わずに5日目にLPS 100 ng/mL，IFN-γ 20 ng/mLを添加し約12時間後に細胞を回収しM1マクロファージとして実験に使用する（図2）．

❸ フラスコから剥がす際は細胞剥離酵素Accutaseを使用し，37℃，10分間でインキュベートの後に細胞剥離を行う[*5]．1ウェルより約3～7×10^5個のマクロファージを作製することが可能である．

[*2] 検体はLymphoprep tubeに緩徐に注入する．チューブにはフィルターがとり付けられており，下部にあらかじめLymphoprep液が充填されている構造となっている．

[*3] 洗浄は生理食塩水もしくはPBS（−）にて3回行う．

[*4] 文献によっては30分間から1時間程度で浮遊細胞を除去し，接着した単球を回収する記載もみられるが，経験上は単球の回収率は悪い．通常12時間以上は培養し単球が接着するようにしている．

[*5] マクロファージのフラスコへの接着能は高く，剥がれにくい場合はピペットにて緩徐に剥がす．マクロファージの実験の際はトリプシンを使用せず，Accutaseもしくは0.5％EDTAを使用する．

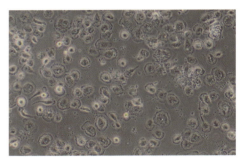

図2 単球から分化したM1マクロファージ

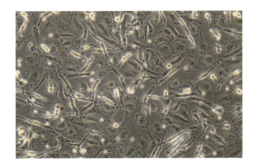

図3 単球から分化したM2マクロファージ
M1マクロファージと比較して突起が多く，紡錘形である．また患者腹水由来のM2マクロファージと形態は近似している．

4）M2マクロファージへの分化

❶ 単球細胞に10％FBS RPMIを各ウェル2 mL添加，その後M-CSF 100 ng/mLを添加し＊6，5日間インキュベーターにて培養を行う．

❷ 培地交換は行わずに5日目にIL-4を20 ng/mL，IL-10を20 ng/mL，IL-13を20 ng/mL添加し約12時間後に細胞を回収しM2マクロファージとして実験に使用する（図3）．

❸ フラスコから剥がす操作は3）と同様である．1ウェルよりM1マクロファージと同等数のM2マクロファージが作製可能である．

5）その他

　M1，M2マクロファージへの分化を行うためのサイトカインの種類や量などは文献によってさまざまであるが，われわれは上記の方法にて安定的にM1，M2マクロファージを作製することが可能であった．マクロファージはその環境により形質が変化することが知られており，M2マクロファージの作製時にがん細胞株の上清や患者腹水の上清を添加しM2マクロファージを誘導して実験に使用している論文も認める[5]．

　また文献によっては，ヒト単球系細胞株THP-1からマクロファージへと分化させて使用しているものも散見される．THP-1は細胞株として継代可能であり，簡便に使用できるが，由来細胞が白血病患者から樹立された単球細胞株である点や，マクロファージへの分化の過程でPMA（phorbol myristate acetate）を使用する観点から，ある種のマクロファージの特性を観察する分には良いが，がん細胞との共培養実験やin vivoで使用するには適していないと考えている．

＊6 文献によってM-CSFの投与量は20〜100 ng/mLと幅広い．近年ではあらかじめサイトカインが添加されたM1，M2マクロファージ分化用の培地も市販されている．

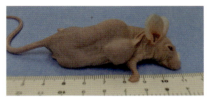
MKN45単独群

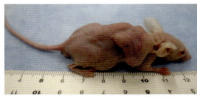
MKN45・M2マクロファージ共投与群

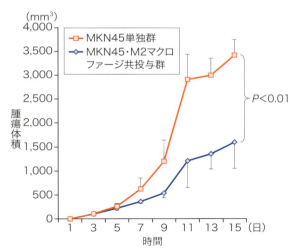

図4 マウス皮下移植モデルにおける腫瘍径の経時的変化
M2マクロファージ共投与群はMKN45単独群と比較して有意に腫瘍の増大効果を認めた．(グラフは文献2より引用)

実験例

胃がんマウス皮下移植モデルにおけるM2マクロファージの検討

マウスはヌードマウス（BALB/c-nu/nu）を使用する．胃がん細胞株MKN45 $5×10^6$個とM2マクロファージ$2×10^6$個をPBS（−）100μLに混合し，ヌードマウス背部皮下に共投与を行う．Control群はMKN45のみとする．腫瘍径を経時的に測定し，14日後にマウスを安楽死させ，腫瘍の回収を行う．

腫瘍径はM2マクロファージ共投与群で有意な増大を示し（図4），また血管増生能の増加を認めた．安楽死時（14日目）に回収した腫瘍サンプルのCD163免疫染色にて，ヒト由来M2マクロファージの腫瘍内の浸潤を確認することができたため（図5），*in vivo*におけるM2マクロファージの検討に有用なモデルと考えられる．

入手法および技術支援の方法

本稿では単球の採取は健常人ボランティアの末梢血より分離した単核細胞からフラスコ接着法にて単球を採取したが，末梢血の確保や単球の分離が困難な場合は市販で単球細胞を購入することができる．価格は比較的高価であるが，タカラバイオ社やロンザ社より単一ドナーから分離したCD14陽性単球を購入することは可能である．

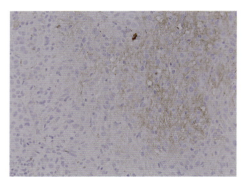

図5 皮下腫瘍内に浸潤した作製したヒト由来M2マクロファージ（Anti Human CD163 Antibody）

 トラブルへの対応

■**単球のフラスコへの接着が少ない場合**

→単球の接着数が少ない場合，回収できるマクロファージが少なくなってしまう．単球のフラスコへの接着数を増やす目的で，単核細胞を回収する前日に，フラスコにヒト血清もしくはFBSを数滴入れ，底面に十分にゆきわたらせて，冷蔵しておく．経験的にヒト血清の方がFBSより単球の接着性が良好である．また接着した単球以外を除去する際のPBS（−）での洗浄は優しく，ゆっくりと行うことが肝要である．

■**M1またはM2マクロファージへの分化が起こらない場合**

→M1マクロファージ，M2マクロファージへの分化を行う際のサイトカインは上述したが，その量や種類は文献によって異なっている．われわれはGM-CSF，M-CSF，LPSは富士フイルム和光純薬社，IFN-γ，IL-4，IL-10はPeproTech社，IL-13はR&D Systems社製を使用している．末梢血単球は組織マクロファージに比し，エンドトキシンなどの刺激に敏感に反応し，活性化されるとともに，分離法によってはその操作自体で容易に機能変化を受けるとされる．したがって，マクロファージ作製の際はサイトカイン活性の確認や，手技の確立などに十分留意する必要がある．

◆ **文献**

1）「マクロファージ実験マニュアル」（徳永徹，他／編），講談社，1992
2）Yamaguchi T, et al：Gastric Cancer, 19：1052-1065, 2016
3）Jaguin M, et al：Cell Immunol, 281：51-61, 2013
4）Solinas G, et al：J Immunol, 185：642-652, 2010
5）Komohara Y, et al：Cancer Sci, 103：2165-2172, 2012

VI その他のモデル

3 がん細胞とがん関連線維芽細胞の相互作用モデル

石井源一郎

はじめに

　がん組織中の間質細胞の大半を占める線維芽細胞（cancer associated fibroblasts：CAFs）は，がん細胞の増殖・生存，浸潤，薬剤感受性に重大な影響を与える．多くの試験管内モデル，動物実験モデルを用いた結果，CAFsは，①がん細胞との直接接触を介して，②液性因子を介して，さらには③産生する細胞外マトリクスの再構成を介して，上記作用をがん細胞に与えることが知られてきた[1]～[6]．このように，がん細胞とCAFsが形成する相互作用はその機序が多様であるため，目的に応じた実験モデルを構築することが重要である．

　CAFsの使用には，生体内におけるどのような微小環境（がん細胞とCAFsの相互作用）を考えるのか，証明したい仮説は何か，を考え，実験系を組み立てる必要がある．すなわち，CAFsが産生する液性因子に着目するのか，あるいはがん細胞とCAFsの直接相互作用を検討するのか，など，証明したい目的により実験法は大きく異なるため，目的に合致した実験法の選択が必須となる．なお，患者検体を用いるため，必ずIRBの承認を受けてから実験を開始する．本稿では，がん細胞とCAFsの相互作用モデルによる目的別の実験例を紹介する．

準 備

- □ ヒトがん細胞（細胞株）
- □ ヒトCAFs（樹立の方法は，Ⅱ-4を参照すること）
- □ α-MEM（minimum essential medium Eagle, alpha modification）（CAFs培養用）
- □ がん細胞培養用の培地
- □ Penicillin-Streptomycin溶液（最終濃度1％）
- □ Trypsin-EDTA溶液
- □ FBS（最終濃度10％）
- □ 希塩酸 pH 3
- □ セルマトリックス Type Ⅰ-A（新田ゼラチン社）
- □ 5×DF培地（新田ゼラチン社）
- □ 再構成用緩衝液（新田ゼラチン社）

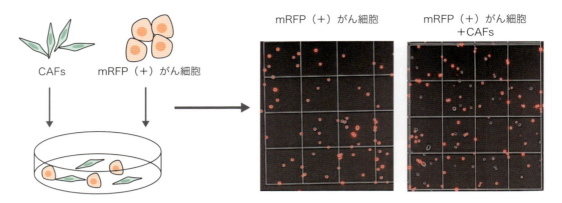

図1　mRFPラベルした（+）がん細胞とCAFsの混合培養系
右は，がん細胞のみの培養液，がん細胞+CAFsの混合培養液を回収し，血球計算盤にアプライしたもの．がん細胞+CAFsの混合培養液内に，mRFPラベルされていない細胞を多数認めるが，それらはCAFsである．mRFPラベルされた細胞のみをカウントすれば，がん細胞数が測定できる．（図は文献2より引用）

- □ ESSEN image lock 96 well plate（エッセンバイオサイエンス社）
- □ WOUNDMAKER96（エッセンバイオサイエンス社）
- □ CO_2インキュベーター
- □ 安全キャビネット
- □ 遠心機
- □ プラスチックピペット
- □ 蛍光タンパク質発現用のベクター（市販あるいは他機関からの分譲）

プロトコール

以下の**1.**〜**3.**の実験系を紹介する．

1. がん細胞とCAFsの混合共培養（図1）

　本実験は，がん細胞とCAFsの直接相互作用あるいは液性因子を介した作用を検討するために用いる系である．CAFsが産生する液性因子に焦点を絞った研究であるならば，double chamberの系（がん細胞とCAFsの分離培養），あるいはCAFsの培養上清を用いる系で充分であり，後述するような蛍光ラベリングの技術は必要ない．

　本実験により，がん細胞の増殖性あるいは薬剤感受性に与えるCAFsの影響を検討することができる．がん細胞とCAFsの相互作用を標的とした治療実験あるいは相互作用分子のノックダウンの実験など，がん細胞あるいはCAFsに分子発現の変化を起こさせることにより，より詳細な分子機構の解明も可能である．

1) がん細胞の蛍光ラベリング

混合培養系のため，解析時にはがん細胞とCAFsの区別が必須となる．そのため，がん細胞を，レンチウイルスベクターなどを用いて蛍光ラベルする．当分野では，GFP（Venus）あるいはmRFP発現ベクター（レンチウイルスベクター）を用いてがん細胞をラベルし，がん細胞とCAFsを区別できるようにしている．

❶ GFPあるいはmRFPをコードする遺伝子を発現するベクター（市販を購入あるいは他施設から分与）を，標的とするがん細胞株に遺伝子導入する（この部分のプロトコールに関しては，他書を参考にすること）．

❷ 蛍光タンパク質陽性分画をフローサイトメトリーによりsortingし，陽性細胞率が90％以上になるようにする[*1]．

2) がん細胞とCAFsの共培養

❶ 対数増殖期のがん細胞およびCAFsを用意する．

❷ がん細胞，およびCAFsの混合液を作製する．播種細胞数は原則1：1を基本としているが，実験により修飾は可能である．がん細胞とCAFsを維持する培養液が異なる場合は，それぞれを1：1で混合するか，どちらかの培養液のみを用いても良い[*2]．

❸ CO_2インキュベーター内に静置し，3〜4日間培養する．

3) 解析方法

❶ Trypsin-EDTA溶液を用いてすべての細胞（がん細胞＋CAFs）を回収し，血球計算盤にアプライする．蛍光フィルターを用いて，蛍光タンパク質陽性細胞（がん細胞）を計測する．

❷ この際，ラベリングされていない細胞（CAFs）数も計測しておくことが望ましい．

❸ 共培養液に薬剤を付加する実験においても，同様の手法を用いる[*3]．

2. CAFsとの共培養によるがん細胞の浸潤モデル（図2）

本実験は，CAFsとの共培養系におけるがん細胞の浸潤能を検討することを目的としている．ヒト生体内のがん微小環境に類似した*in vitro*モデル系をめざしているため，基質としてコラーゲンタイプⅠを用いる．しばしば論文で使用されているdouble chamberの系は，upper chamberにがん細胞，lower chamberにCAFsを播種し，カルチャーインサート（ポア有り）を浸潤するがん細胞数を測定するものである．この実験系は，CAFs由来液性因子に反応するがん細胞の浸潤能を検討するときに用いる．一方本実験系は，直接接触，

[*1] 1回のsortingで90％の陽性率を達成できなかったときは，sortingをくり返すことにより陽性率を上昇させることが可能である．ラベリングされたがん細胞が必ず90％以上であることを確認してから，実験を行うこと．

[*2] どちらかの培養液のみを用いた場合，もう一方の細胞の増殖性に影響を与えないことを必ず確認しておくこと．

[*3] この場合は系が複雑になるため，蛍光ラベルしたCAFs（がん細胞に用いた蛍光タンパク質とは異なる蛍光タンパク質）を用いることを薦める．

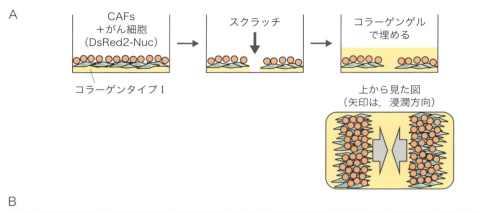

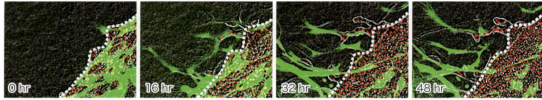

図2 DsRed2-Nucラベルした（＋）がん細胞とCAFsの混合培養系を用いた浸潤モデル
A) 模式図. B) 時間経過に伴うがん細胞の浸潤様式を示している. まず, CAFsがコラーゲン内へ浸潤し, その後を追従するようにがん細胞が浸潤している.（Aは文献6を元に作成）

液性因子のみならず, CAFsによる細胞外マトリクス, 特にコラーゲンの再構成も考慮し, これらががん細胞の浸潤能に及ぼす影響を検討するものである.

がん細胞あるいはCAFsに分子発現の変化を起こさせることにより, より詳細な分子機構の解明も可能となる.

1) がん細胞の蛍光ラベリング

1. にて記した手技にて, がん細胞を, 蛍光タンパク質発現ベクターなどを用いて蛍光ラベルする. 浸潤したがん細胞数を計測するためには, 蛍光ラベルしたがん細胞の使用が必須である[*4].

2) コラーゲンタイプIの固相化

❶ pH 3の希塩酸で終濃度0.3 mg/mLとなるようセルマトリックス Type I -A（3 mg/mL, pH 3）を希釈する.

❷ ESSEN image lock 96ウェルプレートの各ウェルに50 μLずつ添加し, インキュベーター内で24時間静置することでコラーゲンコートを行う. Image lockプレートを用いることにより, 正確なtime lapse imagingを行うことが可能となる.

[*4] 一般的な蛍光タンパク質（GFP, RFPなど）のラベリングでは, がん細胞の細胞質, 核がともにラベリングされる. そのため, コラーゲン内へ浸潤したがん細胞同士の境界が不明瞭となり, 正確な細胞数の測定が困難となることが多い. そのためわれわれの研究室では, 核局在するタグをもつ蛍光タンパク質を用いてラベリングしている（例 DsRed2-Nuc）.

3）がん細胞およびCAFsの播種

❶ 対数増殖期のがん細胞，CAFsを準備する．がん細胞単独群では5.0×10^4個のがん細胞を，CAFsとの共培養群ではがん細胞とCAFsがそれぞれ2.5×10^4個（合計で5.0×10^4個）[*5]をコラーゲンコートした96ウェルプレートの各ウェルに播種する．

❷ 播種後，37℃，5%CO_2の条件下で1時間静置した後に，WOUNDMAKER 96でスクラッチを入れる[*6]．

❸ スクラッチを入れた後に，細胞培養液にて3回洗浄する．

❹ セルマトリックス Type I−A（3 mg/mL，pH 3），5×DF培地，再構成用緩衝液をそれぞれ8：1：1となるよう混和し，細胞培養液を吸引除去した96ウェルプレートの各ウェルに50 μLずつ添加する[*7]．その後37℃，5%CO_2の条件下で30分間静置する．

❺ コラーゲンゲルが固まったことを確認した後に，細胞培養液を各ウェルに100 μLずつ添加し，72時間，time-lapse imagingを行う．薬剤添加試験を行うときはこの培養液に薬剤を加えて添加する．

4）がん細胞の浸潤数の評価

本実験系を用いることにより，基質であるコラーゲンタイプI内へは，まずCAFsが浸潤し，その後を追従するようにがん細胞が浸潤していくことを確認することができる．

❶ コラーゲンタイプI内へ浸潤した蛍光細胞数を元に，がん細胞浸潤数を計測する．

❷ 同時に，CAFsの浸潤面積も必ず計測しておくこと．

3. in vivo モデル（免疫不全マウスを用いた皮下共移植モデル）

動物モデルを用いたヒトCAFsとヒトがん細胞の相互作用モデルの構築はきわめて重要である．しかし，ヒトCAFsは，マウス生体内で長期間生存・残存することが難しいことが知られている．実際，ヒトがん細胞と同数のCAFsを免疫不全マウスの皮下に共移植しても，1カ月後のゼノグラフト内には，ヒトCAFsはほとんど残存していない．代わりにマウス由来のCAFsがヒトがん細胞の間質を埋めていることが多い．長期にわたるヒトCAFsとヒトがん細胞の相互作用をin vivoで検討することは，現状では困難であるといわざるを得ない．したがって，本実験系の使用目的は，「がん細胞の生着能に及ぼすCAFsの影響を検討すること」が主体となる[*8]．

[*5] 播種する細胞数は，予備的実験を行い，適量数を決めること．細胞数がこれより多い場合では，アッセイ中に培地交換の必要性が生じることがある．なお，がん細胞はCAFsに比べてスクラッチや洗浄操作によって剥がれやすいため操作中注意を要する．

[*6] スクラッチの入れ方には技術を要する．スクラッチ前に必ずWOUNDMAKERのピンの長さが揃っているかを確認する．すべてのウェルがうまくスクラッチされるように，スクラッチは最低2〜4回行うようにする．スクラッチ後，必ず各ウェルを顕微鏡で観察しスクラッチがうまく行われているウェルのみを用いて実験を行う．

[*7] コラーゲン混和液は固まりやすいため氷上や冷所で行うと良い．また，チップの先端に容易に詰まってしまうため，チップの先端を少し切ったものを用いるとスムーズにコラーゲンをウェルに添加できる．

[*8] ヒトCAFsが，がん細胞の増殖に及ぼす影響，あるいは薬剤感受性に及ぼす影響を検討したい場合，むしろ，オルガノイド培養を用いたアッセイ系の方が良いかもしれない．

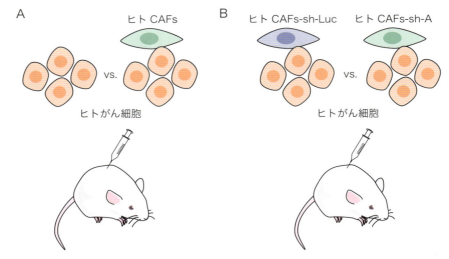

図3 免疫不全マウスを用いた皮下共移植モデル
A)①がん細胞のみ、②がん細胞＋CAFsを用いた生着実験モデル。一般にCAFsとがん細胞を共移植した群は、がん細胞単独移植群に比較して、生着が亢進することが明らかになっている。そのため、コントロールとして「がん細胞のみ」群を用いる実験系を用いても、あまり有用な情報を得ることができない。B)CAFsに発現している分子の機能実験（この場合は分子A）を行う際は、Bに示した実験系を行うことが望ましい（コントロールベクターをCAFsに導入した群 vs. 分子AをノックダウンするベクターをCAFsに導入した群）。

一般に，CAFsとがん細胞を共移植した群は，がん細胞単独移植群と比較して，がん細胞の生着が亢進することが明らかになっている．そのため，CAFsに発現している分子の機能実験を行う際は，コントロールとしてがん細胞単独移植群を用いることは望ましくない（図3）．

1）CAFsの蛍光ラベリング（任意）

今まで述べてきた in vitro の系とは異なり，本実験ではCAFsを蛍光ラベルすることが望まれる．マウス生体内におけるヒトCAFsを同定するときに有用であるからである．しかし，ゼノグラフト内におけるヒトCAFsの同定は，ヒト特異的抗体，あるいはヒトCAFsのみに反応する抗体を用いることにより可能となるため，蛍光ラベルの操作は必須ではない．

2）免疫不全マウス皮下に共移植

❶ 対数増殖期のがん細胞およびCAFsを用意する．

❷ がん細胞，およびCAFsの混合細胞懸濁液を作製する（100～200 μL）．混合する細胞数は原則1：1を基本としているが，実験により修飾は可能である．がん細胞とCAFsを維持する培養液

が異なる場合は，それぞれを1：1で混合する．使用するがん細胞株により異なるが，移植するがん細胞の数はおおよそ$5×10^5$～$1.0×10^6$であることが多い（がん細胞とCAFsを合わせた細胞数は$1.0×10^6$～$2.0×10^6$/マウス）[*9]．

❸ ❷の混合細胞懸濁液を，8～12週齢の免疫不全マウスの背部皮下に移植する[*10]．

❹ 適宜腫瘍を摘出し，大きさの測定，および組織標本を作製する．

3）腫瘍の評価

❶ 定期的に，腫瘍の生着をチェックする．

❷ 生着した腫瘍を摘出する．組織標本を作製し，抗体（蛍光タンパク質に対する抗体）にてCAFsの存在を確認する．また，MIB抗体（抗Ki-67抗体）を用いて，がん細胞の増殖能を検討する．

[*9] 細胞数をさらに減少させて生着能を検討することも多い（希釈実験）．

[*10] 一般的には雌のマウスを用いる．ケージ内で互いに攻撃することが少ないからである．なお，ホルモンの影響を検討する場合はこの限りではない．

技術支援の方法

技術支援に関しては，問い合わせにより対応を行う．

 トラブルへの対応

■ **CAFsの増殖が遅い**
→マイコプラズマのチェックを行う．継代数が若い細胞に切り替える，あるいは寿命の延長を行う．血清のロット，メーカーによる違いを詳細に検討したことはないが，おそらくそれらが問題になることはほとんどないと思われる．

■ **結果がばらつくとき**
→CAFsの継代数に問題があることが多い．必ず，継代数が10未満の細胞を用いること．また，継代数が少ない段階でストックの細胞を多く保管しておくこと．

◆ 文献

1) Straussman R, et al：Nature, 487：500-504, 2012
2) Ishibashi M, et al：Sci Rep, 7：46662, 2017
3) Ishii G, et al：Adv Drug Deliv Rev, 99：186-196, 2016
4) Gaggioli C, et al：Nat Cell Biol, 9：1392-1400, 2007
5) Neri S, et al：Int J Cancer, 137：784-796, 2015
6) Hoshino A, et al：Cancer Res, 71：4769-4779, 2011

VI その他のモデル

4 がん悪液質モデルの作製と生物学的特性の解析

柳原五吉，小松輝夫，飯野由貴

■ はじめに

　がん悪液質とは筋肉および脂肪組織の消耗による著しい体重減少，食欲不振，全身衰弱，倦怠感を特徴とする多因子性の症候群である[1]．この悪液質はがん患者のQOL（Quality of Life）の低下のみならず，化学療法にも悪影響を及ぼし，がん死亡原因の20％を占めると推定される[2]．また，悪液質は進行した胃がん，膵臓がん，大腸がん，肺がんなどの患者に高率（50〜80％）に認められる[3]．したがって，悪液質の改善は患者のQOL向上ならびに化学療法の継続にきわめて重要であり，死亡率減少につながることから緊急に対応すべき課題である．この悪液質の誘導機序の解明および症状改善薬の開発には，病態を反映した適切なモデルが必要不可欠である．

　現在までにColon 26 adenocarcinoma，Yoshida hepatoma，Lewis lung carcinomaなど多くの動物モデルが開発され，悪液質発症機序の解明に貢献してきた．しかし，再現性の乏しさや患者病態に近似しないなど，臨床への橋渡し研究には限界が指摘されており，臨床がんを反映した動物実験モデルの確立に期待が寄せられている[4]．最近開発されたKras^{G12D}/＋P53−/−Pdx-Cre（KPC）congenic allograft C57BL/6マウスは，膵臓がんの悪液質症状に類似した同種移植動物モデルであり，免疫学的研究も可能なことから注目されている[5]．

　一方，患者由来がん細胞（組織）を利用する異種移植モデルは，ヒト臓器がんの特徴を有し，臨床への橋渡し研究に有用と考えられている[4]．そこでわれわれは，胃がん，膵臓がん，十二指腸がんなどのヒトがん由来培養細胞を樹立し，これを免疫不全マウスへ移植し，悪液質マーカーである体重減少を指標に悪液質誘発細胞の分離を試みた．その結果，悪液質を高率に惹起する3株の悪液質誘発細胞の樹立に成功した[6][7]．これらの細胞を移植した担がんマウスは，臨床がんの特徴を踏まえた実験モデルとして，悪液質の病態生理の解明および症状改善薬の開発に有用と考えられる．本稿では，このわれわれの実験成績を中心に悪液質動物モデルの作製とその生物学的特性について記載する．

準　備

□ 実験動物
　ヌードマウス（BALB/c-nu/nu），SCIDマウス（C.B-17/ler-scid/

scid），IL-2Rγ KO（NOG）マウス，ヌードラット（F344/NJcl-rnu/rnu）などの免疫不全動物から移植の目的に適合する動物を選択し，実験動物取り扱い業者からSPF（specific pathogen free）動物として購入する[*1].

*1 免疫不全マウスの扱いに関しては，V-7を参照.

□ 培養細胞

目的の臓器がんに由来する細胞株を細胞バンク〔医薬基盤・健康・栄養研究所，理化学研究所，ATCC（American Type Culture Collection）など〕あるいは研究者から入手する．細胞が届いたら説明書に従い培養を開始する．移植にあたっては対数増殖期の培養細胞を用いる．

□ 試薬・器具・消耗品および器具などの滅菌・消毒ならびに麻酔

V-9の記述とほぼ同様であり省略するので前稿を参照のこと．

プロトコール

以下の処置は動物福祉に配慮し，麻酔下にて苦痛軽減を図りながら施術する．

1. 体重減少を指標とした悪液質誘発細胞（候補）の選択

❶ 付着細胞は分散処理にて，浮遊細胞は遠心沈殿（700 rpm/5分間）にて回収する．沈殿細胞を新たな培養液（PBS）に浮遊させ細胞数（1×10^6個/50 μL/匹）を調製後，1 mLシリンジ（注射針26G）に吸引し，マウスの背部あるいは腹部に皮下移植する（方法はV-5を参照のこと）．

❷ 動物は毎日観察し，週2回程度体重を測定する．腫瘍細胞が生着し腫瘍形成を認めたら少なくとも週1回はノギスで腫瘍径を測定する．

❸ 腫瘍成長に伴い体重が減少する個体が出現するので，外観的な悪液質の症状（運動性，摂餌量・摂水量などの低下）に注意して観察を続ける．

❹ 体重減少が顕著になった個体は，動物福祉の観点から安楽死させ剖検する．皮下腫瘍のサイズ・重量，各臓器の重量や肉眼的な変化を詳細に観察する．また，皮下腫瘍を無菌的に摘出し，初代培養や移植実験に供する（摘出方法などはV-5を参照のこと）．さらに組織は病理学的検査のため10％ホルマリンで固定する．

❺ 上記のような担がん個体において，がん悪液質の臨床診断基準である有意な体重減少，摂食（餌）量低下，脂肪量および除脂肪量の減少および血中炎症性マーカーの上昇がみられたら[*2]，悪液

*2 年齢および性の一致した対照動物と比較する．

表　マウスへの皮下移植により体重減少のみられたがん細胞株

細胞株	体重減少	細胞株	体重減少	細胞株	体重減少
胃がん		MKN-45	2/5	Sui76	0/5
HSC-39	0/5	MKN-72	0/5	Sui77	0/5
HSC-40A	0/5	**膵がん**		TCC-Pan2	0/5
HSC-41	0/5	Sui65	0/5	Pan2MmLuc	0/5
HSC-42	0/5	Sui66	0/5	**十二指腸がん**	
HSC-43	0/5	Sui67	0/5	TCC-NECT-2	1/5
HSC-44PE	0/5	Sui68	0/5	**悪性中皮腫**	
HSC-45	0/5	Sui69	0/5	TCC-MESO-1	0/5
HSC-57	0/5	Sui70	2/5	TCC-MESO-2	0/5
HSC-58	0/5	Sui71	0/5	TCC-MESO-3	0/5
HSC-59	0/5	Sui72	0/5	Me1Tu	0/5
HSC-60	1/5	Sui73	0/5	Me2Tu	0/5
HSC-64	0/5	Sui74	0/5	Me3Tu	0/5
MKN-28	0/5	Sui75	0/5	NCI-H28	0/5

文献6を元に作成.

質誘発細胞株の候補とする．表にヒトがん由来38細胞株（胃がん15株，膵がん15株，十二指腸がん1株，悪性中皮腫7株）をマウス5匹に移植した結果を示すが，4株（胃がん2株，膵がん1株，十二指腸がん1株）に低頻度ながら体重減少が認められ，候補細胞とした．

2. stepwise selectionによる悪液質誘発細胞株（亜株）の分離

❶ 体重減少が顕著になった担がん個体を安楽死させ，皮下腫瘍を無菌的に摘出し初代培養を行う（摘出方法などはⅤ-5を参照のこと）．腫瘍はあらかじめRPMI1640などの無血清培養液を入れた60 mmディッシュ内に移し，洗浄する．

❷ 新たなディッシュに腫瘍を移し，曲剪刃で1 mm角以下に細切し，少量の培養液（10 %牛胎仔血清を加えたRPMI1640）を加えピペッティングし，組織片がディッシュ全体に広がるように播種し（組織片数は20〜30個/60 mmディッシュ），CO_2インキュベーターに入れる．

❸ 数時間後に，付着組織片を動かさぬよう培養液（組織片が浸る程度）をゆっくり加える．

❹ 翌日，培養液をゆっくり加える（合計5 mL/6 cmディッシュ）．ディッシュに接着している組織片が動かぬよう注意しながら，週

2回の培養液の半量交換を行う．

❺ 2〜3週間の初代培養後，組織から腫瘍細胞が遊出し，コロニー形成が認められる．このコロニーが70％以上増殖した段階でトリプシン処理により播き替える．増殖の安定した細胞が得られるまでくり返す[*3]．

❻ 対数増殖期の培養細胞（1×10⁶個/50 μL/匹）をマウスの皮下に移植する（再移植）．これ以降は，2.❶〜❻の過程をくり返して行う．

❼ 体重減少および悪液質マーカーが移植個体全例に認められた段階で，悪液質誘発細胞株（亜株）が分離（樹立）できたと判定する．また，悪液質誘発細胞を移植した個体を悪液質動物モデルと判断する．

*3 培養細胞を移植した腫瘍の初代培養では，比較的容易に増殖の安定した細胞を得ることができる．播き替えの割合は最初1：1で行い，増殖速度に応じて1：5，1：10とする．

実験例

1．分離した悪液質誘発細胞株の移植モデルの特性解析

図1に提示した作製のスキーム（がん細胞を移植し体重減少の顕著な個体の腫瘍を摘出・培養し，再移植・回収のサイクルをくり返す）にて，がん悪液質を高率に惹起する亜株3細胞株（以下）を分離した．これらの細胞は動物に移植するとすべての個体で，有意な体重減少，摂餌量低下，脂肪量および除脂肪量の減少，ならびに血中炎症性マーカーの上昇（急性期タンパク質およびサイトカイン）を認めた[6) 7)]．現在解析中である胃がん細胞60As6の例を簡単に紹介する．85As2およびAkuNECモデルの詳細は既報の文献を参照されたい[7)〜10)]．

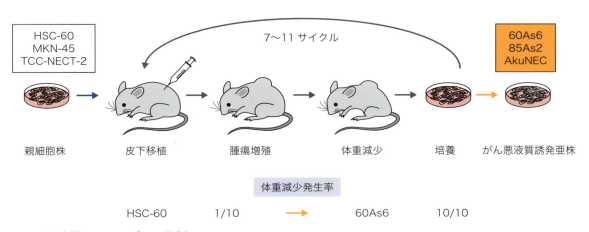

図1 悪液質マウスモデルの作製
文献7を元に作成．

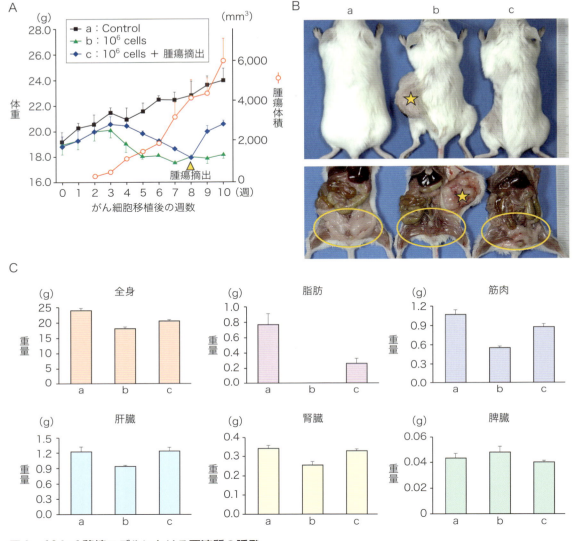

図2 60As6移植モデルにおける悪液質の誘発
脂肪組織：黄色円，腫瘍：黄色星．

1) 60As6移植モデル

　　60As6細胞は腹膜播種細胞を樹立する目的で，スキルス胃がん由来培養細胞HSC-60[11]からstepwise selectionにより分離した腹膜播種性転移株であり[12]，同時に悪液質症状も発症する．そこで60As6細胞を移植後，宿主の反応を観察し，68日目に剖検した結果を以下に述べる．この60As6細胞をNOGマウスに皮下移植すると，腫瘍の増殖に伴い全例で体重減少が徐々に進行した（図2A）．これは週齢・性の一致した無処置対照マウス（対照群）と比較すると明らかである．体重減少が顕著になった時点（53日目）で腫瘍を摘出したマウスは，悪液質から健常状態へと徐々に回復した（図2A青線）．エンドポイントでの対照マ

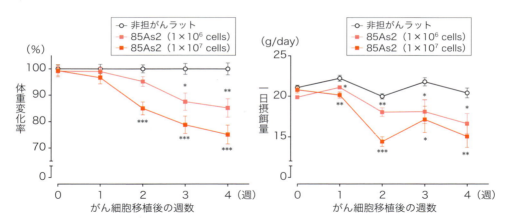

図3 85As2ラットモデルにおける体重減少と摂餌量・摂水量
文献8より引用.

ウスを図2B-aに，担がんマウスとその個体における退縮した脂肪組織を図2B-bに示す．腫瘍摘出マウスでは脂肪細胞の再増殖が認められ（図2B-c），この60As6細胞が宿主に悪液質症状を誘発する原因であることが明瞭となった．また，剖検時の体重および各臓器重量を測定した結果を図2Cに示す（a：対照群，b：担がん群，c：腫瘍摘出群）．担がん群は体重，脂肪および筋肉組織，肝臓などの重量の減少を認めたが，腫瘍摘出群では対照群とほぼ同レベルであった（柳原五吉他，未発表）．

2）85As2移植（マウスおよびラット）モデル

85As2移植モデルは胃がん培養細胞MKN-45をヌードマウスに移植し，体重減少を指標としてstepwise selectionにより分離した悪液質誘発細胞株の移植動物モデルである[6]．85As2細胞は腹膜播種性転移株として樹立した亜株であるが，ヌードマウスに移植すると高率に悪液質を発症する[6]．さらにマウスではなく，ヌードラットに85As2細胞を移植（順化）し，移植細胞数とエンドポイントを考慮することで，体重減少による動物への負担を軽減させ動物福祉に配慮した実験モデルとした（図3）．また，マウスと比較して各臓器が大きく解析しやすい利点もある．このラットモデルの生物学的特性の解析を進めるとともに，悪液質症状緩和のために薬剤の評価試験を行った[8〜10]．これについては次項**2.**で述べる．

3）AkuNEC移植モデル

希少がんである十二指腸がんの中でも稀な神経内分泌がん患者の腹水中のがん細胞から培養細胞TCC-NECT-2を樹立した[13]．この細胞も移植したヌードマウスで体重減少を認めたことから（表），8サイクルのstepwise selection（図1）により悪液質誘発細胞株AkuNECを分離した[7]．この細胞（亜株）はマウスの皮下，あるいは同所（十二指腸）移植すると，すべての担がんマウスにおいて有意な体重減少，摂餌量低下，筋肉および脂肪組織の消耗（筋繊維の断面積の縮小，脂肪細胞の褐色化と小型化）および血中炎症性マーカーの上昇など明確な悪液質症状を呈するモデルである[7]．なお，胃への同所移植はⅤ-9，また十二指腸への移植はⅤ-10を参照のこと．同所移植腫瘍の観察はルシフェラーゼ遺伝子導入細胞

（85As2mLuc, AkuNECLuc, 60As6Luc）を移植し，蛍光イメージング解析している．

　ヒトがんの異種移植モデルで発現する悪液質症状は，がん細胞に対する宿主側応答（炎症）と解釈される．同所移植による悪液質は皮下移植に比し，宿主の脾臓や肝臓の重量が増加し，免疫系細胞の反応性が高まることから，これは移植局所の微小環境（各細胞間および液性因子との相互作用）の相違に起因し，同所移植の優位性が示唆されている[5) 14)]．しかし，AkuNEC および 85As2 モデルの同所移植により誘発された悪液質においては，脾臓および肝臓の重量は皮下移植同様に減少し，この所見を確認できなかった．一方，このAkuNEC 細胞はインターロイキン 8（IL-8）を過剰産生しており，担がんマウスの血清中でも検出され，その産生レベルは悪液質発症の進行過程に正の相関性を示した．そこでshRNA（small hairpin RNA）（shRNA により IL-8 の遺伝子サイレンシングを行った）にてIL-8 遺伝子をノックダウンした AkuNEC 細胞を移植し，悪液質への影響を検討したが明らかな発症抑制は確認できなかった[7)]．上記の実験結果は新たな悪液質発症の要因および機構の存在が示唆された．

2. 漢方薬による治療実験

　食欲不振を伴う悪液質は，体重減少を進行させ患者の QOL が著しく低下する．医療保険に収載されている漢方薬には，食欲不振に適応を有する処方が複数あり，悪液質への効果が期待される．前述したヒト胃がん由来細胞 85As2 はヌードラットへ移植すると摂餌量低下を伴う悪液質症状を発症する（図3）[8)]．このラットモデルにおいて，漢方薬として六君子湯を用いた治療実験例を紹介する[8)]．六君子湯は食欲不振に適応を有する漢方薬であり，抗がん剤シスプラチンによる食欲不振モデルラット[15)] あるいは同種移植がん悪液質モデルラットに対する改善効果が報告されている[16)]．

　試験プロトコールを図4A に示すが，85As2 細胞をヌードラットの両側腹部に皮下移植（1×10^7 cells/200 μL /site）した．非担がん対照として，生理食塩水を皮下投与した．がん細胞移植群は，14 日後には 1〜2 cm^3 大の腫瘍が形成されると同時に，悪液質症状（体重減少，摂餌量低下，除脂肪量低下，筋肉萎縮など）を示した．悪液質発症後，六君子湯エキス（蒸留水に懸濁，1 g/kg/10 mL/day）をゾンデにより 1 日 2 回経口投与した．悪液質発症の対照ラットおよび非担がん対照ラットは同量の蒸留水を 1 日 2 回投与した．これらの投与は，14 日目から 20 日目まで 7 日間行い，その期間は，体重・摂餌量・摂水量測定を毎日実施した．実験動物用体組成計（ImpediVET™ Bioimpedance Spectroscopy device）による除脂肪量・脂肪量・体水分量測定は，がん細胞移植日（0 日目），投与開始日（14 日目），投与最終日（20 日目）に実施した．21 日目に体重・摂餌量・摂水量測定後に剖検し，各筋肉組織（大胸筋，腓腹筋，前脛骨筋，ヒラメ筋）および脂肪組織（腸間膜・精巣上体・腎臓周辺脂肪組織）の重量を測定した．

　悪液質発症後からの六君子湯の投与は，蒸留水投与群と比較して，摂餌量低下および摂水量低下を有意に改善した（図4B）．さらに，蒸留水投与群では，投与期間中の悪液質の進行により有意な体重減少を示したが，六君子湯投与群では体重減少を抑制した（図4C）．また，体組成では，六君子湯投与は，悪液質による除脂肪量低下および体水分量低下を改善し，最終的に筋肉量の低下を抑制した．

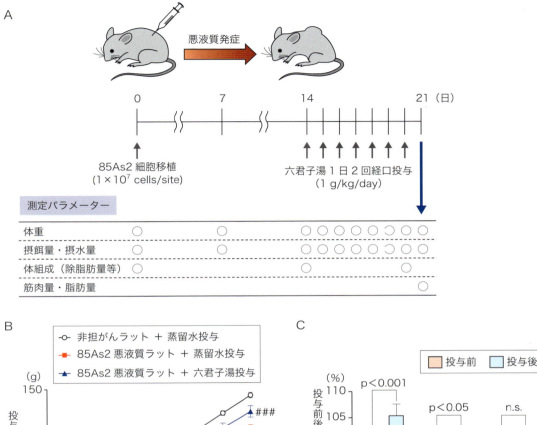

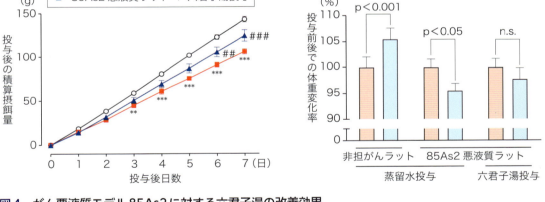

図4 がん悪液質モデル85As2に対する六君子湯の改善効果
文献8より引用．**p＜0.01，***p＜0.001 vs. 非担がんラット＋蒸留水投与群．
##p＜0.01，###p＜0.001 vs. 85As2悪液質ラット＋蒸留水投与群．n.s.：not significant．

入手法および技術支援の方法

悪液質誘発細胞株（60As6，85As2，AkuNEC）の分与に関しては，アカデミアの研究者とは研究目的，期間，成果の取り扱いなどを明記した有体物移動合意書（Material Transfer Agreement：MTA）をとり交わし，原則無償で譲渡している．企業とは施設間の共同研究契約または有償MTAで譲渡している．

実験手技などの技術支援は，国立がん研究センター先端医療開発センターバイオマーカー探索TR分野に依頼があれば対応する．

 トラブルへの対応

■体重減少が顕著であり動物へ過剰な負担をかけ動物福祉上問題がある

→例としてAkuNEC移植マウスは，きわめて明瞭な悪液質症状を呈するモデルであるが，短所として腫瘍の成長に伴い動物に体重減少の負荷をかける．この対策として実験のエンドポイントを早めに設定する，移植細胞数を少なく調整する，また85As2モデルのようにラットへ順化するなどにより動物への負荷が軽減され，動物福祉に寄与したモデルが実現する．

■悪液質誘発細胞株（培養細胞）を移植したが悪液質症状の発症頻度が低い

→培養細胞の取り扱いに注意すべきである．分与された凍結細胞を融解・培養し，最初にある程度の凍結細胞のストックを作製する（ストック本数は実験の規模に依存する）．実験に際しては，このうちの1本を使い，継代は長くて半年，できれば3カ月以内に止めるのがよい．長期間の継代培養はselectionなどが起こる可能性があり，実験結果に影響するのですべきではない．継代は対数増殖期かセミコンフルエント状態で行い，過剰増殖させた細胞を継代してはならない．

◆ 文献

1) Tisdale MJ：Physiol Rev, 89：381-410, 2009
2) Fearon K, et al：Nat Rev Clin Oncol, 10：90-99, 2013
3) Argilés JM, et al：Nat Rev Cancer, 14：754-762, 2014
4) Penna F, et al：Semin Cell Dev Biol, 54：20-27, 2016
5) Michaelis KA, et al：J Cachexia Sarcopenia Muscle, 8：824-838, 2017
6) Yanagihara K, et al：Nutr Cancer, 65：578-589, 2013
7) Yanagihara K, et al：Oncotarget, 10：2435-2450, 2019
8) Terawaki K, et al：Am J Physiol Endocrinol Metab, 306：E373-E387, 2014
9) Terawaki K, et al：PLoS One, 12：e0173113, 2017
10) Terawaki K, et al：Oncotarget, 9：34748-34764, 2018
11) Yanagihara K, et al：Cancer Sci, 95：575-582, 2004
12) Fujita T, et al：Cancer Sci, 104：214-222, 2013
13) Yanagihara K, et al：Oncotarget, 9：36503-36514, 2018
14) Delitto D, et al：Oncotarget, 8：1177-1189, 2017
15) Takeda H, et al：Gastroenterology, 134：2004-2013, 2008
16) Fujitsuka N, et al：Transl Psychiatry, 1：e23, 2011

Ⅵ その他のモデル

5 ヒト化NOG-hIL-6マウス による腫瘍モデル

花澤麻美，髙橋武司

はじめに

　近年ではNOGマウスやNSGマウスなどの重度免疫不全マウスに各種のヒト遺伝子を導入した次世代重度免疫不全マウスの開発が進み，ヒトの病態を再現できる動物モデルとして薬効試験や病態解明などの研究に使用されている[1) 2)]．本稿ではヒトのインターロイキン-6（human IL-6：hIL-6）を導入したトランスジェニックNOGマウス（NOG-hIL-6マウス），ならびに本マウスを利用したヒト腫瘍モデルの作製とその特性について紹介する．

　IL-6は炎症性サイトカインであり，がん患者に存在する免疫抑制性細胞である腫瘍関連マクロファージ（tumor-associated macrophage：TAM）の誘導に関与する主要因子の一つとされている．TAMはT細胞など抗腫瘍免疫にはたらく細胞を抑制し，腫瘍の増長を促進する免疫細胞であり，今日では創薬ターゲットとして注目されている[3) 4)]．遺伝子導入によりヒトIL-6を発現させたNOGマウスにヒト造血幹細胞を移植することでヒト免疫系を再構築し，このヒト化NOG-hIL-6マウスにヒト腫瘍株を移植することによりヒトTAMを保持するヒト腫瘍モデル動物を作製することができる[5)]．

　本モデル動物を用いることにより，サンプルの入手が困難であるヒトTAMの解析を容易にし，またこれらの細胞を標的とした新規抗がん剤などの*in vivo*での薬効試験を可能とする．

準　備

1. 免疫系ヒト化マウスの作製

- □ NOG-hIL-6マウス（インビボサイエンス社）
- □ 凍結臍帯血由来ヒトCD34$^+$造血幹細胞（StemExpress社，Allcells社，ロンザ社など）
- □ 15 mL遠心管
- □ 2％FBS/PBS

　AにBを指定の濃度となるように加える．

　A）PBS（ナカライテスク社，#14249-24）

　B）FBS（サーモフィッシャーサイエンティフィック社，#10270106）
- □ 培地（20 U/mL DNase Ⅰ，10％FBS，RPMI1640）

AにB，Cを指定の濃度となるように加える．

A）RPMI1640培地（サーモフィッシャーサイエンティフィック社，#61870036）

B）FBS（サーモフィッシャーサイエンティフィック社，#10270106）

C）DNase I（ロシュ・ダイアグノスティックス社，#10104159001）

☐ 0.4％トリパンブルー染色液（サーモフィッシャーサイエンティフィック社，#15250061）

☐ 29G針付きシリンジ（日本ベクトン・ディッキンソン社，#326666）

☐ 1.5 mLあるいは2 mLチューブ

☐ マウス保定器

2. ヒト腫瘍株の移植

☐ 15 mL遠心管

☐ PBS（ナカライテスク社，#14249-24）

☐ イソフルラン（MSDアニマルヘルス社）

3. 腫瘍内ヒト免疫細胞の解析

☐ イソフルラン（MSDアニマルヘルス社）

☐ gentleMACS™ Dissociator（ミルテニーバイオテク社，#130-093-235）

☐ C tube（ミルテニーバイオテク社，#130-093-237）

☐ チューブローテーター

☐ Cell strainer（ポアサイズ70 μmのナイロンメッシュ）（コーニングインターナショナル社，#352350）

☐ 10％FBS/RPMI1640

AにBを指定の濃度となるように加える．

A）RPMI1640（サーモフィッシャーサイエンティフィック社，#61870036）

B）FBS（サーモフィッシャーサイエンティフィック社，#10270106）

☐ Collagenaseなどの適切な細胞分離試薬

例：Collagenase IV液（RPMI1640に懸濁）（シグマ アルドリッチ社，#C5138）

☐ DNase I（ロシュ・ダイアグノスティックス社，#10104159001）

☐ PEBバッファー（PBS pH 7.2，2 mM EDTA，0.5％BSA）

A）PBS（ナカライテスク社，#14249-24）

B）EDTA（ナカライテスク社，#15111-45）

C）BSA（シグマ アルドリッチ社，#A7906-50G）

☐ ヒトFcレセプターブロッキング抗体（BioLegend社，#422301 & #422302）

□ マウスFcレセプター ブロッキング抗体（BioLegend社，#101301 & #101302）

□ フローサイトメトリー用染色抗体（BioLegend社，日本ベクトン・ディッキンソン社，サーモフィッシャーサイエンティフィック社など）

□ PI solution（日本ベクトン・ディッキンソン社，#550825）

□ ナイロンメッシュフィルター（200 μm）（野中理化器製作所，#N-No200HD）

▐プロトコール

1. 免疫系ヒト化マウスの作製

1）マウスの導入

　NOG-hIL-6マウスは遺伝子組換えマウスであるので，遺伝子組換え実験計画書の申請・承認後，動物実験計画書の申請を行い，これらの承認後に使用可能となる．承認後，インビボサイエンス社に在庫を問い合わせてとり置きをしてから導入登録する．

❶ インビボサイエンス社にメールまたは電話でNOG-hIL-6マウスの希望納品日，匹数と週齢を連絡し，在庫を確認する．このとき，返信で微生物検査書が送られてくる．

❷ 発注コード（マウス代，動物配送料）を取得して，動物の導入登録を行い，インビボサイエンス社の担当者に在庫のとり置きを依頼する．

❸ 指定の納品日にマウスが配送される．到着後，各動物施設のルールに従い輸送箱より飼育ケージに移し，飼育を開始する*1.

2）ヒト造血幹細胞の調製

❶ 凍結された臍帯血由来ヒトCD34+造血幹細胞を購入し，購入元の指示する方法により液体窒素などに保存する．

❷ 液体窒素などより細胞をとり出し，37℃に設定したウォーターバスにて解凍する．ウォーターバスからとり上げた後，70％エタノールで容器の外側を拭き上げる．

❸ 細胞を解凍後，ゆっくりと転倒混和する．

❹ ピペットを用いて15 mL遠心管に細胞を全量移す．細胞の入っていた容器は1 mLの培地（20 U/mL DNase I /10％FBS/RPMI1640）にて共洗いし，これも15 mL遠心管に移す．細胞の入った15 mL遠心管に共洗いした培地を加える際，チューブをゆっくりと回しながら培地を一滴ずつ滴下する*2*3.

*1 本マウスは重度な免疫不全であるため，SPF（specific pathogen free）施設で飼育する必要がある．

*2 培地はあらかじめウォーターバスにて37℃に温めておく．

*3 細胞の凝集を防ぐため，使用する培地にはDNase I を加える．

❺ 細胞20 μLを分取し，トリパンブルー染色液を用いて細胞数を計測する[*4].

❻ 細胞を回収した15 mL遠心管に，合わせて5 mLになるように培地をゆっくりと滴下していく．

❼ 15 mLになるように，さらに1〜2 mLずつ培地を加えていく．培地を加えるごとに，チューブをゆっくりと回して撹拌する．

❽ 遠心（室温，200×g，15分間）後，上清を除去する[*5].

❾ ペレットをタッピングにて崩し，再度15 mLの培地をゆっくりと加える．

❿ 遠心（室温，200×g，10分間）後，上清を除去する[*6].

⓫ 1 mLのPBSに細胞を懸濁し，トリパンブルー染色液を用いて再度細胞数をカウントする[*4].

⓬ 細胞濃度が2.5×10⁵/mLとなるように細胞をPBSに懸濁し，細胞浮遊液を調製する．一度解凍した細胞は再度凍結して保存することができないため，すべて使用する．また，解凍後は速やかに移植に用いる．

3）ヒト造血幹細胞の移植

❶ マウス免疫細胞を除去するため，ヒト造血幹細胞を移植する前日〜2時間前までにNOG-hIL-6マウスにX線を照射する[*7].

❷ 細胞浮遊液を1.5 mLあるいは2 mLのチューブに移し，これを動物施設（SPF施設）に搬入し，一匹あたり5×10⁴個の細胞が移植されるように細胞浮遊液200 μLをマウスに尾静脈投与する．

❸ 移植後4週目より4週間ごとに，ヒト造血幹細胞を移植したマウスより50〜100 μLの採血を行い，フローサイトメトリーを用いて末梢血中のヒト血液細胞の分化を確認する（抗ヒトCD45抗体，抗マウスCD45抗体を含む任意の抗体で染色する．ヒトのCD3，CD19，CD33，CD14などに対する抗体を使用する場合が多い）．

❹ ヒト血液細胞が正常に生着していることが確認された場合，移植後12〜14週目にヒト腫瘍細胞株の移植に用いる．

2. ヒト腫瘍株の移植

❶ 細胞凍結液（セルバンカーなど）を用いて凍結保存したヒト腫瘍細胞株を37℃のウォーターバスにて解凍する．

❷ 細胞浮遊液を15 mL遠心管に移し，15 mLになるように2％FBS/PBSを加え，遠心する（200×g，5分間）．

[*4] 細胞数は遠心前と遠心後の2回カウントする．

[*5] 最終的な細胞数確認まで，除去した上清は別容器にて保存しておく．十分な細胞数が得られていることを確認した後に廃棄する．不良の場合は上清を遠心し，細胞を回収する．

[*6] この上清も別容器にて保存しておく．

[*7] X線の照射線量，条件はX線照射装置により異なるため，各施設で事前に検討する必要がある．

❸ アスピレーターを用いて上清を除去する.

❹ ❷，❸をくり返す.

❺ ペレットを適量のPBSに懸濁させ，細胞数の調製を行う[*8].

❻ ヒト血液細胞を生着させたマウスの側腹部を剃毛し，イソフルラン麻酔下にて29G針付きシリンジを用いて，一匹あたり100 µLの細胞浮遊液を剃毛した箇所に皮下移植する.

3. 腫瘍内ヒト免疫細胞のフローサイトメトリーによる解析

❶ 腫瘍株を移植したマウスをイソフルラン吸入により安楽死させ，側腹部の皮下腫瘍を摘出する．皮膚，脂肪なども丁寧に剥離する.

❷ 細胞分離試薬を調製する．（腫瘍株により最適な組成が異なる．例として，Collagenase IV 1 mg/mL，DNase I 100 µg/mLを添加したRPMI1640など）

❸ 3 cmディッシュに分取した5 mL（腫瘍の重量が0.2～2 gの場合）あるいは10 mL（腫瘍の重量が2～4 gの場合）の細胞分離試薬に腫瘍を入れ，2～4 mm角以下に細切する[*9].

❹ 細切した腫瘍を細胞分離試薬とともにC tubeに移す.

❺ gentleMACS Dissociatorのプロトコールに従い細胞の分離を行う[*10].

❻ 分離した細胞をCell strainer（70 µm）に通し，50 mL遠心管に回収する.

❼ 5 mLの10 % FBS/RPMI1640を用いてC tubeを共洗いし，これも50 mL遠心管に回収し，遠心する（200×g，5分間）.

❽ 上清をアスピレーターで除去後，ペレットをPEBバッファー（PBS/2 mM EDTA/0.5 % BSA）15 mLに懸濁し，遠心（200×g，5分間）する[*11].

❾ 上清をアスピレーターで除去後，ペレットを200 µL～1 mL（腫瘍の大きさによる）のPEBバッファーに懸濁し，以後は氷上で保存する.

❿ 細胞染色のため，1.5 mLチューブにそれぞれのサンプルを50 µLずつ分注し，遠心（1,500×g，5分間）する.

⓫ 上清をアスピレーターで除去後，サンプルに20 µg/mLに調製した抗ヒトおよび抗マウスのFcレセプターブロッキング抗体を50 µLずつ加える[*12].

*8 細胞数は腫瘍株ごとに異なるので，事前に最適な細胞数を検討する．実験例では，移植後30日前後に2,000 mm³となることを目安とした.

*9 必要に応じて腫瘍の一部を採取し実験に用いる．このとき，腫瘍全体と採取した腫瘍の一部の重量を測定しておく.

*10 使用する腫瘍株により用いるプロトコールは異なる.

*11 細胞の凝集を防ぐため，EDTAを添加したバッファーを用いる.

*12 骨髄系細胞を解析する際はFcレセプターのブロッキングを行うことを勧める.

⓬ 氷上にて20分間静置した後，PEBバッファーを450 μL ずつ加えて転倒混和し，遠心（1,500×g，5分間）する．

⓭ アスピレーターで上清を除去した後，目的の細胞表面タンパク質に対する抗体の混合液50 μL を加え，氷上で20分間静置する．

⓮ 450 μL のPEBバッファーを加え，遠心（1,500×g，5分間）する．

⓯ アスピレーターで上清を除去し，適量（200 μL～1 mL程度）のPI solutionに細胞を懸濁し，最後にメッシュフィルター（200 μm）に通す．

⓰ フローサイトメトリーにて測定，解析を行う．

実験例

われわれの研究では，NOG-hIL-6マウスの免疫系ヒト化マウスとしての特性ならびにヒト腫瘍株移植時に誘導されるヒト免疫細胞の性質について，従来のNOGマウスを用いたヒト化マウスと比較することで解析を行った．

はじめに，ヒト CD34$^+$ 造血幹細胞移植時のNOG-hIL-6マウスの特徴について，従来のヒト化 NOG マウスでは移植したヒト造血幹細胞は主にB細胞やT細胞といったリンパ球に分化し，骨髄系細胞はほとんど誘導されなかったが，ヒト化 NOG-hIL-6マウスでは末梢血や脾臓において多数のヒト単球およびマクロファージが観察された．よって，本マウスに発現させたヒト IL-6 はヒト単球，マクロファージの分化を誘導し，これまでのヒト化マウスでは不可能であったヒトマクロファージの解析を可能とするモデルであるといえる．

また，近年では，がん患者の腫瘍内に存在するTAMが患者の抗腫瘍免疫を抑制し，腫瘍の増殖を促進する細胞として報告され，治療の標的として注目を集めている．そこでわれわれは，豊富なヒトマクロファージを内包するヒト化 NOG-hIL-6マウスにおいてこの細胞を誘導し，ヒトTAMの解析を可能とする動物モデルの作製を行った．

われわれは，TAMの誘導を促すとされているサイトカインである IL-1β，IL-8，VEGFなどの産生のみられる頭頸部扁平上皮がん由来のヒト腫瘍株 HSC4 をヒト化 NOG-hIL-6マウスに移植する腫瘍株として選択した．この HSC4 をヒト造血幹細胞移植後12～14週目の NOG-hIL-6マウスあるいは NOG マウスの側腹部皮下に 1.5×10^6 個移植し，腫瘍体積が 2,000 mm^3 程度となる腫瘍移植後30～51日目に腫瘍内あるいは脾臓内のヒト免疫細胞の解析を行った（図1）．はじめに，免疫染色にて腫瘍内のマクロファージの解析を行った．脾臓や末梢血と同様に腫瘍においても NOG-hIL-6マウスで多数のヒトマクロファージ（CD68$^+$細胞）の存在が確認され，さらに，腫瘍内のヒトマクロファージのみがTAMのマーカーの一つである CD163 を高発現していた（図2）．腫瘍内に浸潤したヒトマクロファージは，腫瘍由来の因子の影響により TAM に類似の形質を獲得したものと考えられる．次に，このヒト化 NOG-hIL-6マウスに移植した腫瘍内のTAM様細胞が，その能力においても患者体内の同細胞と同様に免疫抑制能を獲得しているか否かについて検討を行った．TAMの

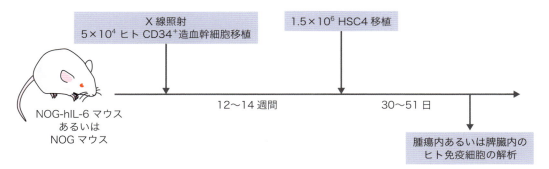

図1 実験方法

NOG-hIL-6マウスあるいはNOGマウスにヒト造血幹細胞を移植し，十分な単球・マクロファージが誘導され，かつT細胞の出現する移植後12〜14週目にヒト腫瘍株HSC4を皮下移植した．その後，腫瘍株が解析に十分な大きさとなる腫瘍株移植後30〜51日目に，腫瘍内または脾臓に存在するヒト免疫細胞の解析を行った．

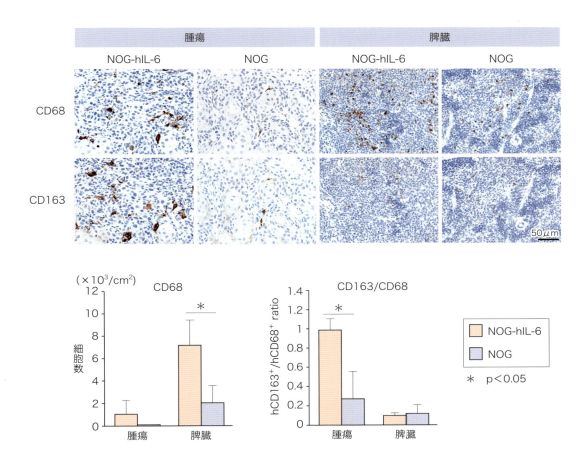

図2 腫瘍内におけるヒトマクロファージとTAMの分布

従来のヒト化NOGマウスではごくわずかなヒトマクロファージしか誘導されなかったが，ヒト化NOG-hIL-6マウスでは腫瘍，脾臓ともに多量のヒトマクロファージ（CD68⁺細胞）が観察され，さらに腫瘍内においてのみこれらのマクロファージはTAMのマーカーであるCD163を発現していた．（文献5より転載）

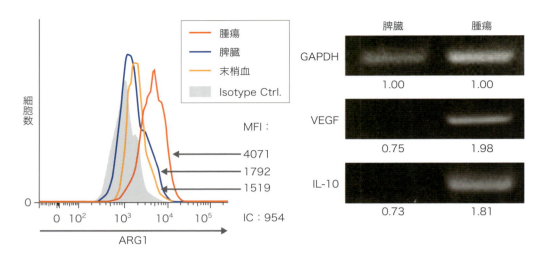

図3　腫瘍内ヒトマクロファージにおける免疫抑制因子の発現
ARG1（Arginase 1）の発現をフローサイトメトリーにて，VEGF，IL-10の発現を定量PCRにて測定し，腫瘍内マクロファージと脾臓内マクロファージを比較した．腫瘍内に存在するヒトマクロファージのみ，ARG1，VEGF，IL-10といったTAMの産生する免疫抑制因子や腫瘍増殖促進因子を発現していた．（文献5より転載）

産生する代表的な免疫抑制因子であるARG1（Arginase 1）やIL-10，加えて腫瘍の増殖や転移を促すVEGFの発現をフローサイトメトリーあるいは定量PCRで検討したところ，腫瘍内の細胞がこれらの因子を発現していたことから，ヒト化NOG-hIL-6マウスに移植したヒト腫瘍内に存在するヒトマクロファージはその性質においてもTAMに類似していることが示唆された（図3）．さらに，このTAM様細胞の免疫抑制能を示すため，試験管内においてCFSE（生細胞蛍光染色色素）で標識したヒト化NOGマウスの脾臓由来のヒトT細胞とNOG-hIL-6マウスあるいはNOGマウスの腫瘍または脾臓由来のヒトマクロファージを共培養し，直接的に抗腫瘍にはたらく代表的な細胞であるCD8$^+$T細胞の増殖への影響を検討した．その結果，腫瘍由来のマクロファージと共培養したときのみ，CD8$^+$T細胞の増殖が抑制された（図4）．

よって，ヒト化NOG-hIL-6マウスに各種TAM誘導因子を発現するヒト腫瘍株を移植することによって，形質の類似のみならず，宿主の抗腫瘍免疫能を抑制する能力をも獲得した，がん患者の腫瘍内に存在するTAMに類似した細胞が誘導されることが示された．

入手法

NOG-hIL-6マウスはアカデミア・企業ともに有償にて頒布しており，国内ではインビボサイエンス社（http://www.invivoscience.com/kiban-s.html）を通して，欧米ではTaconic社（https://www.taconic.com/mouse-model/hil-6-nog）を通して入手することができる．

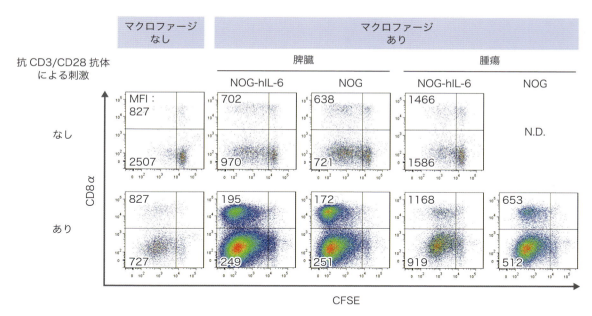

図4 腫瘍内ヒトマクロファージによるヒトT細胞の増殖抑制
ヒト化NOGマウスあるいはヒト化NOG-hIL-6マウスの脾臓または腫瘍由来のヒトマクロファージをヒト化NOGマウスの脾臓から採取したヒトT細胞と共培養した．腫瘍由来のヒトマクロファージとの共培養でのみT細胞の増殖が抑制された．（文献5より転載）

 トラブルへの対応

■ヒトCD34⁺造血幹細胞の生着が安定しない
→使用するヒトCD34⁺造血幹細胞のロットにより細胞の生着率，造血能が異なるため，複数のロットを使用してヒト化マウスを作製し，生着の良い群を選択して実験に用いることが理想的である．そのため，細胞を移植後4週目より4週間ごとに採血を行い，フローサイトメトリーにて末梢血中の全血液細胞に対するヒトCD45⁺細胞の割合を確認した後に腫瘍を移植する必要がある．

■貧血の発症
→NOG-hIL-6マウスでは過剰にヒト単球・マクロファージが増殖する個体が稀に現れる．そのような個体では，ヒト単球がマウスの赤血球を貪食するためにマウスは貧血を発症し，死亡に至る場合もある．NOG-hIL-6マウスにおけるヒト単球の誘導効率は使用するヒトCD34⁺造血幹細胞のロットにより異なるが，腫瘍移植前にヒト血液細胞中の単球の割合（ヒトCD14⁺細胞/ヒトCD45⁺細胞）を確認し，単球の割合が高すぎる個体については実験への使用を控えることを推奨する．

■TAMの誘導効率は移植する腫瘍株に依存する
→IL-6以外のサイトカインもTAMの分化には必要と考えられるため，複数の腫瘍株のサイトカイン産生パターンをあらかじめ検討し，予備検討としていくつかの腫瘍株を移植して確認することが望ましい．

◆ 文献
1）Ito R, et al：Cell Mol Immunol, 9：208-214, 2012
2）Shultz LD, et al：Nat Rev Immunol, 12：786-798, 2012
3）Noy R & Pollard JW：Immunity, 41：49-61, 2014
4）Gabrilovich DI, et al：Nat Rev Immunol, 12：253-268, 2012
5）Hanazawa A, et al：Front Immunol, 9：152, 2018

索引 INDEX

数字

1粒移植	234
2光子励起蛍光顕微鏡	83

欧文

A～B

A549株（肺がん細胞）	253
ALDH	54
BICELL	31
BME	121

C～D

CAFs	42, 261
CAFs含有オルガノイド	47
CAM（chorioallantoic membrane）	246
CCLE（がん細胞株百科事典）	24
CD9	64
CD13	64
CD31	202
CD44	54
CD133	54
Co-clinial研究	13
CSC	62
CTC（circulating tumor cell）	93

CTOS	132
DNAマイクロアレイ	239

F～L

F–PDO®	124, 237
F–PDX®	236, 237, 239
HER2	174
HER2 positive	159
Hoechst33342 dye	65
luminal A, B	159

M～N

M1マクロファージ	255, 258
M1マクロファージへの分化	257
M2マクロファージ	255, 258, 259
M2マクロファージへの分化	258
NOG–EXL	148
NOG–hIL-6マウス	277
NOGマウス	145, 156, 230
non–SP細胞	65
NSG–SGM3	148
NSGマウス	145, 156

O～Q

organoid	100
Ov8GFP細胞	252
OVCAR-8株（卵巣がん細胞）	253
PASCL	79
PBMC	256
PDcE（patient–derived chicken egg）	246
PDO（patient–derived tumor organoid）	124
PDOX	201, 214
PDX	40, 144, 154, 169, 185

PDXFinder	147
QOL（Quality of Life）	268

R〜S

Rho-ROCK 阻害剤	132
Rho キナーゼ	54
RNA 抽出	202
SCID マウス	144
Sirp α	146
SPF	269
SP 細胞	62, 65
stepwise selection	212
STR	176

T〜V

TAM	277
TASCL	77
triple negative	159
TR 研究	16
VAF（variant allele frequency）	107

和文

あ行

悪液質マーカー	268
アノイキス	132
胃がん	169
胃がん腹膜播種	255
異形成病変	183
移植経路	205
移植用ピースストック	159
遺伝子発現解析デバイス	81

イメージング解析	209, 217
液性因子	47, 262
遠隔転移	209
オルガノイド	85, 90, 99, 100, 102, 104, 106, 107, 108
オルガノイド培養	96, 103, 117
オルガノイド由来ゼノグラフト	108

か行

可塑性	95
がん悪液質	268
がん幹細胞	12, 53, 56, 92
がん関連線維芽細胞	12
幹細胞	62, 90, 122
がん細胞	102
間質	110
間質細胞	42, 64
間質増生	214
患者由来異種移植	169
患者由来がんモデル	149
患者由来細胞株	24
がん性腹膜炎	170
完全密閉式個別換気ケージシステム（ISO）	147
がん微小環境	169, 205, 214, 263
希少がん	38, 185, 214
共培養	42
苦痛軽減	215
屈折率差	85
蛍光褪色	86
継代操作	137
鶏卵モデル	247
ゲノム医療	95
ゲノム編集	26
検体取り扱い	16
検体利用システム	98

原発腫瘍	174
抗がん剤	107
抗がん剤の増殖阻害試験	128
合成致死法	11
抗体医薬	11
光毒性	86
高度免疫不全マウス	156
高分子薬	10
固形腫瘍	206
個別換気ケージシステム（IVC）	147
混合共培養	262
コンタミ	115

さ行

再生医療	90
細胞塊	77
細胞塊自動培養システム	79
細胞塊培養デバイス	77
細胞がとれない	115
細胞株	40
細胞系譜追跡	84
細胞懸濁液	30
細胞凍結液	29
三次元培養	77
三種混合麻酔	206
自家樹立 PDX	224
子宮頸部腺癌	108
子宮体がん	62, 105, 107
子宮内膜上皮	62
実験動物の飼養及び保管並びに苦痛の軽減に関する基準の解説	181
実中研 PDX	230
十二指腸がん	214
手術検体	224
腫瘍関連マクロファージ	277

腫瘍径の計測	181
腫瘍内クローン進化	91
腫瘍内ヒト免疫細胞	281
腫瘍内不均一性	92, 169, 214
小児がん	202
上皮細胞	64
上皮性腫瘍	224
漿膜内	208, 216
初代培養法	95
腎がん	69
浸潤能	263
人道的エンドポイント	181
膵がん	27, 110
膵臓がん（浸潤性膵管がん）	214
スクリーニング	77, 96
スフェロイド	52, 56, 69, 91, 107, 108
生体深部イメージング	83
生着効率	180
生着能	265
精密医療	99
ゼノグラフト	91, 108
ゼノグラフト腫瘍	110
腺胃	208
線維芽細胞	42, 261
前臨床試験	154
前臨床薬物評価試験	178
増殖しない	115
創薬	99
創薬支援	95
組織の阻血時間	180
組織片培養法	175

た行

ターゲットシークエンス	107

289

多段階発がん	91
多様性	95
単球の分離	257
中分子薬	10
長波長2光子励起蛍光顕微鏡	84
直接相互作用	262
低分化型腺がん	211, 217
低分子薬	10
転移能	218
凍結保存	140
同種移植	268
同所移植	205
動物福祉	206, 215, 273
ドライバー遺伝子	10
トロカール針	232

な行

内在性変異株	26
内視鏡生検検体	180
難治性がん	214
肉腫	39, 185
乳がんオルガノイド	122
乳管構造	122
乳がん細胞	122
乳がん臨床検体	154
乳腺	156
ヌードマウス	144, 230

は行

バイオハザード	31
バイオバンク	93
バイオマーカー	96
ハイスループットアッセイ	124
肺転移巣	195

培養細胞株	169
培養上清	47
播種能	218
パネル	96
皮下	206
皮下共移植	265
ヒト CD34$^+$造血幹細胞	282
非働化処理	29
ヒト細胞認証試験	176
ヒト腫瘍株	280
ヒトマクロファージ	282
腹腔内注射	206
福島 PDO®	124, 237
福島 PDX®	236
腹水	12
腹膜播種	205, 272
腹膜播種性転移	205
婦人科がん	99, 100, 104
婦人科腫瘍	101
フローサイトメーター	160
フローサイトメトリー	281
分化型胃がん	174
分化型腺がん	211, 217
膀胱がん	69
補償光学	85

ま行

マイコプラズマ	29
マウス皮下移植モデル	259
麻酔	206
マトリクス	110
マトリゲル	
91, 99, 100, 102, 103, 104, 106, 109, 157, 172	
マルチカラーイメージング	83
未分化型胃がん	12

無菌的	206
無血清培地	110
免疫系ヒト化マウス	279
免疫不全マウス	91, 92, 144
免疫療法	97

や行

薬剤感受性試験	96
薬剤スクリーニング	92
ユーイング肉腫	201
溶血緩衝液	28

ら行

卵巣がん	27, 105, 107, 108
リード化合物	10
臨床検体	117
臨床分離株	24

執筆者一覧

◆編　集

佐々木博己　国立がん研究センター研究所基盤的臨床開発研究コアセンター創薬標的・シーズ探索部門

◆執筆者 [五十音順]

飯野由貴　国立がん研究センター先端医療開発センターバイオマーカー探索TR分野

池内真志　東京大学大学院情報理工学系研究科/株式会社シムスバイオ

池田和博　埼玉医科大学ゲノム医学研究センター・遺伝子情報制御部門

石井源一郎　国立がん研究センター先端医療開発センター臨床腫瘍病理分野

伊藤　守　公益財団法人実験動物中央研究所

井上　聡　埼玉医科大学ゲノム医学研究センター・遺伝子情報制御部門/東京都健康長寿医療センター研究所・老化機構・システム加齢医学

井上正宏　京都大学大学院医学研究科クリニカルバイオリソース研究開発講座

今井俊夫　国立がん研究センター研究所基盤的臨床開発研究コアセンター動物実験施設

今村健志　愛媛大学大学院医学系研究科分子病態医学講座/愛媛大学医学部附属病院先端医療創生センター

浦野浩司　公益財団法人実験動物中央研究所

大津　敬　神奈川県立がんセンター臨床研究所

大橋真也　京都大学大学院医学研究科腫瘍薬物治療学講座

大畑広和　国立がん研究センター研究所がん分化制御解析分野

岡本康司　国立がん研究センター研究所がん分化制御解析分野

落合淳志　国立がん研究センター先端医療開発センター

片平清昭　福島県立医科大学医療-産業トランスレーショナルリサーチセンター

加藤聖子　九州大学大学院医学研究院生殖病態生理学分野

鎌田修平　埼玉医科大学ゲノム医学研究センター・遺伝子情報制御部門/千葉大学大学院医学研究院泌尿器科学

北河徳彦　神奈川県立こども医療センター小児がんセンター

木下　淳　金沢大学消化器・腫瘍・再生外科学

木村雄亮　東京大学大学院情報理工学系研究科

桑田　健　国立がん研究センター東病院病理・臨床検査科/先端医療開発センター病理・臨床検査TR分野

小嶋基寛　国立がん研究センター先端医療開発センター臨床腫瘍病理分野

後藤典子　金沢大学がん進展制御研究所分子病態研究分野

後藤裕明　神奈川県立こども医療センター血液・腫瘍科

小松　葵　京都大学高等研究院物質-細胞統合システム拠点(iCeMS)

小松輝夫　国立がん研究センター先端医療開発センターバイオマーカー探索TR分野

近藤純平　京都大学大学院医学研究科クリニカルバイオリソース研究開発講座

近藤　格　国立がん研究センター研究所希少がん研究分野

執筆者一覧

齋藤　卓	愛媛大学大学院医学系研究科分子病態医学講座／愛媛大学医学部附属病院先端医療創生センター		筆宝義隆	千葉県がんセンター研究所発がん制御研究部
齋藤伴樹	京都大学大学院医学研究科腫瘍薬物治療学講座		伏田幸夫	金沢大学消化器・腫瘍・再生外科学
佐々木博己	国立がん研究センター研究所基盤的臨床開発研究コアセンター創薬標的・シーズ探索部門		松村友美子	九州大学大学院医学研究院生殖病態生理学分野
澤田和明	慶應義塾大学医学部総合医科学研究センター		松本光太郎	京都大学高等研究院物質–細胞統合システム拠点(iCeMS)
関根圭輔	東京大学医科学研究所幹細胞治療研究センター再生医学分野／横浜市立大学医学部臓器再生医学		丸　喜明	千葉県がんセンター研究所発がん制御研究部
高木基樹	福島県立医科大学医療–産業トランスレーショナルリサーチセンター		宮城洋平	神奈川県立がんセンター臨床研究所
高橋武司	公益財団法人実験動物中央研究所		宮本義孝	国立成育医療研究センター研究所
髙橋真美	国立がん研究センター研究所基盤的臨床開発研究コアセンター動物実験施設		武藤　学	京都大学大学院医学研究科腫瘍薬物治療学講座
田中祐吉	神奈川県立こども医療センター病理診断科		村山貴彦	金沢大学がん進展制御研究所分子病態研究分野
谷口英樹	東京大学医科学研究所幹細胞治療研究センター再生医学分野／横浜市立大学医学部臓器再生医学		矢田英理香	神奈川県立がんセンター臨床研究所
			栁原五吉	国立がん研究センター先端医療開発センターバイオマーカー探索TR分野
玉野井冬彦	京都大学高等研究院物質–細胞統合システム拠点(iCeMS)		山口貴久	金沢大学消化器・腫瘍・再生外科学
千脇史子	国立がん研究センター研究所基盤的臨床開発研究コアセンター創薬標的・シーズ探索部門		山脇　芳	国立がん研究センター研究所がん分化制御解析分野／新潟大学大学院医歯学総合研究科産科婦人科学
土橋　悠	福島県立医科大学医療-産業トランスレーショナルリサーチセンター		吉田祥子	九州大学大学院医学研究院生殖病態生理学分野
花澤麻美	公益財団法人実験動物中央研究所		和田　聡	昭和大学臨床薬理研究所臨床腫瘍診断学講座
比嘉亜里砂	富士フイルム和光バイオソリューションズ		渡邊　寛	元国立がん研究センター中央病院食道外科

◆ 編者プロフィール ◆

佐々木博己（ささき　ひろき）

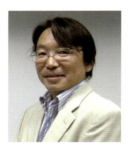

国立研究開発法人国立がん研究センター，基盤的臨床開発研究コアセンター（FIOC），創薬標的・シーズ探索部門・部門長，先端医療開発センター（EPOC），バイオマーカー探索TR分野・分野長．

1990年東京大学大学院農学系研究科農芸化学専攻課程修了（農学博士），（財）がん研究振興財団，リサーチレジデントとして，国立がん研究センター研究所で研究を開始し，'91年に研究員，'94年から室長，ユニット長，2013年から基盤的臨床開発研究コアセンター（FIOC）創薬標的・シーズ探索部門，部門長，'16から先端医療開発センター（EPOC），バイオマーカー探索TR分野，分野長（併任）．北里大学（1995～1996），鳥取大学（2000～2002），浜松医科大学（2000～2001），東北大学加齢医学研究所（2003～2004），滋賀医科大学（2003～2008）・講師，東北大学学際科学研究センター・助教授（2001～2002），東邦大学・客員教授（2004～2006），京都大学・客員教授（2012～2013）として講義や学生，院生の指導を行った．これまで，革新的な診療の開発に向け，食道がん，胃がんの基盤・TR研究に従事してきた．英語原著論文は153報ある（Cancer Res 16報，Clin Cancer Res 2報，Cancer Sci 11報，Oncogene 8報，Int J Cancer または Br J Cancer 10報，PLoS One，Scientific Rep，Oncotarget 11報，Gastroenterology 3報，PNAS 3報，Nature 2報，Nat Genet，Cancer Cell，Lancet，Lancet Oncol 4報，その他，JBC，JCB，MCBなど）．主な著書として，「バイオ実験の進めかた」，「DNAチップ実験まるわかり」，「PCR実験プロトコール」など10数冊があり，研究の指導に役立てている．

実験医学別冊

患者由来がんモデルを用いたがん研究実践ガイド

CDX・スフェロイド・オルガノイド・PDX／PDOXを網羅
臨床検体の取り扱い指針から樹立プロトコールと入手法まで

2019年10月10日　第1刷発行	編　集　　佐々木博己
	発行人　　一戸裕子
	発行所　　株式会社　羊　土　社
	〒101-0052
	東京都千代田区神田小川町2-5-1
	TEL　　03（5282）1211
	FAX　　03（5282）1212
	E-mail　eigyo@yodosha.co.jp
	URL　　www.yodosha.co.jp/
	装　幀　　トップスタジオデザイン室（轟木 亜紀子）
	印刷所　　株式会社加藤文明社
ⓒ YODOSHA CO., LTD. 2019	広告取扱　株式会社　エー・イー企画
Printed in Japan	TEL　　03（3230）2744（代）
ISBN978-4-7581-2242-9	URL　　http://www.aeplan.co.jp/

本書に掲載する著作物の複製権，上映権，譲渡権，公衆送信権（送信可能化権を含む）は（株）羊土社が保有します．
本書を無断で複製する行為（コピー，スキャン，デジタルデータ化など）は，著作権法上での限られた例外（「私的使用のための複製」など）を除き禁じられています．研究活動，診療を含み業務上使用する目的で上記の行為を行うことは大学，病院，企業などにおける内部的な利用であっても，私的使用には該当せず，違法です．また私的使用のためであっても，代行業者等の第三者に依頼して上記の行為を行うことは違法となります．

[JCOPY]〈（社）出版者著作権管理機構　委託出版物〉
本書の無断複写は著作権法上での例外を除き禁じられています．複写される場合は，そのつど事前に，（社）出版者著作権管理機構（TEL 03-5244-5088，FAX 03-5244-5089，e-mail：info@jcopy.or.jp）の許諾を得てください．

in vitro がんモデル作製にもコラーゲン

3D培養・共培養用スキャフォールド AteloCell®

がん細胞／線維芽細胞のゲル内浸潤評価

共培養スフェロイドのコラーゲンゲル 3D 培養
緑：肺がん細胞
黄：線維芽細胞

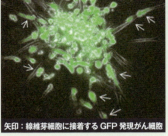
矢印：線維芽細胞に接着する GFP 発現がん細胞

がん細胞はインテグリン α5β1 を介して線維芽細胞表面のフィブロネクチンに結合し、遊走能を獲得する。

Cancer cell migration on elongate protrusions of fibroblasts in collagen matrix.
Miyazaki K, et al. Sci Rep. 2019 Jan 22;9(1):292.
The figure is created by clipping figure 3a, ©Miyazaki K, et al. 2018 (Licensed under CC BY 4.0)

がん細胞のコラーゲン間質モデル浸潤評価

線維芽細胞含有ゲル内でのがん細胞含有ゲルの 3D 培養
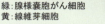
緑：腺様嚢胞がん細胞
黄：線維芽細胞

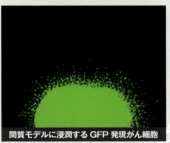
間質モデルに浸潤する GFP 発現がん細胞

BRACHYURY と SOX2 の共発現は、EMT や幹細胞マーカー、自己複製能を亢進させ、がん幹細胞の発達に寄与する。

Transfection of T-Box Transcription Factor BRACHYURY and SOX2 Synergistically Promote SelfRenewal and Invasive Phenotype in Oral Cancer Cells. Akimoto N, et al. Int J Mol Sci. 2018 Nov 16;19(11).
The figure is created by clipping figure 8a, ©Akimoto N, et al. 2019 (Licensed under CC BY 4.0)

コラーゲンゲルによるがん細胞と線維芽細胞の共培養が、生体内におけるがん／間質相互作用の解明に貢献する

がんモデルへの in vivo 核酸導入にもコラーゲン

in vivo 用トランスフェクション試薬 AteloGene®

肺がん皮下腫瘍モデルへの siRNA 投与

肺がん皮下腫瘍モデル

Integrin β4 siRNA+放射線照射後の評価	コントロール siRNA との比較
Integrin β4 タンパク質発現量	減少
TUNEL 陽性細胞数	増加
p21 陽性細胞数	減少

がん細胞中の Integrin α6β4 は放射線照射により活性化され、がん細胞の早期細胞老化を誘導する。

Integrin α6β4-Src-AKT signaling induces cellular senescence by counteracting apoptosis in irradiated tumor cells and tissues.
Jung SH, et al. Cell Death Differ. 2019 Jan;26(2):245-259.

中皮腫皮下腫瘍モデルへの miRNA 投与

中皮腫皮下腫瘍モデル

miR-215-5p 投与後の評価	コントロール miRNA との比較
miR-215-5p 発現量	増加
腫瘍体積	減少
Cleaved caspase 3 陽性細胞数	増加

miR-215-5p は p53 の活性化により、がん細胞を細胞死に向かわせ、アポトーシスを誘導する。

microRNA-215-5p Treatment Suppresses Mesothelioma Progression via the MDM2-p53 Signaling Axis.
Singh A, et al. Mol Ther. 2019.

AteloGene はがんモデルへの核酸導入に有用であり、生体内でのタンパク質 /miRNA の機能解明に貢献する

---

atelocollagen.com

お問合せ先　株式会社 高研　〒112-0004 東京都文京区後楽1-4-14　TEL 03-3816-3525　FAX 03-3816-3570
http://www.kokenmpc.co.jp　E-Mail:support@atelocollagen.jp

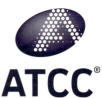

がんオルガノイド
-Cancer Organoids-

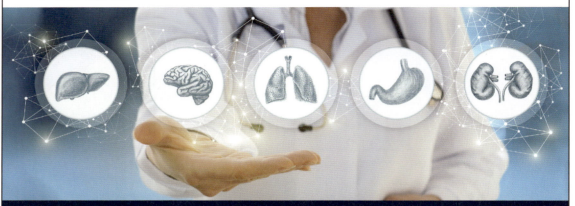

ATCCは、世界で唯一のHuman Cancer Models Initiative（HCMI）の分譲機関です。

様々な遺伝的背景を持つヒト患者由来
臨床データおよびシーケンス情報が利用可能
わかりやすい培養プロトコル付き

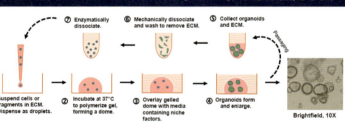

オルガノイド商品一覧 (2019年8月現在)

ATCC No.	商品名
PDM-1	ヒト盲腸 腺がん
PDM-2	ヒトS状結腸 腺がん
PDM-3	ヒト右上葉肺 腺がん
PDM-4	ヒトS状結腸 腺がん
PDM-5	ヒトS状結腸 腺がん
PDM-6	ヒト直腸S状結腸移行部 腺がん
PDM-7	ヒトS状結腸 腺がん
PDM-8	ヒトS状結腸 腺がん
PDM-9	ヒト肝臓 転移性腺がん
PDM-18	ヒト脳 神経膠芽腫
PDM-19	ヒト脳 神経膠芽腫
PDM-20	ヒト脳 神経膠芽腫
PDM-21	ヒト脳 神経膠芽腫
PDM-22	ヒト脳 神経膠芽腫

ATCC No.	商品名
PDM-37	ヒト膵管 腺がん
PDM-38	ヒト膵管 腺がん
PDM-40	ヒト膵管 腺がん
PDM-41	ヒト膵管 腺がん
PDM-44	ヒト大腸 前悪性腺がん
PDM-47	ヒト直腸 腺がん
PDM-66	ヒト食道 腺がん
PDM-67	ヒト食道 腺がん
PDM-71	ヒト食道 腺がん
PDM-106	ヒト膵臓 転移性腺がん
PDM-116	ヒト胃 転移性腺がん
PDM-127	ヒト 転移性ユーイング肉腫
PDM-135	ヒト胃 転移性腺がん
PDM-146	ヒト胃 腺がん

最新のラインナップは弊社までお問合わせください。 >> ATCC事業グループ TEL:03-5220-1540 E-mail:atcc@summitpharma.co.jp

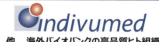

他、海外バイオバンクの高品質ヒト組織

海外バイオバンク由来の研究用ヒト組織試料も提供しています。
高品質な試料をご提供可能なバイオバンクを選りすぐり、また個別のご要望に対し各バイオバンクと協議の上、対応可能なスキームをご提案致します。

バイオロジーグループ TEL:03-5220-1560 E-mail:alliance@summitpharma.co.jp

 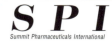

住商ファーマインターナショナル株式会社
〒100-0003 東京都千代田区一ツ橋一丁目2番2号 住友商事竹橋ビル12階
Web: http://www.summitpharma.co.jp/

For Research Use Only　サンプルご用意しております。是非お試しください！　MBL A JSR Life Sciences Company

安定化したWnt3aによってオルガノイド培養の成功率を改善！
Afamin/Wnt3a CM *for Organoid culture*

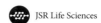 JSR Life Sciences

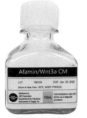

- 無血清培地
- 安定したWnt3a活性
- 長期培養の実現

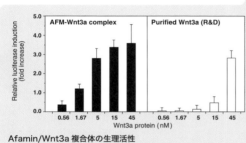

Afamin/Wnt3a 複合体の生理活性

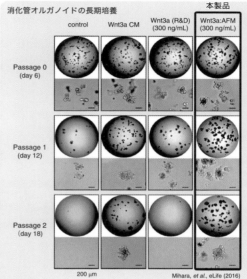

消化管オルガノイドの長期培養

200 μm　Mihara, et al., eLife (2016)

NanoCulture Plate（NCP）は簡便な操作で、*in vivo* における細胞の性質を反映したスフェロイドを得ることができる3次元培養用のカルチャーウェアです。

NanoCulture Plate Ver.2 *for 3D cell culture*

ORGANOGENIX

簡便な操作性
マトリックスフリーなので簡便な操作性です。
透明な底面に細胞が接着するために、高い観察性を有します。

高い細胞生存率
遊走する生細胞のみスフェロイド形成に関与するので、高い細胞生存率です。

均一な製造ロット
生物由来成分を含まない化成品のため、ロット間差がほとんどありません。

早いスフェロイド形成
播種3日目には顕微鏡観察にてスフェロイドが観察できます。

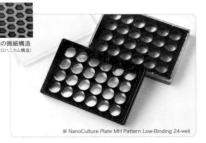
底面の微細構造（マイクロハニカム構造）
※ NanoCulture Plate MH Pattern Low-Binding 24-well

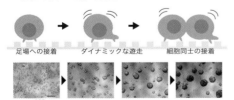
足場への接着 → ダイナミックな遊走 → 細胞同士の接着
100 μm
継時的に観察することで細胞およびそのスフェロイドが融合していく様子がわかります。

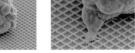
HeLa 細胞のスフェロイド
データご提供：早稲田大学 教授 並木秀男 先生
※こちらのデータには、NCP Ver.1を使用しています

MBL 株式会社 医学生物学研究所
A JSR Life Sciences Company　http://ruo.mbl.co.jp/

［問い合わせ］
LSTR事業部　E-mail：support@mbl.co.jp

 Afamin　 NCP　 サンプル依頼　 問い合わせ

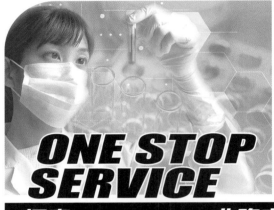

探索段階から非臨床/臨床/市販後調査まで
医薬品開発をトータルサポート

探索支援
- 探索TK/PK ●バイオマーカー
- in vitro/in vivoスクリーニング

薬効薬理試験
- 抗腫瘍試験（PDX）
- 再生医療（有効性）

安全性試験
- ヒトiPS心筋を用いた心臓毒性試験
- 再生医療（安全性） ●SEND対応

薬物動態試験
- QWBA画像解析
- トランスポーター試験

ナレッジサービス
- 教育研修、レンタルラボ
- 実験からCTD作成まで

遺伝子解析
- 遺伝子発現解析
- 遺伝子変異解析

バイオアナリシスサービス
- LC/MS/MS：定量法の開発・測定
- ELISA、ECL：定量法、抗体測定法の開発・測定
- 薬効評価パラメーターの測定

ONE STOP SERVICE

探索	非臨床	臨床
in vitro /in vivo スクリーニング	GLP・信頼性基準適用試験	セントラルラボサービス

株式会社LSIメディエンス

《お問い合わせ先》創薬支援事業本部 営業統括部 第1営業部
[東京]〒101-8517 東京都千代田区内神田1丁目13番4号　TEL.03-5577-0807 FAX.03-5577-0857
[大阪]〒541-0044 大阪府大阪市中央区伏見町4丁目1番1号　TEL.06-6204-8411 FAX.06-6204-8716
2019年8月1日から株式会社LSIメディエンスはPHCホールディングス株式会社のグループ企業となりました。

Book Information

実験医学別冊

シングルセル解析プロトコール

わかる！使える！
1細胞特有の実験のコツから最新の応用まで

編／菅野純夫

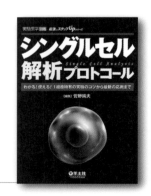

1細胞ごとの遺伝子発現をみる「シングルセル解析」があなたのラボでもできる！　1細胞の調製法、微量サンプルのハンドリングなど実験のコツから、最新の応用例まで、必要な情報を凝縮した本格プロトコール集．

◆定価（本体8,000円＋税）
◆フルカラー　B5判　345頁
◆ISBN978-4-7581-2234-4

発行　羊土社

2D培養から始める培養基質は
iMatrix-*series*

患者由来iPS細胞の足場として
がん幹細胞の足場として
初代培養の足場として

多能性幹細胞の培養基質に
iMatrix-511

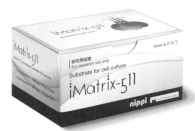

血管内皮細胞の培養基質に
iMatrix-411

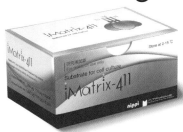

心筋・骨格筋細胞の培養基質に
iMatrix-221

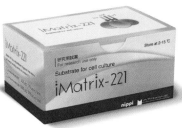

無料サンプルをお試しください。

株式会社 マトリクソーム　〒565-0871 大阪府吹田市山田丘3番2号 大阪大学蛋白質研究所共同研究拠点棟
E-mail: info@matrixome.co.jp

実験医学をご存知ですか!?

実験医学ってどんな雑誌？

ライフサイエンス研究者が知りたい情報をたっぷりと掲載！

「なるほど！こんな研究が進んでいるのか！」「こんな便利な実験法があったんだ」「こうすれば研究がうまく行くんだ」「みんなもこんなことで悩んでいるんだ！」などあなたの研究生活に役立つ有用な情報、面白い記事を毎月掲載しています！ぜひ一度、書店や図書館でお手にとってご覧になってみてください。

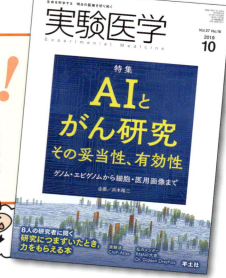

基礎医学研究の最先端をご紹介！

今すぐ研究に役立つ情報が満載！

特集では → がん免疫、核酸医薬など、今一番Hotな研究分野の最新レビューを掲載

連載では → 最新トピックスから実験法、読み物まで毎月多数の記事を掲載

こんな連載があります

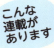
News & Hot Paper DIGEST　トピックス
世界中の最新トピックスや注目のニュースをわかりやすく、どこよりも早く紹介いたします。

クローズアップ実験法　マニュアル
ゲノム編集、次世代シークエンス解析、イメージングなど
有意義な最新の実験法、新たに改良された方法をいち早く紹介いたします。

ラボレポート　読みもの
海外で活躍されている日本人研究者により、海外ラボの生きた情報をご紹介しています。これから海外に留学しようと考えている研究者は必見です！

その他、話題の人のインタビューや、研究の心を奮い立たせるエピソード、ユニークな研究、キャリア紹介、研究現場の声、科研費のニュース、ラボ内のコミュニケーションのコツなどさまざまなテーマを扱った連載を掲載しています！

Experimental Medicine 実験医学　生命を科学する 明日の医療を切り拓く

月刊 毎月1日発行　B5判 定価（本体2,000円＋税）
増刊 年8冊発行　B5判 定価（本体5,400円＋税）

詳細はWEBで!!　実験医学　検索

お申し込みは最寄りの書店，または小社営業部まで！
TEL 03 (5282) 1211　MAIL eigyo@yodosha.co.jp
FAX 03 (5282) 1212　WEB www.yodosha.co.jp/

発行 羊土社

＜後付6＞

羊土社のオススメ書籍

実験医学増刊 Vol.37 No.15
がん免疫療法の個別化を支える
新・腫瘍免疫学

河上 裕／編

2018年のノーベル生理学・医学賞の受賞分野であり，有効ながん治療法として期待の大きい"がん免疫療法"の成果と課題，さらにはその理論的基盤となる腫瘍免疫学について，最新の知見をまとめました．

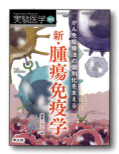

- 定価（本体5,400円＋税）　■ B5判
- 270頁　■ ISBN 978-4-7581-0381-7

実験医学増刊 Vol.36 No.15
動き始めた
がんゲノム医療
深化と普及のための基礎研究課題

中釜 斉／監
油谷浩幸, 石川俊平, 竹内賢吾,
間野博行／編

がん関連遺伝子を対象とするパネル検査が始まったいま，社会からの期待が高い「がんゲノム医療」の現状を整理して基礎研究上の課題を示し，さらなる進展に向けて研究者に何が求められているかを解説します．

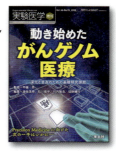

- 定価（本体5,400円＋税）　■ B5判
- 243頁　■ ISBN 978-4-7581-0373-2

がんと正しく戦うための
遺伝子検査と
精密医療
いま，医療者と患者が知っておきたいこと

西原広史／著

遺伝子変異を調べて個々人に最適な治療を行う「精密医療（プレシジョン・メディシン）」．そのために必要な「網羅的がん遺伝子検査（パネル検査）」をいちはやく臨床実装した著者が，ノウハウを丁寧に解説．

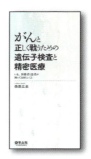

- 定価（本体3,200円＋税）　■ B5変型判
- 136頁　■ ISBN 978-4-7581-1819-4

ゲノム研究用・診療用
病理組織検体
取扱い規程

一般社団法人日本病理学会／編

日本病理学会の編集により，がんをはじめとするゲノム医療のための病理組織検体の採取・保管・標本作製の具体的な方法を実証データに基づき解説．保険適用となるゲノム医療に携わる医療者・研究者必携の実用書．

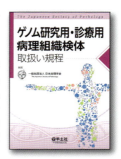

- 定価（本体3,000円＋税）　■ A4判
- 160頁　■ ISBN 978-4-7581-1846-0

発行　羊土社 YODOSHA　〒101-0052　東京都千代田区神田小川町2-5-1　TEL 03(5282)1211　FAX 03(5282)1212
E-mail：eigyo@yodosha.co.jp
URL：www.yodosha.co.jp/

ご注文は最寄りの書店，または小社営業部まで

羊土社のオススメ書籍

Rをはじめよう 生命科学のための RStudio入門

富永大介／翻訳
Andrew P. Beckerman,
Dylan Z. Childs,
Owen L. Petchey／原著

リンゴ収量やウシ生育状況, カサガイ産卵数…イメージしやすい8つのモデルデータを元に手を動かし, 堅実な作業手順を身に着けよう. 行儀の悪いデータの整形からsummaryの見方まで, 手取り足取り教えます

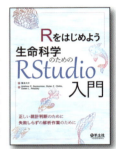

- 定価（本体3,600円＋税）　B5判
- 254頁　ISBN 978-4-7581-2095-1

あなたの細胞培養、大丈夫ですか?!
ラボの事例から学ぶ 結果を出せる「培養力」

中村幸夫／監
西條　薫, 小原有弘／編

医学・生命科学・創薬研究に必須とも言える「細胞培養」. でも, コンタミ, 取り違え, 知財侵害…など熟練者でも陥りがちな落とし穴がいっぱい. こうしたトラブルを未然に防ぐ知識が身につく「読む」実験解説書です.

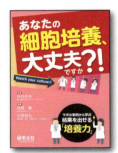

- 定価（本体3,500円＋税）　A5判
- 246頁　ISBN 978-4-7581-2061-6

トップジャーナル395編の「型」で書く医学英語論文
言語学的Move分析が明かした 執筆の武器になるパターンと頻出表現

河本　健, 石井達也／著

医学英語論文をもっとうまく！もっと楽に！論文を12のパート (Move) に分け, 書き方と頻出表現を解説. 執筆を劇的に楽にする論文の「型」とトップジャーナルレベルの優れた英語表現が身につきます！

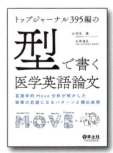

- 定価（本体2,600円＋税）　A5判
- 149頁　ISBN 978-4-7581-1828-6

科研費 獲得の方法とコツ 改訂第6版
実例とポイントでわかる申請書の書き方と応募戦略

児島将康／著

半世紀ぶりの大きな制度変更に対応したベストセラー最新版！平成30年度公募の経験を踏まえ, 新しい申請書と審査システムについて大幅加筆！申請書の書き方を中心に, 応募戦略, 採択・不採択後の対応などのノウハウを解説.

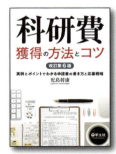

- 定価（本体3,800円＋税）　B5判
- 277頁　ISBN 978-4-7581-2088-3

発行　羊土社 YODOSHA

〒101-0052　東京都千代田区神田小川町2-5-1　TEL 03(5282)1211　FAX 03(5282)1212
E-mail : eigyo@yodosha.co.jp
URL : www.yodosha.co.jp/

ご注文は最寄りの書店、または小社営業部まで

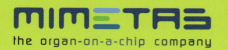 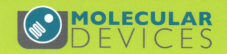

MIMETAS社のOrganoPlate® とMolecular Devices社のImageXpress® Micro Confocal ハイコンテントイメージングシステムにより Organ-on-a-Chipから細胞画像の取得・解析までをシームレスに実現

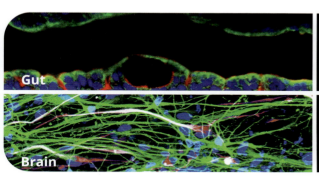

- OrganoPlate®の3次元モデルは細胞—基質間の相互作用、細胞—細胞間の相互作用、管状構造などのヒト生体内の微小環境を再現できます。
- モレキュラーデバイス社のImageXpress® Micro Confocal system により3次元モデルの画像取得・マルチパラメーター解析をハイスループットで行うことが可能です。

OrganoPlate®の特長

- 血管・腸管など管状構造様の組織培養が可能
- オルガノイド培養、スフェロイド培養が可能
- メンブレンフリー
- ポンプを用いない連続灌流システム
- 384ウェルプレートをベースとした設計によりハイスループット化を実現
- ハインコンテントイメージングに適した光透過性に優れた材質を使用

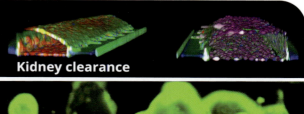

ImageXpress® Micro Confocalハイコンテントイメージングシステムの特長

- OrganoPlate®、スフェロイド、組織、ゼブラフィッシュなどの複雑な三次元モデルの高感度な画像取得・解析に適したイメージングシステム
- 一台で通常の蛍光画像および共焦点画像をワンクリックで切り替え可能
- 環境コントロールユニットによる生細胞のタイムラプスイメージング対応
- 独自のテクノロジーにより、共焦点画像を高速で撮影
- 最大1536 ウェルプレートまで対応し、ハイスループットかつ高品質なin vitro スクリーニングアッセイが可能

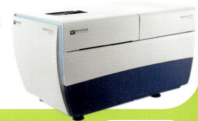

MIMETAS
03-6870-2918
www.mimetas.com
info-jp@mimetas.com

Molecular Devices
0120-993-656
www.moleculardevices.co.jp
info.japan@moldev.com

ウェビナーの動画はこちら

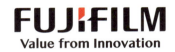

F-PDO® を用いた抗がん剤の薬効解析受託サービス

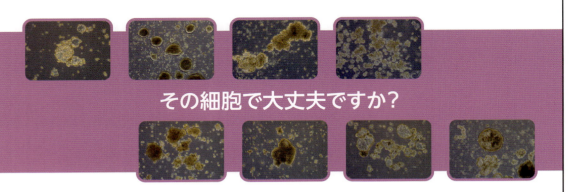

その細胞で大丈夫ですか？

F-PDO® は通常の細胞と比べ、より臨床検体に近い細胞です。

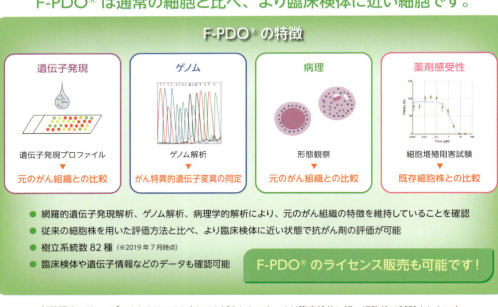

- 網羅的遺伝子発現解析、ゲノム解析、病理学的解析により、元のがん組織の特徴を維持していることを確認
- 従来の細胞株を用いた評価方法と比べ、より臨床検体に近い状態で抗がん剤の評価が可能
- 樹立系統数 82 種（※2019年7月時点）
- 臨床検体や遺伝子情報などのデータも確認可能

F-PDO® のライセンス販売も可能です！

創薬研究でドロップアウトのリスクを少しでも減らしたい方、より臨床検体に近い細胞株で試験されたい方、F-PDO® のライセンス購入をご検討される方は下記までお問い合わせください。

富士フイルム 和光純薬株式会社　お問い合わせ先　jutaku@fujifilm.com　Tel. 06-6203-3515